国家执业药师资格考试辅导用书

药学专业知识（一）

真题汇析与模拟试卷

主 编　李晓军

副主编　田　燕

编　委　王　丽　蒋　妮　高　萌

中国中医药出版社

·北　京·

图书在版编目（CIP）数据

药学专业知识.1/李晓军主编.—北京：中国中医药出版社，2010.4
（真题汇析与模拟试卷）
ISBN 978-7-80231-927-1

Ⅰ.①药… Ⅱ.①李… Ⅲ.①药物学-药剂人员-资格考核-解题 Ⅳ.①R9-44

中国版本图书馆 CIP 数据核字（2010）第 047337 号

中 国 中 医 药 出 版 社 出 版
北京市朝阳区北三环东路 28 号易亨大厦 16 层
邮政编码 100013
传真 010 64405750
北京市顺义兴华印刷厂印刷
各地新华书店经销

*

开本 787×1092 1/16 印张 18 字数 422 千字
2010 年 4 月第 1 版 2010 年 4 月第 1 次印刷
书 号 ISBN 978-7-80231-927-1

*

定价 36.00 元
网址 www.cptcm.com

前　言

　　本书是国家执业药师资格考试——药学专业知识（一）的复习参考书，由具有丰富教学以及执业药师考试辅导经验的专家根据最新考试大纲的内容要求编写而成。全书由药理学和药物分析两大部分组成。

　　本书编写主要具有以下几个特点

　　上篇为真题汇析，提供 2003 年～2009 年覆盖所有考点的历年考试真题，对每道真题都给出详尽而准确的解析，分析选择正确答案的理由以及不选择错误答案的原因，使答题错误的考生能很好地理解答错的原因，以便考生掌握解题思路和答题技巧。

　　下篇为模拟试卷，全方位模拟考试真题，严格按照真实考试的试卷设置题型、题量以及出题比例。根据考试的重点和难点，选取历年考试中常考的典型题目和容易命题的题目，对考试重点进行解析、强化，巩固复习效果，以便考生更加牢固地掌握考试重点。

　　本书上篇药理学部分第 1～2、7～8 单元由李晓军编写、第 3～4 单元由王丽编写、第 5～6 单元由田燕、蒋妮、高萌编写，上篇药物分析部分和下篇模拟试卷部分由田燕编写。此外，在本书编写过程中，孙海峰、严兴科、李越峰、黄莉莉、李秋红、邵佳锋、李飞、赵春媛、史冯琳、许琪、白雪影、王健宫、杨珊珊、任艳、黄伟、蔡玉艳、刘志伟、杨杰、何剑、王宇鹏、姜丽莹、李楠、白雅君为本书做了大量资料、文字处理工作，借此机会向他们表示感谢！

　　由于本书涉及内容广泛，虽经全体编者反复修改，但由于水平和能力有限，难免有不妥之处，恳请广大读者多提宝贵意见。

编　者

2010 年 3 月

国家执业药师资格考试
基本情况及题型说明

国家执业药师资格考试是职业准入考试，凡符合条件经过本考试并成绩合格者，由国家颁发《执业药师资格证书》，表明其具备了申请执业药师注册的资格。此资格在全国范围内有效。考试由国家人事部、国家食品药品监督管理局共同负责。实行全国统一大纲、统一命题、统一组织的考试制度，采取笔试、闭卷考试形式。

一、考试科目设置

执业药师考试科目分为药学和中药学两类。药学类包括：药事管理与法规（药学类、中药学类共用）、药学综合知识与技能、药学专业知识（一）（包括药理学部分和药物分析部分）、药学专业知识（二）（包括药剂学部分和药物化学部分）；中药学类包括：药事管理与法规（药学类、中药学类共用）、中药学综合知识与技能、中药学专业知识（一）（含中药学部分和中药药剂学部分）、中药学专业知识（二）（含中药鉴定学部分和中药化学部分）。

各科单独考试，单独计分，每份试卷满分为100分，全部为选择题。其中：

中药学专业知识（一）：中药学部分和中药药剂学部分卷面分值比例为6：4。

中药学专业知识（二）：中药鉴定学部分与中药化学部分卷面分值比例为6：4。

药学专业知识（一）：药理学部分与药物分析部分卷面分值比例为6：4。

药学专业知识（二）：药剂学部分与药物化学部分卷面分值比例为6：4。

考试时间一般在每年的10～11月份，报名时间一般在每年的4～7月份，具体时间由当地人事考试中心公布。考试分两天进行，每科目考试时间为150分钟。

二、免试条件

（一）按照国家有关规定评聘为高级专业技术职务，并具备下列条件之一者，可免试《药学（中药学）专业知识（一）》、《药学（中药学）专业知识（二）》两个科目，只参加《药事管理与法规》、《综合知识与技能（药学、中药学）》两个科目的考试：

1. 中药学徒、药学或中药学专业中专毕业，连续从事药学或中药学专业工作满20年。

2. 取得药学、中药学专业或相关专业大专以上学历，连续从事药学或中药学专业工作满15年。

（二）在本年度全国执业药师资格考试中，对各单位在药学（中药学）岗位上工作并符合下列条件之一的专业技术人员，可免试部分科目，只参加《综合知识与技能（药学、中药学）》一个科目的考试：

1. 1988年底以前，取得药学（中药学）专业大专学历，连续从事药学（中药学）专业工作满 10 年，并按国家统一规定评聘为中级专业技术职务。

2. 1990 年底以前，取得药学（中药学）专业大学本科学历，连续从事药学（中药学）专业工作满 8 年，并按国家统一规定评聘为中级专业技术职务。

3. 1999 年 4 月 1 日以前，在药学（中药学）专业岗位上工作，按国家统一规定评聘为药学（中药学）高级专业技术职务。

三、报考条件

凡中华人民共和国公民和获准在我国境内就业的其他国籍的人员具备以下条件之一者，均可报名参加执业药师资格考试。

1. 取得药学、中药学或相关专业中专学历，从事药学或中药学专业工作满 7 年。

2. 取得药学、中药学或相关专业大专学历，从事药学或中药学专业工作满 5 年。

3. 取得药学、中药学或相关专业本科学历，从事药学或中药学专业工作满 3 年。

4. 取得药学、中药学或相关专业第二学士学位研究生班毕业或取得硕士学位，从事药学或中药学专业工作满 1 年。

5. 取得药学、中药学或相关专业博士学位。

四、考试成绩管理

考试以两年为一个周期，参加全部科目考试的人员须在连续两个考试年度内通过全部科目的考试。属于免试部分科目的人员须在一个考试年度内通过应考科目的考试。

五、题型说明

国家执业药师资格考试试题全部为标准化客观题，分为 A、B、X 三种题型。考生在备选答案中选择正确的、最符合题意的答案，不需作解释和论述。现举例说明如下：

（一）A 型题（最佳选择题）

1. 题型说明

每一道考题下面有 A、B、C、D、E 5 个备选答案。从中选择 1 个最佳答案，并在答题卡上将相应题号的相应字母所属的方框涂黑。

2. 试题举例

［例题 1］ 胰岛素对糖代谢的影响主要是（　　　）。

    A. 抑制葡萄糖的运转，减少组织的摄取　　　　B. 抑制葡萄糖的氧化分解

    C. 增加糖原的合成和贮存　　　　D. 促进糖原分解和异生

    E. 抑制葡萄糖排泄

    答案　C

3. 答题要领

每道试题由 1 个题干和 5 个备选答案项组成。5 个备选答案中只有 1 个最佳答案为正确答案，其余选项为干扰答案，不正确或不完全正确。答题时应找出最佳的那个答案。

（二）B 型题（配伍选择题）

1. 题型说明

提供若干组考题，每组考题共用在考题前列出的 A、B、C、D、E 5 个备选答案。从中选择 1 个与问题关系最密切的答案，并在答题卡上将相应题号的相应字母所属的方框涂黑。某个备选答案可能被选择 1 次、多次或不被选择。

2. 试题举例

[例题2] （1～2题共用备选答案）

　　A. 比色法　　　　　　　　　　　B. 比浊法

　　C. 在490nm处测定吸收度的方法　　D. 高效液相色谱法

　　E. 薄层色谱法

　　1. 检查盐酸美他环素中的差向异构体、脱水美他环素及其他杂质，采用（　　）。

　　2. 检查盐酸美他环素中的土霉素，采用（　　）。

　　答案　1. A　2. D

3. 答题要领

开始提供A、B、C、D、E 5个备选答案，各题共用这5个备选答案，要求为每一道题选择1个与其关系最密切的答案。在一组试题中，每个备选答案可以选用1次、多次，也可以不被选择。

（三）X型题（多项选择题）

1. 题型说明

每道题后面有A、B、C、D、E 5个备选答案，从中选择备选答案中的所有正确答案，并在答题卡上将相应题号的相应字母所属的方框涂黑。

2. 试题举例

[例题3] 影响药物分布的因素有（　　）。

　　A. 药物理化性质　　　　　　　　B. 体液pH

　　C. 血脑屏障　　　　　　　　　　D. 胎盘屏障

　　E. 血浆蛋白结合率

　　答案　ABCD

3. 答题要领

X型题由1个题干和A、B、C、D、E 5个备选答案组成，题干在前，选项在后。要求考生从5个备选答案中选出2个或2个以上的正确答案，多选、少选、错选均不得分。

目　录

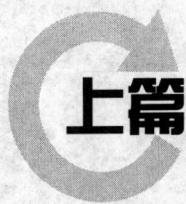

上篇　真题汇析

第一部分　药　理　学

第一单元　总　论

【大纲复习要点】

小单元	细　目	要　点
（一）药物代谢动力学	1. 药物的体内过程	（1）药物吸收及影响因素 （2）药物分布及影响因素 （3）药物代谢过程、药物代谢的结果、药物代谢酶、细胞色素 P450 酶诱导剂及抑制剂 （4）药物排泄途径、药物排泄的临床意义
	2. 药物代谢动力学参数	血药浓度－时间曲线下面积、峰浓度、达峰时间、半衰期、清除率、生物利用度、表观分布容积、稳态血药浓度及其临床意义
（二）药物效应动力学	1. 药物的基本作用	（1）对因治疗、对症治疗 （2）药物不良反应（副作用、毒性反应、后遗效应、停药反应、变态反应、继发反应、特异质反应）
	2. 药物量效关系	量效关系、量效曲线、量反应、质反应、最小有效量、效价、效能、半数有效量、半数致死量等在药物应用中的意义
	3. 药物的作用机制	药物作用机制的主要类型
	4. 受体学说	受体的特征、受体的类型、激动药及拮抗药、受体的调节、信号转导
（三）影响药物作用的因素	1. 药物因素	剂量、给药时间、给药次数、给药途径、联合用药等对药物作用的影响
	2. 机体因素	年龄、性别、病理状况、精神因素及遗传因素等对药物作用的影响

【历年真题】

一、A 型题（最佳选择题）

1. 骨骼肌松弛药琥珀胆碱引起的特异质反应是由于（　　）缺乏所致。

 A. 胆碱乙酰化酶   B. 先天性血浆胆碱酯酶

 C. 单胺氧化酶   D. 多巴脱羧酶

 E. 酪氨酸羟化酶

 （2009 年考试真题）

2. 下列选项中，属于受体激动药的特点的是（　　）。

 A. 对受体有亲和力，有内在活性   B. 对受体无亲和力，无内在活性

 C. 对受体无亲和力，有内在活性   D. 对受体有亲和力，无内在活性

 E. 对受体亲和力较强，但内在活性较弱

 （2009 年考试真题）

3. 儿童处于非清醒状况、伴有呕吐，应采用的给药途径为（　　）。

 A. 口服给药   B. 舌下给药

 C. 直肠给药   D. 鼻腔给药

 E. 吸入给药

 （2008 年考试真题）

4. 能有效地防止和逆转心衰患者的心肌重构的药物是（　　）。

 A. 地高辛   B. 多巴酚丁胺

 C. 米力农   D. 氢氯噻嗪

 E. 依那普利

 （2007 年考试真题）

5. 弱碱性药物（　　）。

 A. 在酸性环境中易跨膜转运   B. 在胃中易于吸收

 C. 酸化尿液时易被重吸收   D. 酸化尿液可加速其排泄

 E. 碱化尿液可加速其排泄

 （2006 年考试真题）

6. 副作用是由于（　　）。

 A. 药物剂量过大而引起的

 B. 用药时间过长而引起的

 C. 药物作用选择性低、作用较广而引起的

 D. 过敏体质引起

 E. 机体生化机制的异常所致

 （2004 年考试真题）

7. 葡萄糖的主要转运方式（　　）。

 A. 属于简单扩散   B. 属于被动转运

C. 属于主动转运
D. 属于滤过

E. 需要特殊的载体

（2004 年考试真题）

8. 药物与血浆蛋白结合后，药物（　　　）。

A. 作用增强
B. 代谢加快

C. 转运加快
D. 排泄加快

E. 暂时失去药理活性

（2004 年考试真题）

9. 评价药物吸收程度的药动学参数是（　　　）。

A. 药 – 时曲线下面积
B. 清除率

C. 消除半衰期
D. 药峰浓度

E. 表观分布容积

（2003 年考试真题）

10. 属于抗胆碱药的是（　　　）。

A. 异丙阿托品
B. 麻黄碱

C. 沙丁胺醇
D. 异丙肾上腺素

E. 克仑特罗

（2003 年考试真题）

二、B 型题（配伍选择题）

A. 变态反应
B. 后遗效应

C. 毒性反应
D. 特异质反应

E. 副作用

（2009、2006 年考试真题）

1. 应用伯氨喹引起的溶血性贫血属于（　　　）。

2. 在麻醉前应用阿托品，其减少腺体分泌产生的口干属于（　　　）。

A. $t_{1/2}$
B. 生物利用度

C. 表观分布容积
D. 清除率

E. 达峰时间

（2008 年考试真题）

3. 血管外给药后，药物被吸收进入血液循环的速度和程度称为（　　　）。

4. 药物在体内达到动态平衡时，体内药量与血药浓度的比值称为（　　　）。

5. 在单位时间内机体能将多少容积体液中的药物清除称为（　　　）。

A. 继发反应
B. 毒性反应

C. 特异质反应
D. 后遗效应

E. 停药反应

（2008 年考试真题）

6. 药物剂量过大或体内蓄积过多时会发生（　　）。

7. 仅少数病人出现的与遗传性生化缺陷有关的不良反应为（　　）。

8. 反跳反应又称（　　）。

A. 简单扩散　　　　　　　　　　　　B. 主动转运

C. 首过消除　　　　　　　　　　　　D. 肝肠循环

E. 易化扩散

（2007 年考试真题）

9. 药物分子依靠其在生物膜两侧形成的浓度梯度的转运过程称为（　　）。

10. 药物经胃肠道吸收在进入体循环之前代谢灭活，进入体循环的药量减少称为（　　）。

11. 药物随胆汁排入十二指肠可经小肠被重吸收称为（　　）。

A. 生理依赖性　　　　　　　　　　　B. 首剂现象

C. 耐药性　　　　　　　　　　　　　D. 耐受性

E. 致敏性

（2006 年考试真题）

12. 反复使用吗啡会产生（　　）。

13. 哌唑嗪具有（　　）。

14. 反复使用某种抗生素，细菌可产生（　　）。

15. 反复使用麻黄碱会产生（　　）。

A. 洋地黄毒苷　　　　　　　　　　　B. 地高辛

C. 阿托品　　　　　　　　　　　　　D. 哌替啶

E. 考来烯胺

（2006 年考试真题）

16. 能治疗强心苷中毒引起的窦性心动过缓和房室传导阻滞的药物是（　　）。

17. 具有明显肝肠循环的药物是（　　）。

A. pD_2　　　　　　　　　　　　　　B. pA_2

C. C_{max}　　　　　　　　　　　　　D. α

E. t_{max}

（2005 年考试真题）

18. 反映竞争性拮抗药对其受体激动药的拮抗强度（　　）。

19. 反映激动药与受体的亲和力大小（　　）。

20. 反映药物内在活性大小（　　）。

A. K　　　　　　　　　　　　　　B. Cl

C. $t_{1/2}$　　　　　　　　　　　　D. V_d

E. F

（2004 年考试真题）

21. 用于评价制剂吸收的主要指标是（　　）。

22. 反映药物在体内分布广窄程度的指标是（　　）。

三、X 型题（多项选择题）

1. 药物排泄是指药物以原形和代谢物排出体外的过程，也是药物在体内的最后过程。药物吸收后，可以（　　）。

A. 经肾脏排出　　　　　　　　　　B. 经肺排出

C. 经肠道排出　　　　　　　　　　D. 经胆囊排出

E. 经乳汁排出

（2009 年考试真题）

2. 下列物质属第二信使的有（　　）。

A. cAMP　　　　　　　　　　　　B. cGMP

C. 生长因子　　　　　　　　　　　D. 转化因子

E. NO

（2008 年考试真题）

3. 影响药物分布的因素有（　　）。

A. 药物理化性质　　　　　　　　　B. 体液 pH

C. 血脑屏障　　　　　　　　　　　D. 胎盘屏障

E. 血浆蛋白结合率

（2007 年考试真题）

4. 与药物的消除速率有关的因素包括（　　）。

A. 药物的表观分布容积　　　　　　B. 药物的半衰期

C. 药物的生物利用度　　　　　　　D. 药物与组织的亲和力

E. 药物透过血脑屏障的能力

（2007 年考试真题）

5. 药物产生毒性反应的原因有（　　）。

A. 用药剂量过大　　　　　　　　　B. 机体对药物过于敏感

C. 药物有抗原性　　　　　　　　　D. 用药时间过长

E. 机体有遗传性疾病

（2006 年考试真题）

6. 由于影响药物代谢而产生药物相互作用的有（　　）。

A. 口服降糖药与口服抗凝药合用时出现低血糖或导致出血

B. 酮康唑与特非那定合用导致心律失常

C. 氯霉素与双香豆素合用导致出血

　　D. 利福平与口服避孕药合用导致意外怀孕

　　E. 地高辛与考来烯胺同服时疗效降低

（2003 年考试真题）

【参考答案及解析】

一、A 型题（最佳选择题）

1.【真题答案】　B

【真题解析】本题考查要点是"药物的特异质反应"。特异质反应是指某些药物可使少数病人出现特异性的不良反应，反应性质可能与常人不同。例如骨骼肌松弛药琥珀胆碱引起的特异质反应是由于先天性血浆胆碱酯酶缺乏所致。因此，本题的正确答案为 B。

2.【真题答案】　A

【真题解析】本题考查要点是"受体激动药的特点"。激动药对受体有很高的亲和力和内在活性，与受体结合后产生最大效应 E_{max}，称为完全激动药。因此，本题的正确答案为 A。

3.【真题答案】　C

【真题解析】本题考查要点是"常用给药途径的临床应用"。口服给药是常用的给药途径，其安全方便又经济，但吸收缓慢，影响因素较多，有时会改变药物吸收速率和程度，当病人昏迷不醒或不能吞咽时不宜采用；舌下给药从口腔黏膜吸收，虽吸收面积小，但血流丰富，吸收也较迅速，对某些药物特别有意义；直肠给药虽吸收面积不大，但血流量较为丰富，药物容易吸收，药物主要通过痔上、痔中和痔下静脉进入血液循环，当病人处于非清醒状态，出现呕吐，尤其是儿童不宜口服时均可考虑直肠给药；鼻腔给药，分子量小于 1000 的药物迅速吸收，大分子药物，借助吸收促进剂作用也能达到有效生物利用度；吸入给药，气体或挥发性药物（如吸入性麻醉药）可被肺上皮细胞或呼吸道黏膜吸收，尤其适合肺部疾病。因此，本题的正确答案为 C。

4.【真题答案】　E

【真题解析】本题考查要点是"心血管药物的作用特点"。地高辛最主要和最基本的作用是加强心肌收缩力，适用于短期治疗急性心肌梗死伴有的心力衰竭、中毒性休克伴有心肌收缩力减弱或心力衰竭；多巴酚丁胺适用于短期治疗急性心肌梗死伴有的心力衰竭，中毒性休克伴有心肌收缩力减弱或心力衰竭；米力农用于严重心力衰竭者作短期静脉给药的首选正性肌力药，可明显改善心脏的收缩功能和舒张功能，缓解症状，提高运动耐力，可单独用于轻度、早期高血压或与其他降压药合用于各种类型的高血压；氢氯噻嗪是中效利尿药，有降压作用，是常用降压药；依那普利属于血管紧张素转化酶（ACE）抑制药，ACE 抑制药减少 AngⅡ的形成，能防止和逆转心肌肥厚，防止心室的重构。因此，本题的正确答案为 E。

5.【真题答案】　D

【真题解析】本题考查要点是"弱碱性药物的排泄"。大多数药物主要是被动转运，其重吸收程度取决于药物的脂溶性和解离度。碱化尿液使酸性药物在尿中离子化，酸化尿液则使碱性药物在尿中离子化，利用离子障原理阻止药物的再吸收，加速其排泄，这是药物中毒常用的解毒方法。因此，本题的正确答案为D。

6.【真题答案】 C

【真题解析】本题考查要点是"副作用的定义"。副作用是由于药物的选择性低、作用广泛引起的，一般反应较轻微，多数可以恢复。当药物的某一作用为治疗作用时，其他作用即可成为副作用；药物剂量过大可引起毒性反应，所以选项A不正确；用药时间过长可引起蓄积反应或毒性反应，所以选项B不正确；过敏体质可引起变态反应，所以选项D不正确；机体生化机制的异常可导致特异质反应，所以选项E不正确。因此，本题的正确答案为C。

7.【真题答案】 E

【真题解析】本题考查要点是"葡萄糖的主要转运方式"。葡萄糖在体内运转需要特殊的载体以易化扩散的方式进行转运。因此，本题的正确答案为E。

8.【真题答案】 E

【真题解析】本题考查要点是"药物的分布及影响因素"。药物与血浆蛋白的结合是可逆的，结合型药物暂时失去药理活性。因此，本题的正确答案为E。

9.【真题答案】 A

【真题解析】本题考查要点是"药代动力学参数中的药－时曲线下面积"。清除率是反映药物自体内消除的重要参数；药－时曲线下面积反映的是某段时间内进入体循环的药量，即药物的吸收程度；清除半衰期是指血药浓度下降一半的时间，表示药物在体内消除的快慢；药峰浓度指用药后所能达到的最高血浆药物浓度，它与药物的临床应用密切相关，还是衡量制剂吸收和安全性的重要指标；表观分布容积本身不代表真正的容积，只反映药物分布的广泛程度或药物与组织结合的程度，无直接的生理学意义。综上所述，选项B、C、D、E均不正确。因此，本题的正确答案为A。

10.【真题答案】 A

【真题解析】本题考查要点是"各药物的分类"。异丙阿托品为抗胆碱类药，麻黄碱、沙丁胺醇、异丙肾上腺素、克仑特罗为肾上腺素受体激动剂。因此，本题的正确答案为A。

二、B型题（配伍选择题）

1~2.【真题答案】 D、E

【真题解析】本组题考查要点是"药物的不良反应"。变态反应指机体受药物刺激所发生的异常免疫反应，可引起机体生理功能障碍或组织损伤，又称为过敏反应；后遗效应指在停药后血药浓度已降低至最低有效浓度以下时仍残存的药理效应；毒性反应指在药物剂量过大或体内蓄积过多时发生的危害机体的反应，一般较为严重；特异质反应指某些药物可使少数病人出现特异性的不良反应，反应性质可能与常人不同；副作用指在药物治疗剂量时，出现的与治疗目的无关的不适反应。

3～5.【真题答案】　B、C、D

【真题解析】本组题考查要点是"药物代谢动力学参数及其应用"。半衰期（$t_{1/2}$）是指血药浓度下降一半所需的时间；生物利用度是指药物经血管外给药后，药物被吸收进入血液循环的速度和程度的一种量度，是用来评价制剂吸收程度的指标；表观分布容积是指药物在体内达到动态平衡时，体内药量与血药浓度的比值，其本身不代表真正的容积，只反映药物分布的广泛程度或药物与组织结合的程度，无直接的生理学意义；清除率是指在单位时间内机体能将多少容积体液中的药物清除；达峰时间是指单次服药以后，血药浓度达到峰值的时间。

6～8.【真题答案】　B、C、E

【真题解析】本组题考查要点是"药物的不良反应"。继发反应是指由于药物治疗作用引起的不良后果；毒性反应是指在药物剂量过大或体内蓄积过多时发生的危害机体的反应，一般较为严重；特异质反应是指某些药物可使少数病人出现特异性的不良反应，反应性质可能与常人不同；后遗效应是指在停药后血药浓度已降低至最低有效浓度以下时仍残存的药理效应；停药反应是指长期服用某些药物，突然停药后原有疾病的加剧，又称反跳反应。

9～11.【真题答案】　A、C、D

【真题解析】本组题考查要点是"药物的体内过程"。简单扩散指药物分子依靠其在脂质双分子膜两侧形成的梯度通过被动扩散转运；主动转运指药物不依赖膜两侧浓度差的跨膜转运，该转运的特征为逆浓度差的转运，需借助特殊载体，消耗能量，有饱和现象，药物之间有竞争性抑制现象；首过消除指有些药物进入体循环之前在胃肠道或肝脏被代谢灭活，进入体循环的实际药量减少；肝肠循环指某些药物，尤其是胆汁排泄后的药物，经胆汁排入十二指肠后部分药物可再经小肠上皮细胞被重吸收；易化扩散，也称载体转运，是借助膜内特殊载体的一种转运方式，但不需要能量，存在饱和性，有较高的特异性，药物之间有竞争性抑制现象。

12～15.【真题答案】　A、B、C、D

【真题解析】本组题考查要点是"影响药物作用的因素"。生理依赖性指药物连续应用后使机体对药物产生生理上的依赖或需求，吗啡具有这种依赖性；首剂现象指首次给药会产生严重的体位性低血压等不良反应，首次使用剂量减半，哌唑嗪具有这种现象；耐药性指长期应用化疗药物后，病原体或肿瘤细胞对药物的敏感性降低，也称抗药性；耐受性指连续多次应用某些药物后，机体反应性逐渐降低，需要不断加大剂量才能维持疗效；致敏性，物品中含有容易使部分人群过敏的物质。

16～17.【真题答案】　C、A

【真题解析】本组题考查要点是"药物的药动力学和不良反应"。洋地黄毒苷在吸收后部分经胆道排泄入肠再次吸收，形成肝－肠循环；地高辛主要经肾小球滤过排泄，也有少量经肾小管分泌及重吸收；阿托品能治疗强心苷中毒引起的窦性心动过缓和房室传导阻滞；哌替啶用于镇痛、麻醉前给药及人工冬眠、治疗心源性哮喘和肺水肿；考来烯胺适用于Ⅱa及Ⅱb型高脂蛋白血症、家族性杂合子高脂蛋白血症。

18～20.【真题答案】　　B、A、D

【真题解析】本组题考查要点是"药代动力学参数"。pD_2 常用来表示激动药与受体的亲和力大小；pA_2 用来表示竞争性拮抗药与受体的亲和力；C_{max} 表示血药峰浓度；α 表示内在活性，$\alpha=0$，无内在活性，$\alpha<1$，内在活性有限，α 接近于1，有较高的内在活性；t_{max} 表示血药峰时间。

21～22.【真题答案】　　E、D

【真题解析】本组题考查要点是"药物代谢动力学参数及应用"。K 代表消除速率常数；Cl 代表清除率，是反映药物自体内消除的参数；$t_{1/2}$ 代表半衰期，是反映药物在体内消除快慢的指标；V_d 代表表观分布容积，是反映药物在体内分布程度的指标；F 代表生物利用度，是评价药物制剂吸收的指标。

三、X 型题（多项选择题）

1.【真题答案】　　ABCDE

【真题解析】本题考查要点是"药物排泄的途径"。药物排泄是指药物以原形和代谢物排出体外的过程，也是药物在体内的最后过程。肾脏排泄是主要排泄途径；药物也可自胆汁排泄；某些结合型代谢物经胆汁排入肠道后，水解释放出原形药物，会再次吸收形成肝肠循环；吗啡、阿托品等弱碱性药物可自乳汁排泄；肺是某些挥发性药物的主要排泄途径。因此，本题的正确答案为 ABCDE。

2.【真题答案】　　ABE

【真题解析】本题考查要点是"第二信使的种类"。第二信使为第一信使作用于靶细胞后在胞浆内产生的信息分子，第二信使将获得的信息增强、分化、整合并传递给效应器才能发挥特定的生理功能或药理效应。它包括：环磷腺苷（cAMP）、环磷鸟苷（cGMP）、肌醇磷脂、钙离子、甘碳烯酸类、一氧化氮（NO）。而生长因子和转化因子属于第三信使。因此，本题的正确答案为 ABE。

3.【真题答案】　　ABCD

【真题解析】本题考查要点是"影响药物分布的因素"。药物分布是指进入循环的药物从血液向组织、细胞间液和细胞内的转运过程。影响药物分布的主要因素包括：药物的理化性质、体液 pH、血浆蛋白结合率和膜通透性等。因此，本题的正确答案为 ABCD。

4.【真题答案】　　ADE

【真题解析】本题考查要点是"与药物的消除速率有关的因素"。消除速率是指单位时间内被机体消除的药量，常用表观分布容积计算，与血浆蛋白结合率高的药物体内消除慢；药物与组织的亲和力及透过血脑屏障的能力影响药物在体内的分布，进而影响药物的表观分布容积。药物消除的主要类型为一级动力学消除，其公式为 $\dfrac{dV_c}{dt}=-kV_c$，式中：k 为比例常数；V 为表观分布容积；c 为药物浓度。由公式可见消除速率与表观分布容积有关。因此，本题的正确答案为 ADE。

5.【真题答案】　AD

【真题解析】本题考查要点是"药物不良反应产生的原因"。毒性反应是指在药物剂量过大或体内蓄积过多时发生的危害机体的反应，用药剂量过大是急性毒性反应产生的原因，所以选项 A 正确；机体对药物过于敏感、药物有抗原性是变态反应产生原因，所以选项 B、C 不正确；用药时间过长是慢性毒性反应发生原因，所以选项 D 正确；机体有遗传性疾病是特异质反应产生的原因，所以选项 E 不正确。因此，本题的正确答案为 AD。

6.【真题答案】　BCD

【真题解析】本题考查要点是"药物相互作用对药效的影响"。口服降糖药与口服抗凝药的血浆蛋白结合率高，表观分布容积小，因此在蛋白结合上相互竞争，使游离药物浓度上升而引起低血糖反应或出血，所以选项 A 不正确；酮康唑为 CYP3A4 抑制剂，而特非那定为前体药物，主要由 CYP3A4 代谢为特非那定酸，后者心脏毒性远小于原形药，故酮康唑与特非那定合用后会导致后者游离药物浓度上升，达到中毒剂量，使 Q - T 间期延长，产生尖端扭转型心动过速，引起心律失常，所以选项 B 正确；双香豆素吸收后几乎全部与血浆蛋白结合，因此，与其他血浆蛋白结合率高的药物（如保泰松）同时服用，可增加双香豆素的游离浓度，使其抗凝作用大大加强，引起出血。而氯霉素为肝药酶抑制剂，延缓双香豆素代谢导致出血，所以选项 C 正确；利福平为肝药酶诱导剂，与其他药物合用可导致药物代谢增强，所以利福平与口服避孕药合用会导致意外怀孕，所以选项 D 正确；考来烯胺在肠腔内与他汀类、氯噻嗪、保泰松、苯巴比妥、洋地黄毒苷（包括地高辛）、甲状腺素、口服抗凝药、脂溶性维生素（A、D、E、K）、叶酸及铁剂结合，影响这些药物的吸收，应尽量避免配伍使用，所以选项 E 不正确。因此，本题的正确答案为 BCD。

第二单元　化学治疗药物

【大纲复习要点】

小单元	细目	要点
（一）抗菌药物作用机制	1. 常用术语	抗菌谱、抗菌活性、化疗指数和抗菌后效应及其在药物治疗中的意义
	2. 主要作用机制	抑制细胞壁合成、抑制细胞膜功能、抑制或干扰细菌蛋白质合成、抑制核酸合成
	3. 细菌的耐药性	耐药性的产生、分类及产生机制
	4. 抗菌药物的合理应用及联合应用	（1）合理应用的基本原则 （2）联合用药的目的、指征、协同作用及拮抗作用 （3）抗菌药物的滥用

小单元	细 目	要 点
（二）β-内酰胺类抗生素	1. 青霉素类	（1）青霉素的体内过程、抗菌作用及机制、临床应用、不良反应及防治 （2）双氯西林、氨苄西林、阿莫西林、美洛西林、替莫西林、哌拉西林的抗菌作用及临床应用
	2. 头孢菌素类	（1）头孢菌素的分代及各代抗菌作用的特点及临床应用 （2）各代头孢菌素的常用药物：头孢氨苄、头孢拉定、头孢呋辛、头孢克洛、头孢曲松、头孢哌酮、头孢吡肟
	3. 非典型β-内酰胺类	（1）亚胺培南、氨曲南药理作用特点及临床应用 （2）β-内酰胺酶抑制剂及其复方制剂的抗菌作用特点及临床应用
（三）大环内酯类及其他抗菌药物	1. 大环内酯类	（1）大环内酯类抗生素的抗菌作用及机制、药动学特点、临床应用、不良反应 （2）红霉素、罗红霉素、克拉霉素、阿奇霉素、泰利霉素抗菌作用特点及临床应用
	2. 克林霉素与万古霉素	（1）克林霉素抗菌作用及机制、临床应用、不良反应 （2）万古霉素、替考拉宁、利奈唑胺抗菌作用及不良反应
（四）氨基糖苷类抗生素及多黏菌素	1. 氨基糖苷类	氨基糖苷类抗生素抗菌作用机制、抗菌谱、临床应用、不良反应
	2. 常用药物	链霉素、庆大霉素、阿米卡星、奈替米星等抗菌作用特点及临床应用
	3. 多黏菌素	多黏菌素的抗菌作用及不良反应
（五）四环素类及氯霉素类抗生素	1. 四环素类	（1）四环素类抗菌作用与机制、临床应用及不良反应 （2）四环素、米诺霉素、多西环素、美他环素抗菌作用特点及临床应用
	2. 氯霉素类	氯霉素体内过程特点、抗菌作用及机制、临床应用及不良反应

续　表

小单元	细　目	要　点
（六）合成抗菌药物	1. 喹诺酮类	（1）氟喹诺酮类抗菌药物的药动学特点、抗菌作用及机制、临床应用、不良反应 （2）诺氟沙星、环丙沙星、左氧氟沙星、司帕沙星、克林沙星、加替沙星等临床常用的氟喹诺酮类药物的抗菌作用特点及临床应用
	2. 磺胺类药及甲氧苄啶	（1）磺胺类药的抗菌作用及机制、临床应用、不良反应 （2）磺胺嘧啶、磺胺甲噁唑、磺胺嘧啶银、磺胺醋酰的抗菌作用特点及临床应用 （3）甲氧苄啶的抗菌作用机制及特点
（七）抗真菌药	1. 抗深部真菌感染药	两性霉素 B、氟胞嘧啶、酮康唑、氟康唑、伊曲康唑的抗菌作用及临床应用
	2. 抗浅表真菌感染药	特比萘芬、咪康唑、克霉唑抗菌作用及临床应用
（八）抗病毒药	1. 广谱抗病毒药	利巴韦林、干扰素的药理作用及临床应用
	2. 抗 RNA 病毒药	齐多夫定、金刚烷胺的药理作用及临床应用
	3. 抗 DNA 病毒药	阿昔洛韦、阿糖腺苷、拉米夫定的药理作用及临床应用
（九）抗结核病药与抗麻风病药	1. 常用抗结核病药	（1）异烟肼、利福平、乙胺丁醇体内过程特点、抗菌作用与机制、临床应用、不良反应 （2）链霉素、对氨基水杨酸、卡那霉素、吡嗪酰胺的药理作用特点
	2. 药物的应用原则	合理应用原则
	3. 抗麻风病药	氨苯砜的临床应用及不良反应
（十）抗寄生虫药	1. 抗疟药	（1）氯喹、青蒿素、奎宁的抗疟作用、临床应用及不良反应 （2）乙胺嘧啶的药理作用及临床应用 （3）伯氨喹的药理作用及临床应用
	2. 抗阿米巴病药与抗滴虫病药	（1）甲硝唑的药理作用、临床应用及不良反应 （2）替硝唑的临床应用
	3. 抗血吸虫病药	吡喹酮的药理作用、临床应用及不良反应
	4. 驱肠虫药	（1）甲苯咪唑、阿苯达唑的药理作用、不良反应 （2）左旋咪唑、噻嘧啶、哌嗪、恩波维铵驱虫作用特点

小单元	细 目	要 点
（十一）抗恶性肿瘤药	1. 分类与机制	抗恶性肿瘤药的作用机制及分类
	2. 干扰核酸生物合成的药物	氟尿嘧啶、巯嘌呤、甲氨蝶呤、阿糖胞苷的临床应用及不良反应
	3. 直接破坏 DNA 并阻止其复制的药物	环磷酰胺、白消安、丝裂霉素、博来霉素、顺铂等的临床应用及不良反应
	4. 干扰 RNA 转录的药物	放线菌素 D、多柔比星的临床应用及不良反应
	5. 影响蛋白质合成和功能的药物	（1）长春碱、长春新碱、紫杉醇的临床应用及不良反应 （2）门冬酰胺酶、三尖杉碱作用特点
	6. 激素类药物	氨鲁米特、他莫昔芬、氟他胺的临床应用

【历年真题】

一、A 型题（最佳选择题）

1. A、B、C 三药的 LD_{50} 分别为 20、40、60mg/kg；ED_{50} 分别为 10、10、20mg/kg，三种药安全性大小的顺序应为（   ）。

    A. A > C > B   B. B > A > C

    C. B > C > A   D. A > B > C

    E. C > B > A

（2009 年考试真题）

2. 磺胺增效剂甲氧苄啶抑制细菌的（   ），阻止四氢叶酸的合成。

    A. 二氢叶酸还原酶   B. 二氢叶酸合成酶

    C. RNA 聚合酶   D. DNA 回旋酶

    E. 转肽酶

（2009 年考试真题）

3. 青霉素对敏感菌的革兰阳性球菌和杆菌、革兰阴性球菌以及（   ）有强大的杀菌作用。

    A. 立克次体   B. 支原体

    C. 螺旋体   D. 病毒

    E. 大多数革兰阴性菌

（2009 年考试真题）

4. 下列选项中，属于第一代头孢菌素特点的有（   ）。

    A. 对革兰阳性细菌的抗菌作用强   B. 对革兰阴性杆菌较第三代弱

    C. 对 β - 内酰胺酶稳定   D. 对耐药金葡菌有效

    E. 对绿脓杆菌有效

（2009 年考试真题）

5. 红霉素的作用机制是（　　）。

　　A. 与核糖体的 50S 亚基结合，抑制细菌蛋白质的合成

　　B. 与核糖体的 30S 亚基结合，抑制细菌蛋白质的合成

　　C. 与核糖体的 70S 亚基结合，抑制细菌蛋白质的合成

　　D. 抑制细菌 DNA 的复制导致细菌死亡

　　E. 抑制细菌细胞壁的合成

　　（2009 年考试真题）

6. 与核蛋白体 50S 亚基结合，阻止肽链延长的抗生素是（　　）。

　　A. 链霉素　　　　　　　　　　　　B. 青霉素

　　C. 磺胺甲噁唑　　　　　　　　　　D. 红霉素

　　E. 四环素

　　（2009 年考试真题）

7. 氨基糖苷类抗生素的肾毒性不同，依次为（　　）。

　　A. 新霉素 > 庆大霉素 > 阿米卡星 > 妥布霉素 > 奈替米星 > 链霉素

　　B. 庆大霉素 > 新霉素 > 阿米卡星 > 妥布霉素 > 奈替米星 > 链霉素

　　C. 妥布霉素 > 庆大霉素 > 阿米卡星 > 新霉素 > 奈替米星 > 链霉素

　　D. 妥布霉素 > 庆大霉素 > 链霉素 > 新霉素 > 奈替米星 > 阿米卡星

　　E. 阿米卡星 > 庆大霉素 > 链霉素 > 新霉素 > 奈替米星 > 妥布霉素

　　（2009 年考试真题）

8. 氯霉素是低浓度具有抑菌作用，高浓度具有杀菌作用的广谱抗生素。它对革兰阳性菌、革兰阴性菌均有抑制作用，对后者作用较强，特别是对（　　）杆菌作用更强，为治疗伤寒的首选药物。

　　A. 细菌性痢疾　　　　　　　　　　B. 梅毒

　　C. 伤寒或副伤寒　　　　　　　　　D. 肺炎球菌性肺炎

　　E. 葡萄球菌性肠炎

　　（2009 年考试真题）

9. 喹诺酮类药物的靶酶为（　　）及拓扑异构酶Ⅳ。

　　A. 转肽酶　　　　　　　　　　　　B. RNA 聚合酶

　　C. DNA 回旋酶　　　　　　　　　　D. DNA 聚合酶

　　E. 二氢叶酸合成酶

　　（2009 年考试真题）

10. 磺胺药的结构与 PABA 相似，与二氢蝶酸合酶结合，并竞争拮抗 PABA，抑制了后者活性，（　　），从而影响叶酸的生成，抑制细菌生长繁殖。

　　A. 抑制二氢叶酸合成酶　　　　　　B. 抑制二氢叶酸还原酶

　　C. 抑制四氢叶酸还原酶　　　　　　D. 抑制 DNA 螺旋酶

　　E. 改变细菌细胞膜通透性

　　（2009 年考试真题）

11. 下列选项中，仅对浅表真菌感染有效的是（   ）。
    A. 制霉菌素   B. 伊曲康唑
    C. 克霉唑   D. 灰黄霉素
    E. 酮康唑
    （2009 年考试真题）

12. 灰黄霉素临床主要用于治疗各种癣菌病，尤对（   ）疗效显著，为首选药。
    A. 真菌性脑膜炎   B. 头癣
    C. 隐球菌病   D. 皮炎芽生菌感染
    E. 皮肤黏膜金葡菌感染
    （2009 年考试真题）

13. （   ）又名病毒唑，为广谱抗病毒药。
    A. 齐多夫定   B. 利巴韦林
    C. 金刚烷胺   D. 阿昔洛韦
    E. 拉米夫定
    （2009 年考试真题）

14. 属于浓度依赖性的抗菌药物是（   ）。
    A. 大环内酯类   B. 青霉素及半合成青霉素
    C. 头孢菌素类   D. 林可霉素类
    E. 氨基糖苷类
    （2008 年考试真题）

15. 肝功能减退时，可选用的抗菌药物是（   ）。
    A. 四环素类   B. 氯霉素
    C. 利福平   D. 氨基糖苷类
    E. 磺胺类
    （2008 年考试真题）

16. 治疗钩端螺旋体感染，宜选用的药物是（   ）。
    A. 链霉素   B. 两性霉素 B
    C. 红霉素   D. 青霉素
    E. 氯霉素
    （2009、2008 年考试真题）

17. 氯霉素可发生的一种与剂量无关的不良反应是（   ）。
    A. 二重感染   B. 不可逆的再生障碍性贫血
    C. 治疗性休克   D. 可逆性各种血细胞减少
    E. 灰婴综合征
    （2008 年考试真题）

18. 下列病情，宜选用抗菌药物治疗的是（   ）。
    A. 腹部受凉引起的腹泻   B. 大肠杆菌引起的肠炎
    C. 鱼、虾等过敏引起的变态反应   D. 胰腺外分泌功能不足引起的腹泻

E. 婴幼儿春季流行性腹泻

（2008 年考试真题）

19. 临床既用于深部真菌感染，又用于浅表真菌感染的药物是（　　）。

    A. 克霉唑　　　　　　　　　　　B. 伊曲康唑

    C. 灰黄霉素　　　　　　　　　　D. 咪康唑

    E. 制霉菌素

（2008 年考试真题）

20. 用于抗艾滋病病毒的药物是（　　）。

    A. 利巴韦林　　　　　　　　　　B. 扎那米韦

    C. 齐多夫定　　　　　　　　　　D. 阿昔洛韦

    E. 碘苷

（2007 年考试真题）

21. 化学结构、抗菌作用和抗菌机制均与磺胺类药物相似的抗麻风病药物是（　　）。

    A. 利福平　　　　　　　　　　　B. 氯法齐明

    C. 沙利度胺　　　　　　　　　　D. 阿奇霉素

    E. 氨苯砜

（2007 年考试真题）

22. 与丙磺舒联合应用，有增效作用的药物是（　　）。

    A. 四环素　　　　　　　　　　　B. 氯霉素

    C. 青霉素　　　　　　　　　　　D. 红霉素

    E. 罗红霉素

（2006 年考试真题）

23. 对厌氧菌有广谱抗菌作用的抗生素是（　　）。

    A. 克林霉素　　　　　　　　　　B. 甲硝唑

    C. 多黏菌素　　　　　　　　　　D. 利福平

    E. 罗红霉素

（2006 年考试真题）

24. 属非氟喹诺酮类的药物是（　　）。

    A. 培氟沙星　　　　　　　　　　B. 诺氟沙星

    C. 环丙沙星　　　　　　　　　　D. 依诺沙星

    E. 吡哌酸

（2006 年考试真题）

25. 目前临床治疗血吸虫病的首选药是（　　）。

    A. 硝硫氰胺　　　　　　　　　　B. 吡喹酮

    C. 乙胺嗪　　　　　　　　　　　D. 伊维菌素

    E. 酒石酸锑钾

（2006、2003 年考试真题）

26. 主要作用于 M 期，抑制细胞有丝分裂的药物是（　　）。

    A. 放线菌素 D

    B. 阿霉素

    C. 拓扑特肯

    D. 依托泊苷

    E. 长春碱

    （2006 年考试真题）

27. 青霉素可杀灭（　　）。

    A. 立克次体

    B. 支原体

    C. 螺旋体

    D. 病毒

    E. 大多数革兰阴性菌

    （2005 年考试真题）

28. 可替代氯霉素用于治疗伤寒的药物是（　　）。

    A. 四环素类

    B. 氨基糖苷类

    C. 青霉素类

    D. 氟喹诺酮类

    E. 大环内酯类

    （2005 年考试真题）

29. 灰黄霉素首选用于（　　）。

    A. 股癣

    B. 体癣

    C. 头癣

    D. 手癣

    E. 足癣

    （2005 年考试真题）

30. 可诱导肝药酶活性的抗结核病药是（　　）。

    A. 异烟肼

    B. 利福平

    C. 吡嗪酰胺

    D. 对氨基水杨酸

    E. 链霉素

    （2005 年考试真题）

31. 对甲硝唑无效或禁忌的肠外阿米巴病患者可选用（　　）。

    A. 氯喹

    B. 替硝唑

    C. 依米丁

    D. 喹碘仿

    E. 乙酰胂胺

    （2005 年考试真题）

32. 抗菌谱和药理作用特点均类似于第三代头孢菌素的药物是（　　）。

    A. 头孢孟多

    B. 头孢氨苄

    C. 氨曲南

    D. 拉氧头孢

    E. 头孢吡肟

    （2004 年考试真题）

33. 对绿脓杆菌有较强作用的药物是（　　）。

    A. 氯唑西林

    B. 美西林

    C. 阿莫西林

    D. 哌拉西林

E. 替莫西林

（2004 年考试真题）

34. 主要用于疟疾病因性预防的药物是（　　）。

A. 乙胺嘧啶
B. 奎宁
C. 氯喹
D. 青蒿素
E. 伯氨喹

（2004 年考试真题）

35. 主要用于敏感细菌所致的尿路感染和伤寒的药物是（　　）。

A. 美西林
B. 阿莫西林
C. 氯唑西林
D. 替卡西林
E. 氨苄西林

（2003 年考试真题）

36. 为了保护亚胺培南，防止其在肾中被破坏，应与其配伍的药物是（　　）。

A. 克拉维酸
B. 舒巴坦
C. 他唑巴坦
D. 西司他丁
E. 苯甲酰氨基丙酸

（2003 年考试真题）

37. 禁用于妊娠妇女和小儿的药物是（　　）。

A. 头孢菌素类
B. 氟喹诺酮类
C. 大环内酯类
D. 维生素类
E. 青霉素类

（2003 年考试真题）

38. 需同服维生素 B_6 的抗结核病药是（　　）。

A. 利福平
B. 乙胺丁醇
C. 异烟肼
D. 对氨基水杨酸
E. 乙硫异烟胺

（2003 年考试真题）

39. 甲氨蝶呤主要用于（　　）。

A. 消化道肿瘤
B. 儿童急性白血病
C. 慢性粒细胞性白血病
D. 恶性淋巴瘤
E. 肺癌

（2003 年考试真题）

二、B 型题 （配伍选择题）

A. 青霉素
B. 诺氟沙星
C. 链霉素
D. 四环素
E. 拉氧头孢

（2009 年考试真题）

1. 对第 8 对脑神经有损害的药物为 （　　　）。
2. 对幼年动物可引起软骨组织损害的药物为 （　　　）。

　　A. 利福平　　　　　　　　　　B. 乙胺丁醇
　　C. 对氨基水杨酸　　　　　　　D. 链霉素
　　E. 异烟肼
　　（2009 年考试真题）

3. 同服维生素 B_6 可预防周围神经炎的是 （　　　）。
4. 有诱导肝药酶活性和致畸作用的是 （　　　）。

　　A. 替考拉宁　　　　　　　　　B. 万古霉素
　　C. 克林霉素　　　　　　　　　D. 阿奇霉素
　　E. 利奈唑胺
　　（2008 年考试真题）

5. 可导致患者出现严重伪膜性肠炎的药物是 （　　　）。
6. 大剂量可引起听力损害和肾功能损害的药物是 （　　　）。

　　A. 氯霉素　　　　　　　　　　B. 青霉素
　　C. 替莫西林　　　　　　　　　D. 四环素
　　E. 利福平
　　（2008 年考试真题）

7. 用于治疗结核病的药物是 （　　　）。
8. 用于治疗梅毒的药物是 （　　　）。
9. 用于治疗肺炎支原体引起的非典型肺炎的药物是 （　　　）。
10. 用于治疗流感嗜血杆菌引起的脑膜炎的药物是 （　　　）。

　　A. 链霉素　　　　　　　　　　B. 庆大霉素
　　C. 阿米卡星　　　　　　　　　D. 妥布霉素
　　E. 奈替米星
　　（2008 年考试真题）

11. 肾毒性最大、最常见，肾功能不良者宜减量使用的药物是 （　　　）。
12. 对多种氨基糖苷类钝化酶稳定，耳、肾毒性又低的药物是 （　　　）。

　　A. 环磷酰胺　　　　　　　　　B. 多柔比星
　　C. 紫杉醇　　　　　　　　　　D. 甲氨蝶呤
　　E. 三尖杉碱
　　（2008 年考试真题）

13. 干扰 RNA 转录的药物是 （　　　）。

14. 干扰核酸生物合成的药物是（　　）。

A. 雌二醇
B. 他莫昔芬
C. 甲地孕酮
D. 米非司酮
E. 二甲双胍

（2008 年考试真题）

15. 可用于治疗痤疮的药物是（　　）。

16. 可用于治疗绝经期后晚期乳腺癌的药物是（　　）。

17. 可用于治疗先兆流产和习惯性流产的药物是（　　）。

18. 可用于终止早期妊娠的药物是（　　）。

A. 阿莫西林
B. 亚胺培南
C. 氨曲南
D. 克拉维酸
E. 替莫西林

（2007 年考试真题）

19. 可作为氨基糖苷类的替代品，与其合用可加强对铜绿假单胞菌和肠杆菌作用的药物是（　　）。

20. 对革兰阳性菌、革兰阴性菌、厌氧菌均有强大抗菌活性的药物是（　　）。

21. 对 β - 内酰胺酶有抑制作用的药物是（　　）。

22. 主要用于革兰阴性菌感染，而对革兰阳性菌作用差的药物是（　　）。

A. 庆大霉素
B. 链霉素
C. 奈替米星
D. 妥布霉素
E. 小诺米星

（2007 年考试真题）

23. 与其他抗结核病药联合使用的药物是（　　）。

24. 口服可用于肠道感染的药物是（　　）。

25. 对多种氨基糖苷类钝化酶稳定的药物是（　　）。

A. 磺胺嘧啶
B. 磺胺甲噁唑
C. 磺胺多辛
D. 甲氧苄啶
E. 磺胺米隆

（2007 年考试真题）

26. 有利于泌尿道感染治疗，不易形成结晶尿的药物是（　　）。

27. 与血浆蛋白结合率低，易透过血脑屏障的药物是（　　）。

A. 青霉素
B. 链霉素
C. 磺胺嘧啶
D. 四环素

E. 氯霉素

（2006 年考试真题）

28. 易引起过敏性休克的药物是（　　　）。

29. 有明显耳毒性的药物是（　　　）。

30. 易引起严重二重感染的药物是（　　　）。

31. 严重损害骨髓造血机能的药物是（　　　）。

A. 氯霉素 　　　　　　　　　　　　B. 环丙沙星

C. 磺胺嘧啶 　　　　　　　　　　　D. 红霉素

E. 呋喃妥因

（2006 年考试真题）

32. 治疗流行性脑脊髓膜炎的首选药物是（　　　）。

33. 治疗伤寒、副伤寒的首选药物是（　　　）。

A. 紫杉醇 　　　　　　　　　　　　B. 顺铂

C. 氟尿嘧啶 　　　　　　　　　　　D. 三尖杉酯碱

E. 放线菌素 D

（2006 年考试真题）

34. 阻碍 DNA 合成的药物是（　　　）。

35. 与 DNA 结合，进而抑制 DNA 和 RNA 合成的药物是（　　　）。

36. 主要作用于聚合态的微管，抑制微管解聚的药物是（　　　）。

37. 抑制蛋白质合成的起始阶段，使核蛋白体分解的药物是（　　　）。

A. 灰婴综合征 　　　　　　　　　　B. 干咳

C. 溶血性贫血 　　　　　　　　　　D. 变态反应

E. 停药反应

（2005 年考试真题）

38. 葡萄糖－6－磷酸脱氢酶缺陷的患者服用磺胺可出现（　　　）。

39. 新生儿肝脏缺乏葡萄糖醛酸转移酶，服用氯霉素可出现（　　　）。

A. 链霉素与异烟肼 　　　　　　　　B. 链霉素与磺胺嘧啶

C. 青霉素与链霉素 　　　　　　　　D. 青霉素与磺胺嘧啶

E. 氯霉素与丙种球蛋白

（2005 年考试真题）

40. 联用治疗布氏杆菌感染（　　　）。

41. 联用治疗肺结核（　　　）。

42. 联用治疗细菌性心内膜炎（　　　）。

A. 红霉素　　　　　　　　　　　B. 罗红霉素

C. 克拉霉素　　　　　　　　　　D. 克林霉素

E. 四环素

（2005 年考试真题）

43. 临床可取代林可霉素应用（　　）。

44. 长期大量使用可引起肝损害及维生素缺乏（　　）。

45. 不耐酸，食物或碱性药物可减少其吸收（　　）。

46. 与奥美拉唑 - 替硝唑三联治疗胃溃疡（　　）。

A. 磺胺嘧啶　　　　　　　　　　B. 链霉素

C. 红霉素　　　　　　　　　　　D. 苯巴比妥

E. 水杨酸钠

（2005 年考试真题）

47. 口服等量碳酸氢钠，增加其乙酰化代谢物溶解度的药物是（　　）。

48. 碱性环境可增加其抗菌活性的药物是（　　）。

49. 同服碳酸氢钠，防止胃酸对其分解的药物是（　　）。

A. 亚叶酸钙　　　　　　　　　　B. 地塞米松

C. 昂丹司琼　　　　　　　　　　D. 氟他米特

E. L-门冬酰胺酶

（2005 年考试真题）

50. 解救大剂量甲氨蝶呤中毒（　　）。

51. 使淋巴细胞溶解，致淋巴细胞耗竭（　　）。

52. 抑制雄激素对前列腺生长的刺激作用（　　）。

53. 使肿瘤细胞不能从外界获得其生长所必需的氨基酸（　　）。

A. 长春碱　　　　　　　　　　　B. 紫杉醇

C. 羟基喜树碱　　　　　　　　　D. 他莫昔芬

E. 氟他米特

（2005 年考试真题）

54. 影响微管的装配，阻碍纺锤体的形成（　　）。

55. 促进微管的装配，抑制其解聚（　　）。

A. 头孢菌素　　　　　　　　　　B. 氯霉素

C. 磺胺嘧啶　　　　　　　　　　D. 异烟肼

E. 庆大霉素

（2004 年考试真题）

56. 繁殖期杀菌药是（　　）。

57. 高效抑菌药是（　　　）。
58. 窄谱抗菌药是（　　　）。
59. 静止期杀菌药是（　　　）。

　　A. 青霉素　　　　　　　　　　　B. 磺胺甲噁唑
　　C. 甲氧苄啶　　　　　　　　　　D. 红霉素
　　E. 异烟肼
　　（2004 年考试真题）

60. 抑制二氢叶酸合成酶的药物是（　　　）。
61. 与 50S 亚基结合，阻断转肽作用的药物是（　　　）。

　　A. 妥布霉素　　　　　　　　　　B. 链霉素
　　C. 庆大霉素　　　　　　　　　　D. 阿米卡星
　　E. 大观霉素
　　（2004 年考试真题）

62. 用于抗结核杆菌的药物是（　　　）。
63. 口服用于肠道感染或肠道手术前准备的药物是（　　　）。

　　A. 氟尿嘧啶　　　　　　　　　　B. 阿糖胞苷
　　C. 羟基脲　　　　　　　　　　　D. 甲氨蝶呤
　　E. 巯嘌呤
　　（2004 年考试真题）

64. 抑制脱氧胸苷酸合成酶的药物是（　　　）。
65. 抑制 DNA 多聚酶的药物是（　　　）。
66. 阻止胞苷酸转化为脱氧胞苷酸的药物是（　　　）。
67. 竞争性阻止肌苷酸转变为腺嘌呤核苷酸和鸟嘌呤核苷酸的药物是（　　　）。

　　A. 磺胺嘧啶　　　　　　　　　　B. 氧氟沙星
　　C. 利福平　　　　　　　　　　　D. 两性霉素
　　E. 红霉素
　　（2003 年考试真题）

68. 与敏感菌核蛋白体结合阻断转肽作用和 mRNA 位移的药物是（　　　）。
69. 抑制细菌依赖性 DNA 的 RNA 聚合酶，阻碍 mRNA 合成的药物是（　　　）。
70. 可与对氨基苯甲酸竞争二氢叶酸合成酶，阻碍叶酸合成的药物是（　　　）。

　　A. 第一代头孢菌素　　　　　　　B. 第二代头孢菌素
　　C. 第三代头孢菌素　　　　　　　D. 第四代头孢菌素

E. 碳青霉烯类抗生素

（2003 年考试真题）

71. 抗菌谱最广，抗菌作用最强的药物是（　　）。
72. 对革兰阳性菌作用强，对革兰阴性菌作用弱的药物是（　　）。
73. 对革兰阳性菌作用弱，对革兰阴性菌包括绿脓杆菌作用强的药物是（　　）。
74. 对革兰阳性菌、革兰阴性菌、厌氧菌等的作用均很强的药物是（　　）。

A. 万古霉素　　　　　　　　　　B. 克林霉素
C. 克拉霉素　　　　　　　　　　D. 红霉素
E. 阿齐霉素

（2003 年考试真题）

75. 与奥美拉唑－替硝唑合用的三联疗法治疗胃溃疡的药物是（　　）。
76. 治疗厌氧菌引起的严重感染的药物是（　　）。
77. 用于耐青霉素的金葡菌引起的轻、中度感染或青霉素过敏者的药物是（　　）。
78. 用于耐青霉素的金葡菌引起的严重感染的药物是（　　）。

A. 卡那霉素　　　　　　　　　　B. 对氨基水杨酸
C. 利福平　　　　　　　　　　　D. 异烟肼
E. 乙胺丁醇

（2003 年考试真题）

79. 长期大量用药可致视神经炎，出现盲点、红绿色盲的药物是（　　）。
80. 毒性较大，尤其对第八对脑神经和肾损害严重的药物是（　　）。

A. 乙胺嘧啶　　　　　　　　　　B. 奎宁
C. 伯氨喹　　　　　　　　　　　D. 青蒿素
E. 氯喹

（2003 年考试真题）

81. 有致畸作用，孕妇禁用的药物是（　　）。
82. 对妊娠子宫有兴奋作用，孕妇忌用的药物是（　　）。

A. 阿霉素　　　　　　　　　　　B. 放线菌素 D
C. 环磷酰胺　　　　　　　　　　D. 丝裂霉素
E. 紫杉醇

（2003 年考试真题）

83. 抗瘤谱较窄，对放疗有增敏作用的药物是（　　）。
84. 抗瘤谱广，常用于治疗各种实体瘤的药物是（　　）。
85. 抗瘤谱较广，还可用于治疗自身免疫性疾病的药物是（　　）。
86. 须先用地塞米松及组胺 H_1 和 H_2 受体阻断药预防过敏反应的药物是（　　）。

三、X 型题（多项选择题）

1. β - 内酰胺酶抑制药有（   ）。
   A. 克拉维酸
   B. 舒巴坦
   C. 丙磺舒
   D. 他唑巴坦
   E. 氨曲南
   （2009 年考试真题）

2. 具有抗厌氧菌作用的药物有（   ）。
   A. 氨曲南
   B. 舒巴坦
   C. 头孢拉定
   D. 亚胺培南
   E. 甲硝唑
   （2007 年考试真题）

3. 下列属于繁殖期杀菌的药物有（   ）。
   A. 氯霉素
   B. 头孢菌素
   C. 氨曲南
   D. 四环素
   E. 磺胺嘧啶
   （2006 年考试真题）

4. 青霉素的抗菌谱为（   ）。
   A. 敏感的革兰阳性和阴性球菌
   B. 革兰阳性杆菌
   C. 螺旋体
   D. 支原体、立克次体
   E. 革兰阴性杆菌
   （2006 年考试真题）

5. 下列关于四环素的正确叙述有（   ）。
   A. 是抑制细菌蛋白质合成的广谱抗生素
   B. 对绿脓杆菌和真菌有效
   C. 对革兰阳性菌作用不如青霉素和头孢菌素
   D. 对革兰阴性菌作用不如链霉素和氯霉素
   E. 妊娠 5 个月以上的孕妇、哺乳期妇女禁用
   （2006 年考试真题）

6. 下列关于异烟肼的正确叙述有（   ）。
   A. 对结核分枝杆菌选择性高，作用强
   B. 对繁殖期和静止期细菌有杀灭作用
   C. 对细胞内的结核杆菌无作用
   D. 单用易产生耐药性
   E. 抗菌作用的机制是抑制分枝杆菌酸的合成
   （2006 年考试真题）

7. 下列关于青蒿素的正确叙述有（   ）。
   A. 对红细胞内期裂殖体有强大而迅速的杀灭作用
   B. 对耐氯喹虫株感染有良好疗效
   C. 最大缺点是复发率高

D. 动物实验大剂量时，曾发现骨髓抑制、肝损害、胚胎毒性

E. 用于病因性预防

（2006 年考试真题）

8. 氯喹的药理作用特点为（　　）。

A. 对疟原虫红细胞内期裂殖体具杀灭作用

B. 在肝中浓度高，是治疗阿米巴肝脓肿的主要药物

C. 偶尔用于类风湿性关节炎

D. 在红细胞内药物浓度比血浆内高 10 ~ 20 倍

E. 在肝、肾、脾、肺中的浓度为血浆浓度的 200 倍以上

（2005 年考试真题）

9. 红霉素（　　）。

A. 属繁殖期杀菌剂　　　　　　　　B. 抗菌谱与青霉素相似但略广

C. 对革兰阳性菌有强大抗菌作用　　D. 对青霉素耐药的金葡菌有效

E. 首选治疗军团菌

（2005 年考试真题）

10. 氯霉素（　　）。

A. 首选用于治疗伤寒、副伤寒

B. 常用于其他药物疗效欠佳的脑膜炎患者

C. 可与氨基糖苷类抗生素合用，治疗厌氧菌心内膜炎、败血症

D. 用于衣原体、支原体等感染

E. 首选用于百日咳、菌痢等

（2005 年考试真题）

11. 用于深部真菌感染的治疗药物有（　　）。

A. 两性霉素 B　　　　　　　　　　B. 特比萘芬

C. 氟康唑　　　　　　　　　　　　D. 咪康唑

E. 伊曲康唑

（2005 年考试真题）

12. 抗结核病一线药有（　　）。

A. 对氨基水杨酸　　　　　　　　　B. 卡那霉素

C. 异烟肼　　　　　　　　　　　　D. 利福平

E. 乙胺丁醇

（2005 年考试真题）

13. 具有肝药酶诱导作用的药物有（　　）。

A. 苯巴比妥　　　　　　　　　　　B. 卡马西平

C. 丙戊酸钠　　　　　　　　　　　D. 苯妥英钠

E. 乙琥胺

（2004 年考试真题）

14. 治疗脑膜炎临床可选用的药物有（　　）。

    A. 磺胺嘧啶
    B. 庆大霉素

    C. 青霉素
    D. 红霉素

    E. 氯霉素

    （2004 年考试真题）

15. 第四代头孢菌素特点有（　　）。

    A. 对革兰阴性菌作用强
    B. 对革兰阳性菌作用增强

    C. 对 β - 内酰胺酶稳定
    D. 无肾毒性

    E. 可作为第三代头孢菌素替代药

    （2004 年考试真题）

16. 新大环内酯抗生素的药理学特征有（　　）。

    A. 抗菌谱扩大
    B. 组织、细胞内药物浓度高

    C. 抗菌活性增强
    D. 对酸稳定，口服吸收好

    E. 对红霉素耐药菌有效

    （2004 年考试真题）

17. 喹诺酮类药物（　　）。

    A. 抗菌谱广，抗菌力强
    B. 口服吸收好，组织浓度高

    C. 不良反应少
    D. 与其他药物有交叉耐药性

    E. 有较长 PAE

    （2004 年考试真题）

18. 甲硝唑的药理作用包括（　　）。

    A. 抗阿米巴滋养体作用
    B. 抗滴虫作用

    C. 抗疟原虫作用
    D. 抗贾第鞭毛虫作用

    E. 抗厌氧菌作用

    （2004 年考试真题）

19. 用于绝经后乳腺癌治疗的药物有（　　）。

    A. 福美司坦
    B. 氟他米特

    C. 氨鲁米特
    D. 地塞米松

    E. 他莫昔芬

    （2004 年考试真题）

20. 属于静止期杀菌的抗生素有（　　）。

    A. 氨基糖苷类
    B. 四环素类

    C. 青霉素类
    D. 大环内酯类

    E. 多黏菌素

    （2003 年考试真题）

21. 属于 β - 内酰胺类抗生素的药物有（　　）。

    A. 青霉素
    B. 红霉素

    C. 亚胺培南
    D. 头孢拉定

E. 庆大霉素

（2003 年考试真题）

22. 氯霉素的主要不良反应有（　　）。

A. 不可逆的再生障碍性贫血
B. 治疗性休克
C. 抑制婴儿骨骼生长
D. 对早产儿和新生儿可引起循环衰竭
E. 耳毒性

（2003 年考试真题）

【参考答案及解析】

一、A 型题（最佳选择题）

1. 【真题答案】　C

【真题解析】本题考查要点是"药物的安全性"。评价药物的安全性，通常用某药的动物半数致死量（LD_{50}）与该药对动物的半数有效量（ED_{50}）的比值来表示，此比值称为化疗指数。化疗指数越大，表示该药的疗效越好，毒性越小。由此可知，本题中 A、B、C 三药的安全性大小为：B > C > A。因此，本题的正确答案为 C。

2. 【真题答案】　A

【真题解析】本题考查要点是"磺胺增效剂甲氧苄啶抗菌的作用机制"。磺胺增效剂甲氧苄啶抑制细菌的二氢叶酸还原酶，阻止四氢叶酸的合成，两者合用，依次抑制二氢蝶呤合酶和还原酶，起到双重阻断，抗菌作用增强。因此，本题的正确答案为 A。

3. 【真题答案】C

【真题解析】本题考查要点是"青霉素的杀菌作用"。青霉素主要用于治疗敏感的各种球菌、革兰阳性菌及螺旋体所致的各种感染。主要包括：链球菌感染、脑膜炎双球菌和粪链球菌引起的脑脊髓膜炎、螺旋体引起的感染以及革兰阳性杆菌引起的感染。因此，本题的正确答案为 C。

4. 【真题答案】　B

【真题解析】本题考查要点是"第一代头孢菌素的特点"。

第一代头孢菌素的特点为：

①对革兰阳性菌包括耐青霉素金黄色葡萄球菌的抗菌作用较第二代略强，显著超过第三代，对革兰阴性杆菌较第三代弱；

②虽对青霉素酶稳定，但对各种 β - 内酰胺酶稳定性远较第三代差，可为革兰阴性菌产生的 β - 内酰胺酶所破坏；

③对肾有一定的毒性，与氨基糖苷类抗生素或强利尿剂合用毒性增加；

④血清半衰期短，$t_{1/2}$ 为 0.5 ~ 1 小时，脑脊液中浓度低。临床适用于轻、中度感染。

因此，本题的正确答案为 B。

5. 【真题答案】 A

【真题解析】 本题考查要点是"红霉素的作用机制"。红霉素是第一个用于临床治疗的大环内酯类抗生素，曾广泛用于治疗多种感染。近年来，因胃肠反应和耐药性，已逐渐被第二代半合成大环内酯类抗生素取代。红霉素可与细菌核糖体 50S 亚基的 L22 蛋白质结合，选择抑制细菌蛋白质的合成。因此，本题的正确答案为 A。

6. 【真题答案】 D

【真题解析】 本题考查要点是"大环内酯类抗生素的作用机制"。红霉素属于大环内酯类抗生素，大环内酯类可结合到 50S 亚基 23SrRNA 的特殊靶位，阻止肽酰基 tRNA 从 mRNA 的"A"位移向"P"位，使氨酰基 tRNA 不能结合到"A"位，选择抑制细菌蛋白质的合成；或与细菌核糖体 50S 亚基的 L22 蛋白质结合，导致核糖体结构破坏，使肽酰 tRNA 在肽键延长阶段较早地从核糖体上解离。因此，本题的正确答案为 D。

7. 【真题答案】 A

【真题解析】 本题考查要点是"氨基糖苷类抗生素的肾毒性"。氨基糖苷类抗生素包括两类：一类来源于天然的链霉菌培养提取的链霉素、卡那霉素、妥布霉素、新霉素、大观霉素和来自小单孢菌的庆大霉素、西梭米星、小诺霉素、阿司米星等；另一类为半合成的如阿米卡星、奈替米星等，按照肾毒性不同，依次为新霉素＞庆大霉素＞阿米卡星＞妥布霉素＞奈替米星＞链霉素。因此，本题的正确答案为 A。

8. 【真题答案】 C

【真题解析】 本题考查要点是"氯霉素的临床应用"。细菌性痢疾用第三代氟喹诺酮类药物治疗，所以选项 A 不正确；梅毒用青霉素类抗生素治疗，所以选项 B 不正确；肺炎球菌性肺炎用磺胺类抗菌药治疗，所以选项 D 不正确；葡萄球菌性肠炎可用庆大霉素治疗，所以选项 E 不正确。因此，本题的正确答案为 C。

9. 【真题答案】 C

【真题解析】 本题考查要点是"喹诺酮类药物的靶酶结构"。喹诺酮类药物的靶酶为细菌的 DNA 回旋酶及拓扑异构酶Ⅳ。DNA 回旋酶是喹诺酮类药物抗革兰阴性细菌的主要靶酶，而喹诺酮类药物抗大多数革兰阳性细菌的主要靶酶是拓扑异构酶Ⅳ。喹诺酮类药物选择性抑制敏感细菌 DNA 回旋酶的 A 亚单位的切割及封口活性，同时也阻断拓扑异构酶Ⅳ的解旋活性，阻碍细菌 DNA 合成，导致细菌死亡，呈杀菌作用。因此，本题的正确答案为 C。

10. 【真题答案】 A

【真题解析】 本题考查要点是"磺胺药的抗菌作用"。磺胺药主要是抑制细菌生长繁殖，最终杀灭细菌还要依靠机体的防御功能。细菌在生长繁殖过程中需要叶酸参与。与人和哺乳动物细胞不同，对磺胺敏感的细菌不能直接利用周围环境中的叶酸，只能利用对氨基苯甲酸（PABA）和二氢喋啶及 L - 谷氨酸，在细菌体内经二氢蝶酸合酶催化合成二氢叶酸，再经二氢叶酸还原酶的作用形成四氢叶酸及活化四氢叶酸。后者系一碳单位的传递体，在嘌呤及嘧啶核苷酸的合成过程起着重要作用。磺胺药的结构与 PABA 相似，与二氢蝶酸合酶结合，并竞争拮抗 PABA，抑制了后者活性，妨碍二氢叶酸的合成，从而影响叶酸的生成，抑制细菌生长繁殖。因此，本题的正确答案为 A。

11.【真题答案】 D

【真题解析】本题考查要点是"浅表真菌感染的药物治疗"。浅表真菌感染由各种癣菌引起，如手足癣、体癣、头癣、黄癣，主要侵犯皮肤、毛发、指（趾）甲等，发病率高，常用治疗药物主要有灰黄霉素、制霉菌素、酮康唑，局部应用的有克霉唑和咪康唑等。制霉菌素还可用于肠道念珠菌病；伊曲康唑也可用于肺部和深部真菌感染；克霉唑还可用于皮肤黏膜的念珠菌感染；灰黄霉素仅用于浅表真菌感染；酮康唑对念球菌还有强大的抗菌力。因此，本题的正确答案为 D。

12.【真题答案】 B

【真题解析】本题考查要点是"灰黄霉素的临床治疗"。灰黄毒素由灰黄青霉菌培养液中提取制备而得，是一种抗浅表真菌药，临床主要用于治疗各种癣菌病，如体癣、股癣、甲癣等，尤对头癣疗效显著，为首选药。因此，本题的正确答案为 B。

13.【真题答案】 B

【真题解析】本题考查要点是"利巴韦林的别称与药效"。齐多夫定为抗艾滋病毒药；利巴韦林（三氮唑核苷）又名病毒唑，为广谱抗病毒药；金刚烷胺为抗流感病毒药；阿昔洛韦为抗疱疹病毒药；拉米夫定为抗乙型肝炎病毒药，所以选项 A、C、D、E 均不正确。因此，本题的正确答案为 B。

14.【真题答案】 E

【真题解析】本题考查要点是"浓度依赖性抗菌药物的特点"。

浓度依赖性抗菌药物的特点包括：

（1）抑菌活性随着抗菌药物的浓度升高而增强，当血药峰浓度（C_{max}）大于致病菌 MIC 的 8～10 倍时，抑菌活性最强。

（2）有较显著的 PAE。属这类的抗菌药物有氨基糖苷类、喹诺酮类和硝唑类等。而大环内酯类、青霉素及半合成青霉素、头孢菌素类和林可霉素类属于时间依赖性（或非浓度依赖性）抗菌药物，这类抗菌药物的特点包括：

①当血药浓度超过对致病菌的 MIC 以后，其抑菌作用并不随浓度的升高而显著增强，而是与抗菌药物血药浓度超过 MIC 的时间密切相关。一般 24 小时内，血药浓度高于 MIC 的时间应维持在 50%～60% 以上；

②PAE 较短或没有 PAE。

综上所述，只有选项 E 符合浓度依赖性抗菌药物的特点。因此，本题的正确答案为 E。

15.【真题答案】 D

【真题解析】本题考查要点是"肝功能减退时的合理用药"。肝功能减退时，对药物的代谢灭活能力下降，导致血药浓度增高，毒性增加。因此，肝功能不全患者选用抗菌药物时，应考虑使用此类抗菌药物发生毒性反应的可能性。有些抗菌药物在肝功能减退时，虽药物主要由肝脏代谢并清除明显减少，但无明显毒性反应发生，仍可应用或减量给药，如氨基糖苷类，给药时不需调整剂量，所以选项 D 正确；而主要经肝或有相当量经肝代谢的药物，肝功能减退时清除减少，导致毒性反应发生，应避免使用，如四环素类、氯霉素、利福平和磺胺类等，所以选项 A、B、C、E 不正确。因此，本题的正确答案为 D。

16. 【真题答案】 D

【真题解析】本题考查要点是"抗生素的抗菌作用及临床应用"。链霉素为氨基糖苷类最早用于临床的抗结核病药，目前主要用于鼠疫和兔热病治疗；两性霉素 B 系广谱抗真菌药，对新型隐球菌、白色念珠菌、皮炎芽生菌及组织胞浆菌等有强大的抑制作用，高浓度呈杀菌作用，临床主要用于治疗全身性深部真菌感染；红霉素属于大环内酯类抗生素，是治疗军团菌病、百日咳、空肠弯曲菌肠炎和支原体肺炎的首选药，也常用于感染厌氧菌引起的口腔感染，肺炎支原体、肺炎衣原体、溶脲脲原体等非典型病原体所致的呼吸及泌尿生殖系统感染。青霉素主要用于敏感的各种球菌、革兰阳性杆菌及螺旋体所致的各种感染，螺旋体中梅毒螺旋体、钩端螺旋体、鼠咬热螺旋菌对青霉素高度敏感；氯霉素是低浓度具有抑菌作用高浓度具有杀菌作用的广谱抗生素。它对革兰阳性菌、革兰阴性菌均有抑制作用，对后者作用较强，特别是对伤寒和副伤寒杆菌作用更强，为治疗伤寒的首选药物。综上所述，只有选项 D 青霉素符合本题题意。因此，本题的正确答案为 D。

17. 【真题答案】 B

【真题解析】本题考查要点是"氯霉素临床应用的不良反应"。氯霉素长期应用可引发二重感染，但不像四环素那样严重；不可逆的再生障碍性贫血，发生率低死亡率高，是一种与剂量无关的特异质反应，是不可逆的而且是致命的，多见于儿童和妇女，多有过敏性疾病；治疗性休克也称治疗矛盾，大剂量应用氯霉素治疗伤寒或菌痢时，在短期内使大量细菌死亡，释放内毒素，产生治疗性休克；可逆性各种血细胞减少与剂量大（血药浓度超过 $25\sim35\mu g/ml$）、疗程长有关；灰婴综合征可能与患儿肝内药酶系统发育尚未完善、肾排泄能力较差以及抑制细胞线粒体中氧化磷酸化有关。因此，本题的正确答案为 B。

18. 【真题答案】 B

【真题解析】本题考查要点是"抗菌药物的预防应用"。腹部受凉引起的腹泻不是细菌感染所致，不应选用抗菌药物治疗；大肠杆菌引起的肠炎，确诊是细菌感染，治疗应当采用抗菌药物；鱼、虾等过敏引起的变态反应没有细菌感染，不应选用抗菌药物治疗；胰腺外分泌功能不足引起的腹泻也没有细菌感染，不应选用抗菌药物治疗；婴幼儿春季流行性腹泻系病毒感染所致，而真菌性肠炎是由真菌引起的，所以不能随意自行服用抗菌药物，应及时就医，对症下药。因此，本题的正确答案为 B。

19. 【真题答案】 D

【真题解析】本题考查要点是"抗真菌药物的临床应用"。深部真菌感染常用治疗药物有两性霉素 B 和三唑类抗真菌药物；浅表真菌感染常用治疗药物有常用治疗药物主要有灰黄霉素、制霉菌素、酮康唑，局部应用的有克霉唑和咪康唑等。而选项 D 咪康唑对深部真菌和部分浅表真菌均具有良好抗菌作用，属于三唑类抗真菌药物。因此，本题的正确答案为 D。

20. 【真题答案】 C

【真题解析】本题考查要点是"抗艾滋病毒药的临床应用"。齐多夫定为美国 FDA 第一个被批准用于治疗艾滋病病毒感染的药物；利巴韦林为广谱抗病毒药，主要用于治疗肝炎、甲型或乙型流感病毒、鼻炎等；扎那米韦为抗流感病毒药；阿昔洛韦为二核苷类抗病毒药，尤以对疱疹病毒的疗效突出；碘苷为人工合成的抗病毒药，局部用于治疗眼部或皮肤疱疹病毒和牛痘病毒感染，对急性上皮性疱疹性角膜炎疗效显著，对疱疹性虹膜炎无效。因此，本题的正确答案为C。

21.【真题答案】　　E

【真题解析】本题考查要点是"氨苯砜的抗菌作用特点"。氨苯砜的化学结构、抗菌作用及其作用机制都与磺胺类药物相似。对麻风杆菌有较强的直接抑制作用，并能促使细胞内病菌释出而杀灭之，但对革兰阳性菌和阴性菌无抗菌活性。因此，本题的正确答案为E。

22.【真题答案】　　C

【真题解析】本题考查要点是"药物的相互作用"。丙磺舒与青霉素竞争肾小管分泌，延缓青霉素排泄，从而增加其作用时间。因此，本题的正确答案为C。

23.【真题答案】　　B

【真题解析】本题考查要点是"抗菌药物的临床应用"。甲硝唑对所有厌氧球菌、革兰阴性厌氧杆菌和革兰阳性厌氧芽孢杆菌均有较强的杀灭作用，尤其对脆弱杆菌感染特别有效。因此，本题的正确答案为B。

24.【真题答案】　　E

【真题解析】本题考查要点是"喹诺酮类抗菌药物的种类"。培氟沙星、诺氟沙星、环丙沙星、依诺沙星都属于氟喹喏酮类药物，属于第三代喹诺酮类抗菌药物。吡哌酸为第二代喹诺酮类抗菌药物，现在已经很少应用。因此，本题的正确答案为E。

25.【真题答案】　　B

【真题解析】本题考查要点是"抗寄生虫病药物的临床应用"。吡喹酮对多种血吸虫具有杀灭作用，对幼虫也有作用，对华支睾吸虫、姜片虫有效，对绦虫及其幼虫引起的囊虫病、包虫病都有不同程度的疗效。它是目前临床血吸虫病治疗的首选药，用于急、慢性血吸虫病治疗；酒石酸锑钾是主要的、有效的治疗血吸虫病药物，但其毒性大，疗程长，并且必须静脉给药。目前主要使用吡喹酮，为广谱驱虫药，其高效、低毒、疗程短、可口服，现已完全取代了酒石酸锑钾。因此，本题的正确答案为B。

26.【真题答案】　　E

【真题解析】本题考查要点是"抗肿瘤药物的作用机制"。长春碱通过与微管蛋白结合，阻止微管装配并阻碍纺锤体形成，使细胞分裂停止于M期，因此是M期细胞周期特异性药物。大剂量长春新碱亦可杀伤S期细胞，各药之间无交叉耐药性；放线菌素D主要作用于G_1期，为已知的最强的抗癌药之一；阿霉素（多柔比星）、拓扑特肯和依托泊苷都为周期非特异性药物，其中阿霉素对S期细胞作用较强，拓扑特肯主要作用于S期，依托泊苷主要杀伤S期和G_2期的细胞。因此，本题的正确答案为E。

27.【真题答案】　　C

【真题解析】本题考查要点是"天然青霉素的抗菌作用"。青霉素对病毒、支原体、立克次体、真菌无效，对大多数革兰阴性杆菌不敏感，而螺旋体中梅毒螺旋体、钩端螺旋体、鼠咬热螺旋菌对青霉素高度敏感。因此，本题的正确答案为C。

28.【真题答案】 D

【真题解析】本题考查要点是"氟喹诺酮类抗菌药的临床应用"。氯霉素是低浓度具有抑菌作用，高浓度具有杀菌作用的广谱抗生素。它对革兰阳性菌、革兰阴性菌均有抑制作用，对后者作用较强，特别是对伤寒和副伤寒杆菌作用更强，为治疗伤寒的首选药物。氟喹诺酮类药物对绿脓杆菌、厌氧菌有强大的抗菌作用，可替代氯霉素用于治疗伤寒、败血症、细菌性脑膜炎、腹膜炎等严重感染。因此，本题的正确答案为D。

29.【真题答案】 C

【真题解析】本题考查要点是"抗真菌药灰黄霉素的临床应用"。灰黄霉素是从灰黄青霉菌培养液中提取制备而得，是一种抗浅表真菌药。灰黄霉素临床主要用于治疗各种癣菌病，如体癣、股癣、甲癣等，尤对头癣疗效显著，为首选药。因此，本题的正确答案为C。

30.【真题答案】 B

【真题解析】本题考查要点是"抗结核药物的体内过程"。长期口服利福平可诱导肝药酶，加快自身及其他药物的代谢。因此，本题的正确答案为B。

31.【真题答案】 A

【真题解析】本题考查要点是"抗寄生虫药物的临床应用"。氯喹口服后肝中浓度非常高，可用于甲硝唑治疗无效或禁忌的阿米巴肝炎或肝脓肿；替硝唑对阿米巴痢疾和肠外阿米巴病的疗效与甲硝唑相当，但毒性略低，另外也用于阴道滴虫病和厌氧菌感染的治疗；依米丁临床用于治疗肠外阿米巴病和急性阿米巴痢疾。其控制症状疗效好，但根治作用差；喹碘仿与甲硝唑合用治疗急性阿米巴痢疾；乙酰胂胺是五价胂剂，毒性较大，主要用于杀灭滴虫。因此，本题的正确答案为A。

32.【真题答案】 D

【真题解析】本题考查要点是"β-内酰胺类药物的作用特点和抗菌谱"。头孢孟多属于第二代头孢菌素；头孢氨苄属于第一代头孢菌素；头孢吡肟属于第四代头孢菌素；氧头孢烯类药物拉氧头孢其抗菌谱和药理学作用特点均类似于第三代头孢菌素中头孢噻肟。因此，本题的正确答案为D。

33.【真题答案】 D

【真题解析】本题考查要点是"半合成青霉素的抗菌作用特点"。哌拉西林具有低毒、抗菌谱广和抗菌作用强的优点，其对各种革兰阳性球菌、厌氧菌、包括铜绿假单胞菌、绿脓杆菌等的大多数革兰阴性菌均有抗菌作用。因此，本题的正确答案为D。

34.【真题答案】 A

【真题解析】本题考查要点是"抗疟药的临床应用"。乙胺嘧啶对原发性红细胞外期疟原虫有抑制作用，是较好的病因性预防药；奎宁是金鸡纳树皮中提取的生物碱，曾广泛用于疟疾治疗，但由于不良反应较多，现已不作为首选抗疟药；氯喹主要用于控制疟疾的急性发作和根治恶性疟；青蒿素临床用于控制间日疟和恶性疟的症状以及耐氯喹虫株的治疗，也用于治疗凶险型恶性疟，如脑型疟和黄胆型疟疾；伯氨喹临床作为控制复发和阻止疟疾传播的首选药。因此，本题的正确答案为 A。

35.【真题答案】　A

【真题解析】本题考查要点是"青霉素类药物的临床作用"。选项 B 阿莫西林主要用于敏感菌所致呼吸道、尿路、胆道等感染及伤寒治疗，也用于慢性活动性胃炎和消化性溃疡的治疗；选项 C 氯唑西林主要用于耐青霉素的金黄色葡萄球菌感染；选项 D 替卡西林主要用于铜绿假单胞菌感染治疗，对呼吸道、泌尿道感染疗效也佳；选项 E 氨苄西林主要用于大肠杆菌、变形杆菌及溶血性链球菌引起的尿路感染，流感杆菌及肺炎双球菌等引起的呼吸道感染，伤寒沙门菌及志贺菌等引起的胆道和肠道感染，脑膜炎双球菌、肺炎球菌及流感杆菌等引起的脑膜炎等。选项 A 美西林抗菌谱与氨苄西林、阿莫西林相同，但疗效好于阿莫西林氨苄西林，临床主要用于大肠埃希菌和某些敏感菌所致的尿路感染和伤寒的治疗。因此，本题的正确答案为 A。

36.【真题答案】　D

【真题解析】本题考查要点是"碳青霉烯抗生素类的联合应用"。亚胺培南在体内被肾小管上皮细胞的肾脱氢肽酶 I 灭活，与该酶抑制剂西司他丁配伍，可保护亚胺培南，防止其在肾中被破坏，使其体内保持活性，该配伍称之为泰能。因此，本题的正确答案为 D。

37.【真题答案】　B

【真题解析】本题考查要点是"氟喹诺酮类抗菌药的不良反应"。氟喹诺酮类的主要不良反应为消化道反应，如恶心、呕吐、上腹不适、腹痛腹泻、食欲减退，以培氟沙星和环丙沙星为多；氧氟沙星还可引起伪膜性肠炎。中枢神经系统反应有头晕、头痛、情绪不安、烦躁、失眠、眩晕等不良反应，仅次于消化道反应。对幼年动物可引起轻度软骨组织损害，不宜用于妊娠期妇女和骨质未发育完全的小儿。药物分泌于乳汁，哺乳妇女服用时应停止哺乳。因此，本题的正确答案为 B。

38.【真题答案】　C

【真题解析】本题考查要点是"异烟肼的不良反应"。异烟肼与维生素 B_6 结构相似，而竞争同一酶系或结合成腙，由尿排泄，降低了维生素 B_6 的利用，引起氨基酸代谢障碍，而产生周围神经炎。而维生素 B_6 缺乏时谷氨酸生成 GABA 出现障碍，使中枢抑制性递质 GABA 减少，产生中枢兴奋、失眠、烦躁不安，甚至惊厥，从而诱发精神分裂症和癫痫发作等一系列不良反应。同服维生素 B_6 可治疗或预防之。因此，本题的正确答案为 C。

39.【真题答案】　B

【真题解析】本题考查要点是"甲氨蝶呤的临床应用"。甲氨蝶呤主要用于治疗急性淋巴细胞性白血病，单独使用可使25%的儿童和10%的成人完全缓解。本品对绒毛膜上皮癌、恶性葡萄胎有一定疗效。对慢性淋巴细胞白血病、霍奇金病等基本无效。本品尚可作为免疫抑制剂用于肾病综合征、红斑狼疮等自身免疫性疾病以及器官移植。因此，本题的正确答案为 B。

二、B 型题（配伍选择题）

1~2.【真题答案】 C、B

【真题解析】本组题考查要点是"化学治疗药物的不良反应"。青霉素的毒性小，除局部刺激外，主要是过敏反应；诺氟沙星的不良反应少见，有胃肠道刺激，对幼年动物可引起轻度软骨组织损害；链霉素具有毒性和耐药性，影响第 8 对脑神经；四环素的不良反应有胃肠道反应、二重感染（菌群交替症）、对骨及牙生长的影响、肝损害、维生素缺乏、肾毒性；拉氧头孢的不良反应以皮疹多见，也有药物热，用药后可致明显出血，有时是致命的。

3~4.【真题答案】 E、A

【真题解析】本组题考查要点是"抗结核药物的临床应用及不良反应"。长期口服利福平可诱导肝药酶，加快自身及其他药物的代谢，对动物有致畸作用，妊娠早期妇女和肝功能不良者慎用；乙胺丁醇在临床与其他抗结核病药合用，治疗各种结核病和重症患者；对氨基水杨酸在临床上常与异烟肼合用，治疗各种结核病，不良反应多，但毒性小，严重毒性反应少见，主要有胃肠道反应；链霉素目前主要用于鼠疫和兔热病治疗；异烟肼用于治疗各种类型的结核病，同服维生素 B_6 可预防周围神经炎。

5~6.【真题答案】 C、B

【真题解析】本组题考查要点是"药物的不良反应"。替考拉宁在注射时，注射部位痛，毒性小（与万古霉素相对而言），主要为皮疹、瘙痒，有发热、肝功能异常等，其与万古霉素有交叉过敏反应；万古霉素在注射部位可引起静脉炎，静脉滴注偶可致恶心、药热、皮疹及皮肤瘙痒症，大剂量可致耳鸣、听力损害甚至耳聋、肾功能损害及过敏性皮疹、药物热等。快速静脉输液时，后颈部、上肢及上身出现的极度皮肤潮红、红斑、荨麻疹、心动过速和低血压等特征性症状称为"红人综合征"。本品和氨基糖苷类联合用药，引起耳毒性和肾毒性的风险增加；克林霉素在使用时，5%~10% 患者引起腹泻，严重者引发伪膜性肠炎，10% 发生变态反应，表现轻度皮疹、瘙痒，在人类免疫缺陷病毒感染的患者较常见，另有肝功能损伤的报告；阿奇霉素的不良反应有腹泻、恶心、头痛；利奈唑胺的不良反应为消化道反应、头痛、皮疹和血小板减少。

7~10.【真题答案】 E、B、D、A

【真题解析】本组题考查要点是"药物的临床应用"。氯霉素仅用于治疗威胁生命的感染，如流感嗜血杆菌脑膜炎或立克次体感染；青霉素主要用于敏感的各种球菌、革兰阳性杆菌及螺旋体所致的各种感染；替莫西林主要用于敏感革兰阴性菌所致的尿路、软组织和呼吸道感染；四环素用于立克次体病、衣原体病、支原体病、螺旋体病的临床治疗；利福平在临床主要与其他抗结核病药合用，用于各种结核病及重症患者，也可作为对异烟肼和链霉素耐药菌株的替换药物。

11~12.【真题答案】 B、E

【真题解析】本组题考查要点是"常用的氨基糖苷类抗生素的临床应用"。链霉素的毒性和耐药性较大，限制了它的临床应用；庆大霉素在氨基糖苷类抗生素中肾毒性最大，最常见，肾功能不良者宜减量使用；阿米卡星对第 8 对脑神经和肾毒性的发生率较卡那霉素低，但听力障碍常见，偶可出现永久性耳聋；妥布霉素的临床应用与庆大霉素相同，但不宜首选；奈替米星对多种氨基糖苷类钝化酶稳定，耳、肾毒性是氨基糖苷类抗生素中最低者。

13 ~ 14.【真题答案】　　B、D

【真题解析】本组题考查要点是"抗癌药物的药理作用"。环磷酰胺可破坏 DNA 的结构和功能，是主要的抗癌物质；多柔比星可阻止 DNA 复制和 RNA 的转录，还具有抑制 Topo Ⅱ 功能，引起 DNA 断裂；紫杉醇可阻断细胞的有丝分裂；甲氨蝶呤与二氢叶酸还原酶有高亲和力和抑制力，能阻止二氢叶酸还原成四氢叶酸，主要干扰 DNA 复制，高浓度下也干扰 RNA 转录；三尖杉碱能抑制真核细胞内蛋白质的合成，使多聚核糖体解聚，是干扰蛋白质合成的抗癌药物。

15 ~ 18.【真题答案】　　A、A、C、D

【真题解析】本组题考查要点是"化学治疗药物的临床应用"。雌二醇临床用于绝经期综合征、功能性子宫出血、替代治疗、乳房胀痛、晚期乳腺癌、前列腺癌、痤疮（粉刺）、骨质疏松、其他老年性阴道炎及女阴干燥症；他莫昔芬用于治疗雌激素受体阳性的晚期乳腺癌，是停经后晚期乳腺癌的首选药物；甲地孕酮可使子宫内膜发生各种形态和功能变化，干扰孕卵着床，临床用于功能性子宫出血、痛经和子宫内膜异位症、先兆流产及习惯性流产、子宫内膜癌、良性前列腺肥大及前列腺癌；米非司酮具有抗早孕作用；二甲双胍临床主要用于轻症 2 型糖尿病或单用饮食控制无效者。

19 ~ 22.【真题答案】　　C、B、D、E

【真题解析】本组题考查要点是"各类药物的临床应用"。氨曲南通过与细菌细胞壁上的青霉素结合蛋白结合，抑制细菌细胞壁的合成而起杀菌作用。抗菌范围类似氨基糖苷类，在革兰阴性需氧菌中，对肠杆菌科铜绿假单胞菌作用佳，副作用少，常作为氨基糖苷类的替代品，与氨基糖苷类合用可加强对铜绿假单胞菌和肠杆菌属的作用；亚胺培南抗菌谱广，其通过与细菌的青霉素结合蛋白特异性结合，干扰细菌细胞壁的合成。对大多数革兰阳性菌，革兰阴性杆菌，厌氧菌均有强大抗菌活性；克拉维酸抗菌谱广，它是由链霉菌产生的酶抑制剂，属氧青霉烷类广谱 β - 内酰胺酶不可逆的竞争型抑制剂，其与酶发生牢固的结合，使酶不可逆的失活；替莫西林对大多数 β - 内酰胺酶稳定，对产酶或耐庆大霉素的某些肠杆菌有较强的抗菌活性，而对革兰阳性菌、铜绿假单胞菌、厌氧菌缺乏抗菌活性。临床主要用于敏感革兰阴性菌所致的尿路、软组织和呼吸道感染。

23 ~ 25.【真题答案】　　B、A、C

【真题解析】本组题考查要点是"常用的氨基糖苷类抗生素的临床应用"。链霉素为氨基糖苷类最早用于临床的抗结核病药，但因其毒性和耐药性，限制了它的临床应用，应与其他抗结核药联用，目前主要用于鼠疫和兔热病治疗；庆大霉素可口服用于肠道感染或肠道手术前准备，另外可用于革兰阴性杆菌感染、铜绿假单孢菌感染、混合感染；奈替米星对肠杆菌科大多数细菌有强大抗菌活性，其对多种氨基糖苷类钝化酶稳定，对除肠球菌外的庆大霉素、西索米星和妥布霉素耐药菌也有较好的活性。

26～27.【真题答案】 B、A

【真题解析】本组题考查要点是"磺胺类药物的作用特点"。磺胺甲噁唑的乙酰化代谢物在尿中溶解度比其他同类药物高，故高浓度排泄时，有利于泌尿道感染的治疗，不易形成结晶尿；磺胺嘧啶抗菌作用强，血浆蛋白结合率低，易透过血脑屏障，脑脊液浓度可达血浆浓度的 40%～80%。

28～31.【真题答案】 A、B、D、E

【真题解析】本组题考查要点是"抗菌药物的不良反应"。青霉素易引起过敏性休克；链霉素有明显耳毒性；磺胺嘧啶的不良反应较多，如泌尿系统的损害、过敏反应、造血系统反应等；四环素易引起二重感染；氯霉素的长期应用也可引起二重感染，但不如四环素严重，其最突出的不良反应是严重损害骨髓造血功能。

32～33.【真题答案】 C、A

【真题解析】本组题考查要点是"抗菌药的临床应用"。环丙沙星临床用于全身感染，包括呼吸道、泌尿道、消化道、皮肤及软组织感染均有效，对前列腺炎也有效，还可用于治疗流行性脑脊髓膜炎和化脓性胸膜炎。因本品能部分渗入脑组织和脑脊液，可用于治疗流行性脑脊髓膜炎和化脓性胸膜炎，但厌氧菌无效；红霉素是治疗军团菌病、百日咳、空肠弯曲菌肠炎和支原体肺炎的首选药，也常用于感染厌氧菌引起的口腔感染、肺炎支原体、肺炎衣原体、溶脲脲原体等非典型病原体所致的呼吸及泌尿生殖系统感染；呋喃妥因呋喃妥因适用于泌尿道感染；磺胺嘧啶属中效磺胺药，口服易吸收，3～4 小时血药浓度达峰值，血浆 $t_{1/2}$ 为 3～17 小时。其抗菌作用强，血浆蛋白结合率低，易透过血脑屏障，脑脊液浓度可达血浆浓度的 40%～80%，为治疗脑脊髓膜炎的首选药物；氯霉素是低浓度具有抑菌作用高浓度具有杀菌作用的广谱抗生素，它对革兰阳性菌、革兰阴性菌均有抑制作用，对后者作用较强，特别是对伤寒和副伤寒杆菌作用更强，为治疗伤寒的首选药物。

34～37.【真题答案】 C、B、A、D

【真题解析】本组题考查要点是"抗肿瘤药物的作用机制"。氟尿嘧啶（5－Fu）在体内经活化生成 5－氟尿嘧啶脱氧核苷酸（5F－dUMP）后，与胸苷酸合成酶结合抑制此酶的活性，使脱氧胸苷酸缺乏，DNA 复制障碍；顺铂进入细胞后，与 DNA 发生反应，形成 DNA 内两点或两链的交叉连接，从而抑制 DNA 复制和转录，导致 DNA 断裂和错码，抑制细胞有丝分裂，作用较强而持久；紫杉醇与细胞中微管蛋白结合，促使细胞中微管装配，抑制微管解聚，从而阻断细胞的有丝分裂，使之停止于 G_2 晚期和 M 期而发挥抗肿瘤作用；三尖杉酯碱（HRT）是从三尖杉属植物中提取的生物碱，为周期非特异性药物。药理作用为抑制真核细胞蛋白质合成的起始阶段，使多聚核糖体分解，释放出新生肽链，抑制有丝分裂。

38～39.【真题答案】 C、A

【真题解析】本组题考查要点是"药效学中的不良反应"。葡萄糖－6－磷酸脱氢酶缺陷属于特异质反应，此类患者服用伯氨喹、阿司匹林、对乙酰胺基酚和磺胺类药物，可引起溶血；氯霉素对早产儿及新生儿容易引起循环衰竭，表现为呕吐、腹胀、腹泻、皮肤成灰紫色、循环衰竭、呼吸不规则等，称灰婴综合征。

40~42.【真题答案】 B、A、C

【真题解析】本组题考查要点是"抗菌药物的联合应用"。链霉素与异烟肼联用可治疗肺结核；链霉素或四环素与磺胺类联用可治疗布氏杆菌病；青霉素与链霉素联用可治疗亚急性细菌性心内膜炎；青霉素与磺胺嘧啶联用，青霉素为杀菌药，仅对繁殖期细菌有效，而磺胺为抑菌药，能抑制细菌的生长和繁殖，因而致使青霉素的杀菌作用不能充分发挥，故二者联用时应慎重，但在治疗流行性脑膜炎时，青霉素与磺胺嘧啶合用有协同作用；氯霉素与丙种球蛋白联用可治疗麻疹。

43~46.【真题答案】 D、E、A、C

【真题解析】本组题考查要点是"化学治疗药物的相关知识"。红霉素可被胃酸分解为有机弱碱化合物；罗红霉素的抗菌机制与红霉素相似，对胃酸稳定，吸收较好；克拉霉素主要用于敏感菌引起的感染，最近与奥美拉唑－替硝唑三联治疗胃溃疡，有效率较高；克林霉素比林可霉素口服吸收好、毒性小、抗菌作用强；四环素的长期应用可使肠道内产生 B 族维生素和维生素 K 的细菌受到抑制，引起维生素缺乏，同时可造成严重肝损害，影响氨基酸代谢，引发氮质血症。

47~49.【真题答案】 A、B、C

【真题解析】本组题考查要点是"药物的药理作用"。磺胺嘧啶在肝中被乙酰化，其乙酰化物溶解度都不高，尤其在偏酸性的尿液中，口服等量 NaHCO$_3$，可增加磺胺药及其乙酰化物的溶解度，加速排泄；链霉素临床用其硫酸盐，在 pH7.8 的碱性环境其抗菌活性最强；红霉素在酸性环境中会被破坏降效，故同服碳酸氢钠，防止胃酸对其分解；苯巴比妥作用于突触后膜上的 GABA 受体，使 Cl$^-$ 通道开放时间延长，导致神经细胞膜超极化，降低其兴奋性。作用于突触前膜，降低突触前膜对 Ca^{2+} 的通透性，减少 Ca^{2+} 依赖性的神经递质（NA、Ach 和谷氨酸等）的释放；水杨酸钠的刺激性大，临床仅作外用。

50~53.【真题答案】 A、B、D、E

【真题解析】本组题考查要点是"几种药物的药理应用"。亚叶酸钙主要用于高剂量甲氨蝶呤等叶酸拮抗剂的解救。甲氨蝶呤的主要作用是与二氢叶酸还原酶结合，阻断二氢叶酸转变为四氢叶酸从而抑制 DNA 的合成。亚叶酸钙进入体内后，通过四氢叶酸还原酶转变为四氢叶酸，能有效地对抗甲氨蝶呤引起的毒性反应，但对已存在的甲氨蝶呤神经毒性则无明显作用；地塞米松是广泛应用的免疫抑制剂，对免疫反应的许多环节均有抑制作用，如抑制巨噬细胞吞噬和处理抗原，抑制 IL－1 的合成和分泌，抑制淋巴细胞 DNA 合成和有丝分裂，破坏淋巴细胞，可阻碍淋巴母细胞的生长并使淋巴细胞溶解，使淋巴结、脾脏和胸腺的淋巴细胞数明显减少；氟他米特是非类固醇雄激素拮抗剂，无激素样活性。单独使用时由于抗雄激素等作用，导致血中睾酮、雌二醇和促黄体激素水平增高。当与促性腺激素释放激素的同类物如亮丙瑞林合用时，可完全阻断雄激素作用而防止代偿性增加。临床与促性腺激素释放激素的同类物如亮丙瑞林合用于转移性前列腺癌；门冬酰胺是细胞生长必须的氨基酸，某些肿瘤细胞缺乏门冬酰胺合成酶，不能自身合成门冬酰胺，须从外界摄取。门冬酰胺酶能催化门冬酰胺分解，使肿瘤细胞不能得到足够的门冬酰胺，从而阻断其蛋白质合成，抑制细胞生长，导致细胞死亡。

54～55.【真题答案】 A、B

【真题解析】本组题考查要点是"抗癌药物的作用机制"。长春碱影响微管的装配并阻碍纺锤体形成，主要作用于 M 期；紫杉醇促进微管的装配，抑制其解聚，使细胞停止于 G_2/M 期；羟基喜树碱作用于 S 期，并对 G_2/M 边界有延缓作用，还有一定免疫抑制作用；他莫昔芬与雌激素受体结合后，改变受体的空间结构；氟他米特非类固醇雄激素拮抗剂，无激素样活性，单独使用时由于抗雄激素等作用，导致血中睾酮、雌二醇和促黄体激素水平增高。

56～59.【真题答案】 A、C、D、E

【真题解析】本组题考查要点是"抗菌药物的作用机制"。头孢菌素属 β－内酰胺类药物，为繁殖期杀菌药；氯霉素和磺胺嘧啶属抑菌药，氯霉素低浓度抑菌高浓度杀菌，而磺胺药主要是抑制细菌生长繁殖，最终杀灭细菌还要靠机体的防御功能；异烟肼属窄谱抗菌药，只用于抗结核杆菌；庆大霉素属氨基糖苷类抗生素，静止期杀菌为氨基糖苷类、多黏菌素等。

60～61.【真题答案】 B、D

【真题解析】本组题考查要点是"抗菌药物的作用机制"。青霉素可抑制转肽酶，使细胞壁合成障碍，增加细胞壁自溶酶的活性，产生自溶或细胞质的水解；磺胺甲噁唑可抑制二氢叶酸合成酶，阻断叶酸和 DNA 合成；甲氧苄啶可抑制二氢叶酸还原酶，使二氢叶酸不能还原成四氢叶酸，从而阻止细菌核酸的合成；红霉素属大环内酯类抗生素，与核糖体 50S 亚基结合，阻断转肽作用。

62～63.【真题答案】 B、C

【真题解析】本组题考查要点是"常用的氨基糖苷类抗生素的临床应用"。妥布霉素主要用于由铜绿假单胞菌感染引起的菌血症、心内膜炎、骨髓炎和肺炎，也可用于各种严重的革兰阴性菌感染，但一般不宜首选；链霉素为氨基糖苷类最早用于临床的抗结核病药，但因其毒性和耐药性，限制了它的临床应用，应与其他抗结核药联用。目前主要用于鼠疫和兔热病治疗；阿米卡星主要用于治疗对其他氨基糖苷类耐药菌株引起的尿路、呼吸道及肺部感染，铜绿假单胞菌、变形杆菌引起的败血症；大观霉素主要用于无并发症的淋病；庆大霉素可口服用于肠道感染或肠道手术前准备，另外可用于革兰阴性杆菌感染，铜绿假单胞菌感染、混合感染。

64～67.【真题答案】 A、B、C、E

【真题解析】本组题考查要点是"几种药物的药理作用"。氟尿嘧啶（5－Fu）在体内经活化生成 5－氟尿嘧啶脱氧核苷酸（5F－dUMP）后，与胸苷酸合成酶结合，抑制此酶的活性，使脱氧胸苷酸缺乏，DNA 复制障碍；阿糖胞苷为 S 期细胞周期特异性药物，其在体内经酶转化为二磷酸和三磷酸核苷酸（AraCDP 和 AraCTP），AraCTP 的积聚可强力抑制 DNA 多聚酶，抑制细胞的 DNA 合成，干扰 DNA 修复，最终导致细胞死亡；羟基脲可破坏核苷二磷酸还原酶，抑制该酶活性，导致核糖核酸还原转化为脱氧核糖核酸受阻，DNA 生物合成受抑制；巯嘌呤为嘌呤类拮抗剂，在体内被酶催化变成 6－巯肌苷酸后，可抑制肌苷酸转变为腺苷酸和鸟苷酸，干扰嘌呤代谢，阻碍 DNA 的复制，也可影响 RNA 转录。

68～70.【真题答案】 E、C、A

【真题解析】本组题考查要点是"抗菌药物的作用机制"。磺胺嘧啶的结构和对氨基苯甲酸相似，二者竞争与二氢叶酸合成酶结合，阻碍细菌体内叶酸合成，抑制细菌生长繁殖；氧氟沙星为高效广谱抗菌药，对革兰阳性菌包括甲氧西林耐药金黄色葡萄球菌、革兰阴性菌包括铜绿假单胞菌均有较强作用，对肺炎支原体、奈瑟菌、厌氧菌及结核杆菌也有一定活性；利福平能选择性抑制细菌依赖性 DNA 的 RNA 聚合酶，阻碍 mRNA 合成，但对动物细胞的 RNA 合成酶则无影响；两性霉素 B 能选择性地与真菌细胞膜的麦角固醇相结合，在膜上形成微孔，从而增加膜的通透性，引起菌体细胞内容物（氨基酸、核苷酸、电解质等）外漏，导致真菌死亡；红霉素通过与敏感细菌核蛋白体 50S 亚基结合，主要抑制肽酰基 tRNA 由 A 位移向 P 位，抑制敏感细菌的蛋白合成，发挥抑菌或杀菌作用。

71～74.【真题答案】 E、A、C、D

【真题解析】本组题考查要点是"各代头孢菌素及碳青霉烯类药物的抗菌谱"。第一代头孢菌素主要用于革兰阳性细菌感染，具有血药浓度高、分布广、$t_{1/2}$ 长等优点，在临床上占有一定的地位；第二代头孢菌素用于革兰阴性细菌感染，对革兰阳性球菌和流感杆菌亦有较强作用；第三代头孢菌素用于重症耐药甚至威胁生命的严重革兰阴性杆菌感染，也可用于以革兰阴性杆菌为主要致病菌兼有厌氧菌和革兰阳性菌的混合感染；第四代头孢菌素对革兰阳性菌、革兰阴性菌、厌氧菌显示广谱抗菌活性，与第三代相比，增强了抗革兰阳性菌活性，特别对链球菌、肺炎球菌有很强的活性；碳青霉烯类抗生素的抗菌谱最广，对各种革兰阴性杆菌、大多数革兰阳性菌、厌氧菌中的脆弱杆菌等都有强大的抗菌活性。

75～78.【真题答案】 C、B、D、A

【真题解析】本组题考查要点是"药物的临床应用"。万古霉素注射给药的主要适应证是对青霉素耐药的金葡球菌引起的严重感染、败血症、肺炎或心内膜炎，尤其是克林霉素引起的假膜性肠炎；克林霉素对厌氧菌有广谱抗菌作用，用于治疗腹腔内和盆腔内混合感染及头颈和下呼吸道厌氧菌感染；克拉霉素与奥美拉唑－替硝唑合用的三联疗法治疗胃溃疡；红霉素可用于耐青霉素的金葡菌引起的轻、中度感染或对青霉素过敏者；阿奇霉素的抗菌谱与克拉霉素相似，对革兰阴性细菌的抗菌活性有明显改善，对肺炎支原体的作用强，对酸稳定，降低胃肠道刺激，在抗嗜肺军团菌、嗜血流感杆菌、支原体、衣原体活性方面优于红霉素、克拉霉素。

79～80.【真题答案】 E、A

【真题解析】本组题考查要点是"抗结核药物的不良反应"。卡那霉素对第八对脑神经和肾毒性较大，应进行血药浓度的检测，肾功能不良者禁用；对氨基水杨酸的不良反应多，但毒性小，严重毒性反应少见，主要有胃肠道反应，肾功能不良者慎用；利福平的不良反应常见为胃肠道刺激症状如恶心、呕吐、腹泻等，少数病人可见肝损害而出现黄疸，有肝病史者或与异烟肼合用时较易发生，也可出现过敏反应如疱疹、药热、血小板减少，对动物有致畸作用，妊娠早期妇女和肝功能不良者慎用；治疗量的异烟肼不良反应少，毒性小，可有头痛、眩晕等轻微反应，较大剂量常见外周神经炎、四肢感觉异常、反射消失和肌肉轻瘫及精神失常等，有癫痫、嗜酒、精神病史者慎用；治疗量的乙胺丁醇不良反应较少，长期大量用药可导致视神经炎，表现为视力下降、视野缩小、中央或周围出现盲点。

81~82.【真题答案】　E、B

【真题解析】本组题考查要点是"抗疟药的不良反应"。乙胺嘧啶常用剂量基本无毒副反应，长期大剂量使用，可引起巨幼红细胞性贫血、白细胞减少及胃肠道症状等；孕妇禁用奎宁；有蚕豆病及粒细胞缺乏倾向的病人禁用伯氨喹；青蒿素的不良反应少，有胃肠道反应，偶见有四肢麻木感和心动过速；氯喹有致畸作用，孕妇禁用。

83~86.【真题答案】　B、A、C、E

【真题解析】本组题考查要点是"几种药物的临床应用"。放线菌素 D 抗瘤谱较窄，主要用于恶性葡萄胎和绒毛膜上皮癌的治疗，对卡波齐肉瘤、软组织肉瘤、内皮细胞骨髓瘤和其他肉瘤也有缓解作用。另外对放疗有增敏作用，宜于合用；阿霉素、丝裂霉素临床抗肿瘤谱广、疗效高，可用于多种联合治疗，常用于各种实体瘤的治疗；环磷酰胺为周期非特异性药物，抑瘤作用明显而毒性较低，化疗指数比其他烷化剂高，其对淋巴细胞有明显的抑制作用，也用作免疫抑制剂用于某些自身免疫性疾病及抗器官移植排斥反应；紫杉醇难溶于水，注射剂中要加大量聚氧乙基蓖麻油助溶，易出现严重的过敏反应，可先用地塞米松或 H_1 和 H_2 受体阻断药防治过敏反应。

三、X 型题（多项选择题）

1.【真题答案】　ABD

【真题解析】本题考查要点是"β-内酰胺酶抑制药的种类"。克拉维酸系由链霉菌产生的酶抑制剂，属氧青霉烷类广谱 β-内酰胺酶不可逆的竞争型抑制剂；舒巴坦为半合成的竞争性 β-内酰胺酶抑制剂；丙磺舒属于抗尿酸类药物；他唑巴坦是舒巴坦的衍生物，为不可逆的 β-内酰胺酶竞争性抑制剂；氨曲南是第一个成功用于临床的单环 β-内酰胺类抗生素。因此，本题的正确答案为 ABD。

2.【真题答案】　DE

【真题解析】本题考查要点是"抗菌药物的抗菌范围"。氨曲南只对需氧革兰阴性菌有效，对革兰阳性细菌和厌氧菌作用差，属窄谱抗菌药；舒巴坦主要用于产 β-内酰胺酶的流感杆菌、淋球菌、肠杆菌科细菌、金黄色葡萄球菌、脆弱杆菌所致感染，但不用于铜绿假单胞菌等感染；头孢拉定作为第一代头孢菌素，主要用于革兰阳性细菌感染，包括耐药金黄色葡萄球菌感染；亚胺培南对大多数革兰阳性菌、革兰阴性杆菌厌氧菌中的脆弱类杆菌等均有强大抗菌活性；甲硝唑对所有厌氧球菌、革兰阴性厌氧杆菌和革兰阳性厌氧芽孢杆菌均有较强的杀灭作用，对脆弱杆菌感染特别有效。因此，本题的正确答案为 DE。

3.【真题答案】　BC

【真题解析】本题考查要点是"青霉素类抗生素的种类"。属于繁殖期杀菌的药物是 β-内酰胺类药物。选项 A 氯霉素和选项 D 四环素均为低浓度抑菌、高浓度杀菌的抑菌药；选项 E 磺胺嘧啶主要是抑制细菌生长繁殖，属于抑菌药。因此，本题的正确答案为 BC。

4. 【真题答案】　ABC

【真题解析】本题考查要点是"天然青霉素的抗菌作用"。青霉素对敏感菌的革兰阳性球菌和杆菌、革兰阴性球菌、螺旋体有强大的杀菌作用。青霉素对病毒、支原体、立克次体、真菌无效，对大多数革兰阴性杆菌不敏感。因此，本题的正确答案为ABC。

5. 【真题答案】　ACDE

【真题解析】本题考查要点是"四环素类抗生素的共性"。四环素类是主要影响细菌蛋白质合成的广谱抗生素。四环素对革兰阳性菌的抗菌活性强于革兰阴性菌，对革兰阳性菌作用不如青霉素和头孢菌素，对革兰阴性菌作用不如链霉素和氯霉素，对绿脓杆菌和真菌无效。此外，四环素类还可抑制婴儿的骨骼生长。因药物可从乳汁分泌，通过胎盘影响胎儿生长、骨发育，故妊娠5个月以上的孕妇及8岁以下儿童禁用。因此，本题的正确答案为ACDE。

6. 【真题答案】　ADE

【真题解析】本题考查要点是"异烟肼的作用特点"。异烟肼的作用特点是高度选择性地作用于结核杆菌，抗菌作用强，在试管内0.025～0.05mg/L的浓度均可抑菌，较高浓度（10mg/L）对繁殖期细菌有杀菌作用。对静止期的结核杆菌，提高药物浓度或延长接触时间也可有杀菌作用。对细胞内外的结核杆菌具有同等的杀灭作用。异烟肼单用易产生耐药性，联合用药可延缓耐药性产生，并增强疗效。异烟肼作用机制是抑制细菌分枝菌酸合成，而其为分枝杆菌细胞壁的重要成分，使细菌丧失耐酸性、疏水性和增殖力而死亡。因此，本题的正确答案为ADE。

7. 【真题答案】　ABCD

【真题解析】本题考查要点是"青蒿素的相关知识"。青蒿素高效、速效、低毒，对红细胞内期原虫有强大的杀灭作用，对红外期疟原虫无效。临床用于控制间日疟和恶性疟的症状以及耐氯喹虫株的治疗，也用于治疗凶险型恶性疟如脑型疟和黄胆型疟疾。该药应用后复发率较高，与伯氨喹合用可降低复发率。该药不良反应少，在动物实验中发现有肝损害及胚胎毒性作用。青蒿素一般用于对氯喹耐药和多药耐药虫株感染的防治。因此，本题的正确答案为ABCD。

8. 【真题答案】　ABCDE

【真题解析】本题考查要点是"氯喹的药理作用和临床应用"。

氯喹的药理作用：

氯喹口服后吸收快而完全，红细胞内的药物浓度比血浆内浓度高10～20倍，疟原虫入侵的红细胞内药物浓度又比正常红细胞高25倍。氯喹主要分布于肝、脾、肺、肾等组织中，这些组织中药物浓度比血浆高200～700倍，脑组织中浓度为血浆浓度10～30倍。氯喹能杀灭红细胞内期的间日疟、三日疟以及敏感的恶性疟原虫，药效强大，作用迅速，能迅速控制疟疾症状的发作，对恶性疟有根治作用，是控制疟疾症状的首选药物。

氯喹的临床应用：

①用于控制疟疾的急性发作和根治恶性疟。起效快，作用强，维持时间长，是临床治疗疟疾的首选药物。

②治疗肠外阿米巴病。口服后，肝中浓度非常高，可用于甲硝唑治疗无效或禁忌的阿米巴肝炎或肝脓肿。

③免疫抑制作用。大剂量可用于治疗类风湿性关节炎、系统性红斑狼疮、肾病综合征等。由于用量大，易引起毒性反应。

因此，本题的正确答案为 ABCDE。

9.【真题答案】　BCDE

【真题解析】本题考查要点是"红霉素的相关知识"。红霉素属快速抑菌剂，而不是繁殖期杀菌剂。红霉素在临床上是治疗军团菌病、百日咳、空肠弯曲菌肠炎和支原体肺炎的首选药，抗菌谱与青霉素相似但略广，对青霉素耐药的金葡菌也有效，对革兰氏阳性菌如葡球菌、肺炎链球菌、白喉棒状杆菌等具有良好的抗菌活性，对肠球菌亦有中度活性。但金葡菌易对红霉素产生耐药性，停药数月后，又可恢复对其的敏感性。因此，本题的正确答案为BCDE。

10.【真题答案】　ABD

【真题解析】本题考查要点是"氯霉素的相关知识"。氯霉素用于治疗立克次体感染而忌用四环素的患者，对百日咳、菌痢具有良效，但是因其对造血系统有毒性，引起骨髓抑制，故不作首选药，仅作治疗伤寒、副伤寒的首选用药。氯霉素对立克次体、衣原体、支原体有抑制作用，但对结核分枝杆菌、真菌、原虫、病毒无效。因此，本题的正确答案为 ABD。

11.【真题答案】　ACDE

【真题解析】本题考查要点是"抗真菌药物的临床应用"。两性霉素 B 用于治疗全身性深部真菌感染，并作为首选药；特比萘芬适用于皮损广泛的浅表皮肤真菌感染，如体股癣、手足癣、头癣；氟康唑临床用于治疗深部真菌病，如隐球菌脑膜炎，心内膜炎等；咪康唑对深部真菌和部分浅表真菌具有良好的抗菌作用；伊曲康唑属于三唑类广谱抗真菌药，对浅部、深部真菌感染均有抗菌作用。因此，本题的正确答案为 ACDE。

12.【真题答案】　CDE

【真题解析】本题考查要点是"抗结核药物的临床应用"。对氨基水杨酸主要作为联合用药，与异烟肼合用产生协同作用；卡那霉素作用弱，但是耐药产生慢，由于毒性大，尤其是对第 8 对脑神经和肾损害严重，故仅作为二线药使用；异烟肼为抗结核病的首选药；利福平抗结核病作用仅次于异烟肼；乙胺丁醇为人工合成的抗结核病一线药。因此，本题的正确答案为 CDE。

13.【真题答案】　ABD

【真题解析】本题考查要点是"肝药酶诱导作用的药物种类"。具有肝药酶诱导作用的药物有苯巴比妥、卡马西平、苯妥英钠、灰黄霉素、利福平、地塞米松。因此，本题的正确答案为 ABD。

14.【真题答案】　ABCE

【真题解析】本题考查要点是"抗生素的临床应用"。红霉素主要分布于脑脊液外的组织中，故对脑膜炎无效。因此，本题的正确答案为 ABCE。

15.【真题答案】 ABCDE

【真题解析】本题考查要点是"第四代头孢菌素特点"。第四代头孢菌素除具有第三代头孢菌素类对革兰阴性菌的抗菌作用外，对革兰阳性菌的作用增强，对β-内酰胺酶稳定。其半衰期延长，无肾毒性，临床用于第三代头孢耐药的革兰阴性杆菌引起的重症感染，可作为第三代头孢菌素的替代药。因此，本题的正确答案为 ABCDE。

16.【真题答案】 ABCD

【真题解析】本题考查要点是"新大环内酯抗生素的药理学特征"。第二代新大环内酯类经结构修饰后，抗菌谱扩大，抗菌活性增强，不易被胃酸破坏，生物利用度提高，使血药浓度和组织细胞内药物含量增加，半衰期延长，具有良好的 PAE，有免疫调节作用，副作用轻，但仍与红霉素存在交叉耐药。因此，本题的正确答案为 ABCD。

17.【真题答案】 ABCE

【真题解析】本题考查要点是"喹诺酮类药物的药理学特征"。喹诺酮类药物抗菌谱广，抗菌作用强，口服吸收好，组织浓度高，与其他抗菌药物无交叉耐药性，不良反应少等诸多特点，已成为临床治疗细菌性感染的常用药物。因此，本题的正确答案为 ABCE。

18.【真题答案】 ABDE

【真题解析】本题考查要点是"甲硝唑的药理作用"。甲硝唑抗阿米巴滋养体、滴虫、贾第鞭毛虫、厌氧菌。因此，本题的正确答案为 ABDE。

19.【真题答案】 ACE

【真题解析】本题考查要点是"他莫昔芬的临床应用"。氟他米特临床与促性腺激素释放激素的同类物如亮丙瑞林合用于转移性前列腺癌；地塞米松是广泛应用的免疫抑制剂，临床用于器官移植时的抗排异反应和自身免疫性疾病；福美司坦仅适用于绝经后的乳腺癌的治疗；氨鲁米特抑制肾上腺皮质激素合成和阻止雌激素产生，使用后能使体内雌激素水平大大下降，其临床主要用于晚期及转移性乳腺癌的治疗；他莫昔芬为竞争性雌激素受体拮抗剂，用于治疗雌激素受体阳性的晚期乳腺癌，是停经后晚期乳腺癌的首选药物。因此，本题的正确答案为 ACE。

20.【真题答案】 AD

【真题解析】本题考查要点是"抗菌药物的作用机制"。氨基糖苷类的作用机制主要是抑制细菌蛋白质的合成，还可影响细菌细胞膜的屏障功能，导致细菌细胞的死亡，均有阳性离子特性的氨基糖苷类分子与细菌外膜上的阴离子部位结合，置换出 Mg^{2+}，这一过程导致细菌外膜的通透性增加，外膜的完整性被破坏，导致细胞内成分外漏，故氨基糖苷类也属静止期杀菌药；四环素类抑制蛋白酶体 30S 亚基在 A 位特异性的结合，抑制蛋白合成，导致细胞膜通透性增加，从而导致细胞物质外漏，使细胞死亡，属于静止期抑菌剂；青霉素类抗生素通过抑制胞壁黏肽合成酶，从而阻止细胞壁黏肽的合成，使细菌胞壁缺损，菌体膨胀破裂，属繁殖期杀菌剂；大环内酯类抗生素的抗菌机制为通过与敏感细菌核蛋白体的 50S 亚基结合，主要抑制肽酰基-tRNA 由 A 位移向 P 位，抑制移位酶，阻碍肽链延长，抑制敏感细菌蛋白合成，发挥抑菌或杀菌作用，本类抗生素通常为抑菌剂，高浓度时为杀菌剂；多黏菌素含有带阳性电荷的游离氨基，能与 G⁻菌细胞膜带负电荷的磷酸根结合，使细菌细胞膜表面积扩大，通透性增加，细胞内三磷酸盐、核苷酸等成分外漏，导致细胞死亡，对静止期和繁殖期的革兰阴性杆菌都有效。因此，本题的正确答案为 AD。

21.【真题答案】 ACD

【真题解析】本题考查要点是"药物的分类"。β－内酰胺类抗生素主要包括：青霉素类、头孢菌素类、氧青霉烷类、氧头孢烯类、碳青霉素烯类、单环β－内酰胺类。因此，本题的正确答案为 ACD。

22.【真题答案】 ABD

【真题解析】本题考查要点是"氯霉素的不良反应"。

氯霉素的不良反应：

①骨髓毒性：可逆性各种血细胞减少，不可逆的再生障碍性贫血；

②灰婴综合征：氯霉素对早产儿及新生儿容易引起循环衰竭；

③治疗性休克：也称治疗矛盾；

④其他反应：长期应用可发生二重感染，胃肠道反应常见，少数患者出现皮疹、血管神经性水肿等过敏性反应，偶见过敏性休克。

因此，本题的正确答案为 ABD。

第三单元 传出神经系统药物

【大纲复习要点】

小单元	细 目	要 点
（一）作用于乙酰胆碱受体药物	1. 胆碱受体激动药	毛果芸香碱的药理作用及临床应用
	2. 胆碱酯酶抑制药及胆碱酯酶复活药	（1）新斯的明的药理作用、作用机制、临床应用及不良反应 （2）毒扁豆碱药理作用特点及临床应用 （3）有机磷酸酯类的中毒机制、症状及中毒解救 （4）碘解磷定的药动学特点、临床应用及不良反应
	3. M 胆碱受体拮抗药	（1）阿托品的药理作用、临床应用、不良反应、中毒解救 （2）东莨菪碱、山莨菪碱、后马托品、哌仑西平的药理作用特点及临床应用
	4. N 胆碱受体拮抗药	（1）琥珀胆碱的临床应用及不良反应 （2）筒箭毒碱、泮库溴铵药理作用特点

续 表

小单元	细 目	要 点
（二）作用于肾上腺素受体药物	1. 肾上腺素受体激动药	（1）去甲肾上腺素的药理作用及临床应用 （2）肾上腺素的药理作用、临床应用、不良反应及禁忌证 （3）异丙肾上腺素的药理作用、临床应用及不良反应 （4）多巴胺、麻黄碱、间羟胺、多巴酚丁胺的药理作用特点
	2. 肾上腺素受体拮抗药	（1）酚妥拉明的药理作用及主要临床应用 （2）普萘洛尔的药理作用、临床应用、不良反应及禁忌证 （3）噻吗洛尔、阿替洛尔、美托洛尔、拉贝洛尔、卡维地洛的药理作用特点及临床应用

【历年真题】

一、A 型题（最佳选择题）

1. 静脉给予治疗剂量时，可使心率明显加快、收缩压上升，但舒张压下降，总外周阻力明显下降的药物是（　　）。

    A. 去氧肾上腺素　　　　　　　　B. 异丙肾上腺素

    C. 肾上腺素　　　　　　　　　　D. 去甲肾上腺素

    E. 多巴胺

（2009 年考试真题）

2. 多巴胺对心血管系统和肾脏的作用是（　　）。

    A. 大剂量使外周血管扩张、肾血管收缩

    B. 大剂量使外周血管收缩、肾血管扩张

    C. 小剂量使外周和肾血管收缩

    D. 小剂量使外周和肾血管扩张

    E. 不影响肾血管和肾血流

（2009、2007 年考试真题）

3. 异丙肾上腺素的药理作用是（　　）。

    A. 收缩瞳孔　　　　　　　　　　B. 减慢心脏传导

    C. 松弛支气管平滑肌　　　　　　D. 升高舒张压

    E. 增加糖原合成

（2009、2006 年考试真题）

4. 不能用普萘洛尔治疗的是（　　）。

    A. 心力衰竭　　　　　　　　　　B. 高血压

    C. 甲状腺功能亢进　　　　　　　D. 心律失常

E. 心绞痛

（2009 年考试真题）

5. 碘解磷定的临床应用特点是（　　　）。

    A. 须根据病情，足量、重复使用　　　　B. 须口服给药

    C. 须与新斯的明合用　　　　　　　　　D. 对敌百虫、敌敌畏中毒效果较好

    E. 中毒早期须快速静脉注射给药

（2008 年考试真题）

6. 下列药物中，选择性 β_1 受体激动药是（　　　）。

    A. 阿替洛尔　　　　　　　　　　　　B. 多巴酚丁胺

    C. 异丙肾上腺素　　　　　　　　　　D. 卡维地洛

    E. 沙丁胺醇

（2008 年考试真题）

7. 毛果芸香碱临床用于（　　　）。

    A. 有机磷中毒　　　　　　　　　　　B. 术后腹胀气

    C. 青光眼　　　　　　　　　　　　　D. 扩瞳验光

    E. 抗休克

（2007 年考试真题）

8. 神经冲动释放的去甲肾上腺素主要（　　　）。

    A. 被胆碱酯酶代谢　　　　　　　　　B. 被单胺氧化酶代谢

    C. 被突触前膜重摄取　　　　　　　　D. 经肝脏代谢破坏

    E. 进入血液，重分布于机体各组织

（2006 年考试真题）

9. 毛果芸香碱是（　　　）。

    A. M、N 胆碱受体激动剂　　　　　　B. M 胆碱受体激动剂

    C. N 胆碱受体激动剂　　　　　　　　D. M 胆碱受体拮抗剂

    E. N 胆碱受体拮抗剂

（2006 年考试真题）

10. 阿托品的不良反应是（　　　）。

    A. 乏力　　　　　　　　　　　　　　B. 瞳孔缩小

    C. 心动过缓　　　　　　　　　　　　D. 泌汗减少，夏日易中暑

    E. 呕吐

（2006 年考试真题）

11. 普萘洛尔的禁忌证是（　　　）。

    A. 甲状腺机能亢进　　　　　　　　　B. 心绞痛

    C. 高血压　　　　　　　　　　　　　D. 心律失常

    E. 支气管哮喘

（2006 年考试真题）

12. 毛果芸香碱可作用于（　　）。

    A. α_1 受体   B. α_2 受体

    C. β_1 受体   D. β_2 受体

    E. M 受体

（2005 年考试真题）

13. 碘解磷定治疗有机磷酸酯农药中毒的主要机制是（　　）。

    A. 与磷酰化胆碱酯酶结合，使酶复活

    B. 与胆碱酯酶结合，使酶功能增强

    C. 与胆碱受体结合，使受体不能激动

    D. 与"老化"的胆碱酯酶结合，使酶复活

    E. 与乙酰胆碱结合，阻止其作用于受体

（2005 年考试真题）

14. 阿托品禁用于（　　）。

    A. 虹膜睫状体炎   B. 有机磷中毒

    C. 酸中毒   D. 青光眼

    E. 休克

（2005 年考试真题）

15. 对 β_1 受体激动作用强于 β_2 受体的药物是（　　）。

    A. 肾上腺素   B. 多巴酚丁胺

    C. 沙丁胺醇   D. 可乐定

    E. 麻黄碱

（2005 年考试真题）

16. 普萘洛尔的药理作用是（　　）。

    A. 增加冠状动脉血流量   B. 降低心肌收缩力

    C. 加速心脏传导   D. 降低呼吸道阻力

    E. 增加糖原分解

（2005 年考试真题）

17. 与阿托品比较，东莨菪碱的特点是（　　）。

    A. 中枢镇静作用较强   B. 对有机磷中毒解救作用强

    C. 对眼的作用强   D. 对胃肠道平滑肌作用强

    E. 对心脏作用强

（2004 年考试真题）

18. 能引起心率加快、收缩压上升、舒张压下降的药物是（　　）。

    A. 去氧肾上腺素   B. 酚妥拉明

    C. 肾上腺素   D. 去甲肾上腺素

    E. 普萘洛尔

（2004 年考试真题）

19. 有降低眼内压作用的药物是（　　）。

　　A. 肾上腺素　　　　　　　　　　B. 琥珀胆碱

　　C. 阿托品　　　　　　　　　　　D. 毛果芸香碱

　　E. 丙胺太林

　　（2003 年考试真题）

20. 碘解磷定（　　）。

　　A. 可以多种途径给药

　　B. 不良反应比氯磷定少

　　C. 可以与胆碱受体结合

　　D. 可以直接对抗体内聚集的乙酰胆碱的作用

　　E. 与磷酰化胆碱酯酶结合后，才能使酶活性恢复

　　（2003 年考试真题）

21. 滴鼻给药，治疗鼻塞的药物是（　　）。

　　A. 去甲肾上腺素　　　　　　　　B. 异丙肾上腺素

　　C. 麻黄碱　　　　　　　　　　　D. 多巴胺

　　E. 多巴酚丁胺

　　（2003 年考试真题）

二、B 型题（配伍选择题）

　　A. 血压升高　　　　　　　　　　B. 瞳孔扩大

　　C. 骨骼肌松弛　　　　　　　　　D. 腺体分泌增加

　　E. 心脏兴奋性下降

　　（2008 年考试真题）

1. 普萘洛尔可引起（　　）。

2. 毛果芸香碱可引起（　　）。

3. 去甲肾上腺素可引起（　　）。

　　A. 癌性疼痛　　　　　　　　　　B. 分娩疼痛

　　C. 内脏绞痛　　　　　　　　　　D. 严重创伤疼痛

　　E. 牙痛

　　（2008 年考试真题）

4. 阿司匹林可用于缓解（　　）。

5. 阿托品可用于缓解（　　）。

　　A. α 受体激动药　　　　　　　　B. α 受体阻断药

　　C. β 受体激动药　　　　　　　　D. β 受体阻断药

　　E. M 受体激动药

　　（2007 年考试真题）

6. 酚妥拉明是（　　）。

7. 普萘洛尔是（　　）。

8. 毛果芸香碱是（　　）。

A. 支气管哮喘　　　　　　　　B. 青光眼

C. 外周血管痉挛　　　　　　　D. 心律失常

E. 重症肌无力

（2007 年考试真题）

9. 酚妥拉明可用于治疗（　　）。

10. 异丙肾上腺素可用于治疗（　　）。

A. 间羟胺　　　　　　　　　　B. 维拉帕米

C. 氟尿嘧啶　　　　　　　　　D. 奥美拉唑

E. 异丙肾上腺素

（2006 年考试真题）

11. 影响神经递质释放并直接激动 α_1 受体的药物是（　　）。

12. 影响核酸代谢的药物是（　　）。

13. 影响 $H^+, K^+ - ATP$ 酶活性的药物是（　　）。

A. 新斯的明　　　　　　　　　B. 毒扁豆碱

C. 阿托品　　　　　　　　　　D. 碘解磷定

E. 氯磷定

（2006 年考试真题）

14. 临床用于术后腹气胀与尿潴留效果好的药物是（　　）。

15. 局部应用治疗青光眼，作用较毛果芸香碱强而持久的药物是（　　）。

A. 阿托品　　　　　　　　　　B. 东莨菪碱

C. 山莨菪碱　　　　　　　　　D. 后马托品

E. 哌仑西平

（2006 年考试真题）

16. 中毒时，有中枢兴奋作用的药物是（　　）。

17. 有中枢抑制作用的药物是（　　）。

18. 对胃酸分泌抑制作用强的药物是（　　）。

A. 去甲肾上腺素　　　　　　　B. 多巴胺

C. 麻黄碱　　　　　　　　　　D. 肾上腺素

E. 可乐定

（2006 年考试真题）

19. 与利尿药合用治疗急性肾功能衰竭的药物是（　　　）。

20. 治疗上消化道出血应选用的药物是（　　　）。

A. 新斯的明 　　　　　　　　　B. 异丙肾上腺素

C. 可乐定 　　　　　　　　　　D. 阿托品

E. 酚妥拉明

（2005 年考试真题）

21. β受体激动药（　　　）。

22. α受体阻断药（　　　）。

A. 眼内压下降 　　　　　　　　B. 休克

C. 重症肌无力患者肌张力增加 　D. 流涎、震颤和肌肉强直症状缓解

E. 肌肉松弛

（2005 年考试真题）

23. 毛果芸香碱可引起（　　　）。

24. 琥珀胆碱可引起（　　　）。

25. 新斯的明可引起（　　　）。

26. 东莨菪碱可引起（　　　）。

A. 麻黄碱 　　　　　　　　　　B. 维拉帕米

C. 氟尿嘧啶 　　　　　　　　　D. 奥美拉唑

E. 去甲肾上腺素

（2003 年考试真题）

27. 影响神经递质储存和释放的药物是（　　　）。

28. 影响核酸代谢的药物是（　　　）。

29. 影响酶活性的药物是（　　　）。

A. α受体激动药 　　　　　　　B. β受体激动药

C. α、β受体激动药 　　　　　　D. M受体激动药

E. N受体激动药

（2003 年考试真题）

30. 毛果芸香碱是（　　　）。

31. 肾上腺素是（　　　）。

32. 异丙肾上腺素是（　　　）。

三、X 型题（多项选择题）

1. 东莨菪碱的作用特点是（　　　）。

A. 镇静 　　　　　　　　　　　B. 防晕动病

  C. 防记忆力降低   D. 增加腺体分泌

  E. 缓解震颤

  （2009 年考试真题）

2. 阿托品的药理作用包括（ ）。

  A. 升高眼内压   B. 减少腺体分泌

  C. 缩瞳   D. 收缩血管

  E. 松弛平滑肌

  （2007 年考试真题）

3. 能用于治疗室上性快速性心律失常的药物有（ ）。

  A. 普萘洛尔   B. 维拉帕米

  C. 腺苷   D. 奎尼丁

  E. 普鲁卡因胺

  （2007 年考试真题）

4. 麻黄碱的特点包括（ ）。

  A. 激动 α、β 受体，促进递质释放

  B. 明显的中枢抑制作用

  C. 不易发生继发性血压下降现象

  D. 作用弱而持久

  E. 可透过血脑屏障

  （2006 年考试真题）

5. 阿托品可用于（ ）。

  A. 减少全麻时的腺体分泌   B. 全麻时的骨骼肌松弛

  C. 有机磷中毒抢救   D. 感染性休克伴高热

  E. 虹膜睫状体炎

  （2006 年考试真题）

6. 阿托品用于解救有机磷酸酯类农药中毒（ ）。

  A. 必须足量、反复使用，必要时使病人达到"阿托品"化

  B. 只在严重中毒时才使用

  C. 单独使用无效

  D. 能迅速制止骨骼肌震颤

  E. 合用氯磷定时，应调整阿托品的剂量

  （2005 年考试真题）

7. 普萘洛尔可用于治疗（ ）。

  A. 支气管哮喘   B. 心律失常

  C. 高血压   D. 心绞痛

  E. 甲状腺功能亢进

  （2005 年考试真题）

8. 阿托品可（ ）。

A. 引起骨骼肌松弛　　　　　　　　B. 引起内脏平滑肌松弛

C. 治疗青光眼　　　　　　　　　　D. 治疗室上性心动过速

E. 抑制汗腺分泌

（2004 年考试真题）

9. 肾上腺素的禁忌证包括（　　　）。

A. 冠状动脉粥样硬化　　　　　　　B. 甲状腺机能亢进

C. 高血压　　　　　　　　　　　　D. 器质性心脏病

E. 哮喘

（2004 年考试真题）

10. 肾上腺素的药理作用包括（　　　）。

A. 心率加快　　　　　　　　　　　B. 骨骼肌血管血流增加

C. 收缩压下降　　　　　　　　　　D. 促进糖原合成

E. 扩张支气管

（2003 年考试真题）

11. 普萘洛尔用于治疗（　　　）。

A. 心律失常　　　　　　　　　　　B. 高血压

C. 甲状腺机能亢进　　　　　　　　D. 糖尿病

E. 心绞痛

（2003 年考试真题）

【参考答案及解析】

一、A 型题（最佳选择题）

1. 【真题答案】　　B

【真题解析】本题考查要点是"异丙肾上腺素的作用机制"。异丙肾上腺素激动 β_2 受体，使骨骼肌血管舒张，也扩张冠状动脉，但对肾血管和肠系膜血管舒张作用较弱，对静脉也有扩张作用。小剂量使收缩压上升，舒张压下降，脉压增大。大剂量使用时，由于静脉强烈扩张，回心血量减少，心输出量减少，导致血压下降，此时收缩压与舒张压均降低，冠状动脉流量也可能下降。因此，本题的正确答案为 B。

2. 【真题答案】　　D

【真题解析】本题考查要点是"多巴胺的药理作用"。多巴胺激动心脏 β_1 受体，使心肌收缩力增强，心输出量增加。小剂量激动多巴胺受体，产生血管舒张效应，大剂量也激动 α 受体使血管收缩。因此，本题的正确答案为 D。

3. 【真题答案】　　C

【真题解析】本题考查要点是"异丙肾上腺素的药理作用"。异丙肾上腺素的药理作用包括：激动心肌 β；松弛支气管平滑肌，解除支气管痉挛；促进糖原分解及游离脂肪酸释放，升高血糖；增加组织耗氧量，抑制组胺及其他炎症介质的释放。因此，本题的正确答案为 C。

4.【真题答案】 A

【真题解析】本题考查要点是"普萘洛尔的不良反应"。普萘洛尔临床用于治疗心绞痛、心律失常、高血压、甲状腺功能亢进等。心功能不全的病人会引起急性心力衰竭，其还可诱发支气管痉挛、心动过缓、房室传导阻滞等。病人长期使用而突然停用，可产生高血压、快速型心律失常、心绞痛加剧，所以要停用前需逐渐减量。糖尿病患者慎用，支气管哮喘及房室传导阻滞者禁用。因此，本题的正确答案为 A。

5.【真题答案】 A

【真题解析】本题考查要点是"碘解磷定的临床应用特点"。碘解磷定在使用时，应根据病情、足量、重复给药，以维持有效血药浓度；碘解磷定溶液因含碘，刺激性大，必须静脉注射；由于碘解磷定不能直接对抗体内积聚的 Ach 的作用，故需用阿托品控制症状；碘解磷定的解毒作用与有机磷化学结构有关，对内吸磷、对硫磷等疗效较好，对敌百虫、敌敌畏效果较差，对乐果无效；碘解磷定的治疗量不良反应较少，但静注过速，可引起乏力、视力模糊、眩晕、恶心、呕吐和心动过速等反应，严重时可引起抽搐，甚至抑制呼吸中枢，导致呼吸衰竭。因此，本题的正确答案为 A。

6.【真题答案】 B

【真题解析】本题考查要点是"β_1 受体激动药的分类"。阿替洛尔有较强的选择性心脏作用，对血管及支气管的影响较小，无膜稳定作用，属于无内在活性的 β_1 受体阻断药；多巴酚丁胺对 β_1 受体的激动作用强于 β_2 受体，故属于 β_1 受体激动药；异丙肾上腺素作用于 β_1 及 β_2 受体，对 α 受体基本无作用，导致心脏兴奋、支气管平滑肌松弛及血管扩张，属于 β_1、β_2 受体激动药；卡维地洛阻断 α、β 受体，无内在活性；沙丁胺醇属于选择性兴奋 β_2 受体，扩张支气管，解除支气管痉挛，对心脏作用较弱。因此，本题的正确答案为 B。

7.【真题答案】 C

【真题解析】本题考查要点是"毛果芸香碱的临床应用"。眼科局部应用毛果芸香碱治疗青光眼，对闭角型和开角型青光眼均有效；选项 A、B、D、E 均为阿托品的临床应用。因此，本题的正确答案为 C。

8.【真题答案】 C

【真题解析】本题考查要点是"去甲肾上腺素的代谢"。神经冲动释放的去甲状腺素通过两种方式失活或运转，其中主要的方式是被突触前膜重摄取；其余被神经细胞以外的组织细胞摄取。因此，本题的正确答案为 C。

9.【真题答案】 B

【真题解析】本题考查要点是"胆碱受体药物的分类"。毛果芸香碱是 M 胆碱受体激动剂；氨甲酰胆碱是 M、N 胆碱受体激动剂；烟碱是 N 胆碱受体激动剂。因此，本题的正确答案为 B。

10.【真题答案】　D

【真题解析】本题考查要点是"阿托品的不良反应"。阿托品的不良反应有口干，心率加快，视力模糊，皮肤干燥，小便困难，心悸等，极少数过敏者可发生皮疹。在炎热天气，由于抑制汗腺分泌而使体温上升，容易中暑。阿托品中毒除上述外周症状加重外，中枢兴奋现象严重，出现呼吸加快加深，烦躁不安，谵妄，幻觉及惊厥等。严重中毒可由兴奋转入抑制导致昏迷，后因呼吸麻痹而死亡。青光眼及前列腺肥大患者禁用，后者因可能使尿道括约肌收缩而加重排尿困难。因此，本题的正确答案为D。

11.【真题答案】　E

【真题解析】本题考查要点是"普萘洛尔的禁忌证"。普萘洛尔是无内在活性的 β_1、β_2 受体阻断药，可引起支气管平滑肌收缩，故禁用于支气管哮喘。因此，本题的正确答案为E。

12.【真题答案】　E

【真题解析】本题考查要点是"毛果芸香碱的药理作用"。作用于 α_1 受体的有去甲肾上腺素、去氧肾上腺素等；作用于 α_2 受体的有可乐定；作用于 β_1 受体的有多巴酚丁胺；作用于 β_2 受体的有沙丁胺醇；毛果芸香碱为 M 受体的激动剂。因此，本题的正确答案为E。

13.【真题答案】　A

【真题解析】本题考查要点是"碘解磷定的作用机制"。碘解磷定进入中毒机体后，其带正电的季铵阳离子能与磷酰化胆碱酯酶的阴离子部位以静电引力结合，形成磷酰化胆碱酯酶复合物，后再经裂解，使胆碱酯酶游离出来而恢复其水解乙酰胆碱的活性，但对已经老化的酶，解毒效果很差。因此，本题的正确答案为A。

14.【真题答案】　D

【真题解析】本题考查要点是"阿托品的药理作用"。使用阿托品时，由于扩瞳作用，虹膜退向周围边缘，阻碍房水回流，造成眼内压升高，所以阿托品禁用于青光眼患者。因此，本题的正确答案为D。

15.【真题答案】　B

【真题解析】本题考查要点是"肾上腺素受体激动剂药物的药理作用"。多巴酚丁胺为 β_1 受体激动剂；沙丁胺醇为 β_2 受体激动剂；肾上腺素为 α、β 受体激动剂；可乐定为 α_2 受体激动剂；麻黄碱具有直接激动 α、β 受体的作用。因此，本题的正确答案为B。

16.【真题答案】　B

【真题解析】本题考查要点是"普萘洛尔的药理作用"。普萘洛尔是最早应用于临床的 β 受体阻断剂。临床主要用于治疗心绞痛、心律失常、高血压、甲状腺功能亢进。但由于用药时心脏 β 受体被阻断，引起心率减慢、传导减慢等心脏抑制，会加重房室传导阻滞。因此，本题的正确答案为B。

17. 【真题答案】　A

【真题解析】本题考查要点是"东莨菪碱与阿托品的作用比较"。外周抗胆碱作用与阿托品相似，但中枢镇静及抑制腺体分泌作用强于阿托品，对心血管系统作用较弱。因此，本题的正确答案为A。

18. 【真题答案】　C

【真题解析】本题考查要点是"作用于肾上腺素受体药物的药理作用"。去氧肾上腺素表现为收缩血管，升高血压，反射性减慢心率；酚妥拉明对心脏无直接作用，但由于血管舒张血压下降，反射性引起心收缩力加强，心率加快，心输出量增加；肾上腺素激动心脏的β₁受体，使心脏兴奋性显著增强，心肌收缩力加强，心率加快，传导加速，心输出量增加，冠状动脉舒张，心肌血液供应增加，且作用迅速，是一个强效的心脏兴奋药；去甲肾上腺素与血管平滑肌细胞的受体结合，引起血管收缩、血压上升；普萘洛尔用药后心率减慢，心收缩力和输出量减低，冠状动脉流量下降，心肌耗氧量明显减少，肾素释放减少，支气管阻力有一定程度的增高，血压可能下降。因此，本题的正确答案为C。

19. 【真题答案】　D

【真题解析】本题考查要点是"各药物的药理作用"。肾上腺素用于治疗过敏性休克、心脏停搏、支气管哮喘、减少局麻药吸收、局部止血；琥珀胆碱用于治疗骨骼肌松弛；阿托品对眼的作用表现为扩瞳、眼内压升高、调节麻痹；毛果芸香碱激动瞳孔括约肌（环状肌）上的M胆碱受体，肌肉收缩使瞳孔缩小。同时虹膜向中心拉紧，根部变薄，使眼睛的房水回流通路变得通畅，房水易进入静脉，眼内压降低；丙胺太林为季铵类解痉药，常用于胃及十二指肠溃疡、胃痉挛及妊娠呕吐。因此，本题的正确答案为D。

20. 【真题答案】　E

【真题解析】本题考查要点是"碘解磷定的相关知识"。碘解磷定因含碘，刺激性大，必须静脉注射；氯磷定溶解度大，溶液稳定，无刺激性，可替代碘解磷定；碘解磷定通过共价键与磷酰化胆碱酯酶结合，形成碘解磷定磷酰化胆碱酯酶复合物，后者经裂解产生磷酰化解磷定，使胆碱酯酶游离而复活，但其对中毒过久的老化磷酰化胆碱酯酶，解毒效果差。因此，本题的正确答案为E。

21. 【真题答案】　C

【真题解析】本题考查要点是"肾上腺素受体激动药和阻断药的临床应用"。去甲肾上腺素在临床上常作为升压药使用；异丙肾上腺素用于支气管哮喘、房室传导阻滞、心脏骤停、休克；麻黄碱能激动α、β受体，用于治疗鼻黏膜充血肿胀引起的鼻塞，可用0.5%～1%溶液滴鼻，作用时间既长又无继发性血管扩张现象；多巴胺主要用于感染、创伤引起的休克；多巴酚丁胺适用于短期治疗急性心肌梗死伴有的心力衰竭，中毒性休克伴有心肌收缩力减弱或心力衰竭。因此，本题的正确答案为C。

二、B型题（配伍选择题）

1~3.【真题答案】 E、D、A

【真题解析】 本组题考查要点是"传出神经系统药物的不良反应"。使用普萘洛尔时，心功能不全的病人会引起急性心力衰竭，可诱发支气管痉挛、心动过缓、房室传导阻滞等。病人长期使用而突然停用，可产生高血压、快速型心律失常、心绞痛加剧，所以要停用前需逐渐减量。此外还可出现恶心、腹泻、乏力、多梦、失眠、皮疹等。少数病人可出现四肢冰冷、紫绀、脉搏消失。用毛果芸香碱滴眼后引起缩瞳、降低眼内压和调节痉挛。激动腺体的M受体，使分泌增加。兴奋肠道、支气管、子宫、膀胱及胆道平滑肌。去甲肾上腺素的使用可导致局部组织坏死，急性肾衰竭，血压急剧升高，停药后的血压下降。

4~5.【真题答案】 E、C

【真题解析】 本组题考查要点是"药物的镇痛作用"。阿司匹林具有较强的解热镇痛作用，常与其他解热镇痛药配成复方，用于缓解头痛、牙痛、肌肉痛、神经痛和感冒发热等；阿托品可解除平滑肌痉挛，用于各种内脏绞痛，能使胃肠道绞痛迅速缓解，对幽门梗阻疗效较差，对胆绞痛及肾绞痛疗效也较差，常与镇痛药合用。

6~8.【真题答案】 B、D、E

【真题解析】 本组题考查要点是"传出神经系统药物的作用分类"。酚妥拉明为α_1、α_2受体阻断药；普萘洛尔为无内在活性的β_1、β_2受体阻断药；毛果芸香碱为M受体激动药。

9~10.【真题答案】 C、A

【真题解析】 本组题考查要点是"作用于肾上腺素受体药物的临床应用"。酚妥拉明用于治疗外周血管痉挛性疾病和血栓闭塞性脉管炎等，局部浸润注射，抗休克，缓解因嗜铬细胞瘤分泌大量肾上腺素而引起的高血压、高血压危象以及术前治疗，用于充血性心力衰竭；异丙肾上腺素用于治疗支气管哮喘、房室传导阻滞、心脏骤停、休克。

11~13.【真题答案】 A、C、D

【真题解析】 本组题考查要点是"药物的作用机制"。间羟胺直接激动α受体，也可促进去甲肾上腺素释放，从而间接发挥作用。维拉帕米能选择性阻滞心肌细胞膜慢钙通道，抑制Ca^{2+}内流，主要影响窦房结和房室结等慢反应细胞；抑制4相缓慢去极化，使自律性降低，心率减慢，同时降低房室结0相去极化速度和幅度，使房室传导速度减慢，ERP延长，有利于消除折返。氟尿嘧啶阻止嘧啶类核苷酸形成的抗代谢药，通过影响核苷酸代谢达到抗肿瘤作用。奥美拉唑为胃壁细胞H^+泵抑制药，影响H^+,K^+-ATP酶活性。异丙肾上腺素作用于β_1及β_2受体，对α受体基本无作用，导致心脏兴奋、支气管平滑肌松弛及血管扩张。

14~15.【真题答案】 A、B

【真题解析】 本组题考查要点是"易逆性抗碱脂酶药的临床应用"。新斯的明适用于重症肌无力、手术后腹气胀及尿潴留、阵发性室上性心动过速、肌松药的解毒；毒扁豆碱临床局部应用治疗青光眼，作用较毛果芸香碱强而持久；阿托品可解除平滑肌痉挛、抑制腺体分泌、解救有机磷中毒，用于眼科、抗休克、缓慢型心律失常；碘解磷定有解毒作用，中枢作用有利于昏迷病人的恢复；氯磷定的作用与碘解磷定相似。

16～18.【真题答案】　A、B、E

【真题解析】本组题考查要点是"M胆碱受阻断药的作用特点"。治疗量阿托品对中枢神经系统作用不明显，随剂量增大可出现延脑呼吸中枢兴奋和大脑兴奋，中毒剂量产生运动兴奋以至惊厥，严重中毒由兴奋转入抑制，出现昏迷；小剂量的东莨菪碱就有明显的镇静作用，较大剂量产生催眠；山莨菪碱能解除血管痉挛，并有较强改善微循环作用；后马托品可扩瞳，用于眼科一般检查；哌仑西平对胃酸分泌的抑制作用强，还能抑制胃蛋白酶分泌。

19～20.【真题答案】　B、A

【真题解析】本组题考查要点是"肾上腺受体激动药的临床应用"。将去甲肾上腺素适当稀释后口服，因局部收缩食道及胃黏膜血管，可达到止血效果。多巴胺用于感染、创伤引起的休克，但必须注意补充血容量，纠正酸中毒，对于休克伴有心收缩力减弱及尿量减少者尤为合适。此外，本品尚可与利尿药合用治疗急性肾衰竭。麻黄碱用于治疗鼻黏膜充血肿胀引起的鼻塞，用于预防或缓解支气管哮喘发作，缓解荨麻疹和血管神经性水肿等过敏反应的皮肤黏膜症状，肌注或皮下注射用于预防腰麻或硬膜外麻醉时所引起的低血压。肾上腺素适用于过敏性休克、心脏停搏、支气管哮喘、减少局麻药吸收、局部止血。可乐定适用于治疗中度高血压，与噻嗪类利尿药或其他降压药合用可提高疗效。本品尚可用于偏头痛以及开角型青光眼的治疗，也用于吗啡类镇痛药成瘾者的戒毒。

21～22.【真题答案】　B、E

【真题解析】本组题考查要点是"作用于肾上腺素受体药物的代表药物"。新斯的明可抑制胆碱酯酶的活性，表现出乙酰胆碱的M、N样作用；异丙肾上腺素为β_1、β_2的受体激动药；可乐定为α_2受体激动药；阿托品为非选择性M胆碱受体阻断药；酚妥拉明为α_1、α_2受体阻断药。

23～26.【真题答案】　A、E、C、D

【真题解析】本组题考查要点是"作用于胆碱受体的药物作用"。毛果芸香碱可引起缩瞳，眼内压下降，调节痉挛，增加腺体分泌；琥珀胆碱为常用的去极化型肌松药；新斯的明对骨骼肌的兴奋作用最强，可用于重症肌无力，腹胀气和尿潴留，阵发性室上性心动过速，肌松药过量中毒的解救；东莨菪碱用于抗晕动病和治疗帕金森病，能缓解帕金森病的流涎、震颤和肌肉强直。

27～29.【真题答案】　A、C、D

【真题解析】本组题考查要点是"药物的作用机制"。麻黄碱通过直接作用于肾上腺素受体和促进去甲肾上腺素能神经末梢释放递质而间接发挥作用。维拉帕米能选择性阻滞心肌细胞膜慢钙通道，抑制Ca^{2+}内流，主要影响窦房结和房室结等慢反应细胞。抑制4相缓慢去极化，使自律性降低，心率减慢；同时降低房室结0相去极化速度和幅度，使房室传导速度减慢，ERP 延长，有利于消除折返。氟尿嘧啶在体内经活化生成 5 - 氟尿嘧啶脱氧核苷酸后，与胸苷酸合成酶结合，抑制此酶的活性，使脱氧胸苷酸缺乏，DNA 复制障碍。氟尿嘧啶也可代谢成为 5 - 氟尿嘧啶核苷，作为伪代谢物形式掺入到 RNA 中，影响 RNA 功能和蛋白质合成。奥美拉唑不影响胆碱受体和组胺受体，口服后，与胃壁 H^+ 泵（质子泵）结合，灭活 H^+ 泵，减少胃酸分泌。去甲肾上腺素是去甲肾上腺素能神经末梢释放的主要递质，内源性和外源性的去甲肾上腺素都可被去甲肾上腺素能神经末梢和非神经细胞摄取（分别称为摄取 1 和摄取 2），被摄取的去甲肾上腺素大多又经囊泡摄取贮存起来，被摄入非神经细胞内者，大多被代谢而失活，并不影响递质释放。

30～32.【真题答案】　D、C、B

【真题解析】本组题考查要点是"各激动药剂的代表药物"。毛果芸香碱为从毛果芸香属植物叶中提出的生物碱，激动 M 胆碱受体，发挥 M 样作用；肾上腺素为肾上腺髓质分泌的主要激素，激动 α、β 受体，产生较强的 α 型和 β 型作用；异丙肾上腺素为人工合成激素，是 $β_1$、$β_2$ 受体激动剂。

三、X 型题（多项选择题）

1.【真题答案】　ABE

【真题解析】本题考查要点是"东莨菪碱的药理作用"。小剂量东莨菪碱有明显的镇静作用，较大剂量产生催眠，其还具有防晕止吐作用。临床用于麻醉前给药；与苯海拉明合用用于治疗晕船、晕车；也用于妊娠或放射病所致的呕吐。利用其中枢抗胆碱作用治疗帕金森病，有缓解流涎、震颤和肌肉强直的效果。因此，本题的正确答案为 ABE。

2.【真题答案】　ABE

【真题解析】本题考查要点是"阿托品的药理作用"。
阿托品的药理作用：
（1）对内脏平滑肌作用。阿托品对胆碱能神经支配的内脏平滑肌均有显著的松弛作用，使肌肉的张力、蠕动的幅度和频率降低。
（2）对腺体分泌的作用。阿托品阻断 M 胆碱受体，减少腺体分泌，其中对唾液腺与汗腺的作用最明显，可引起口干及皮肤干燥，其次为泪腺及呼吸道腺体，但阿托品对胃酸的分泌影响较小，因为胃酸分泌的调节除 M 胆碱受体外，还受其他多种因素的影响。
（3）对眼的作用。扩瞳、眼内压升高、调节麻痹。
（4）对心血管系统的作用
①心脏。使用低剂量（0.5mg）阿托品，在外周 M 受体还未出现明显阻断作用之前，部分病人的心率即轻度、短暂地减慢；中高剂量（1～2mg）阿托品阻断窦房结 M 受体，拮抗迷走神经对心脏的抑制作用，使心率加速。
②血管与血压。大多数血管缺乏胆碱能神经支配，因而阿托品对血管与血压无明显影响。但大剂量使用时，可扩张皮肤血管，特别是脸部血管扩张而出现颜面潮红，此作用机制不明，但与 M 受体阻断无关。

（5）对中枢神经系统的作用。治疗量对中枢神经系统作用不明显，但随剂量增大，可依次出现延脑呼吸中枢兴奋和大脑兴奋，出现烦躁不安、多言、谵妄等反应。中毒剂量则产生幻觉、定向障碍、运动兴奋以至惊厥，严重中毒由兴奋转入抑制，出现昏迷。

因此，本题的正确答案为 ABE。

3.【真题答案】 ABCDE

【真题解析】本题考查要点是"抗心律失常药物的临床应用"。普萘洛尔、维拉帕米是治疗阵发性室上性心动过速急性发作的首选药；腺苷主要用于治疗折返性心律失常；奎尼丁、普鲁卡因胺属广谱抗心律失常药，对室性和室上性心律失常均有效。因此，本题的正确答案为 ABCDE。

4.【真题答案】 ACDE

【真题解析】本题考查要点是"麻黄碱的特点"。麻黄碱的特点为口服易吸收，可透过血脑屏障，故有明显中枢作用。吸收后不易被破坏，作用持久。

麻黄碱能激动 α 及 β 受体，也能促进去甲肾上腺素能神经末梢释放递质而间接发挥作用，作用弱而持久，其药理作用如下：

①心血管：加强心肌收缩力，增加心输出量。用药后血压升高可维持 3~6 小时，无继发性血压下降现象。

②支气管平滑肌：松弛支气管平滑肌，但作用弱、缓慢且持久。

③中枢神经系统：兴奋大脑皮质和皮质下中枢，引起精神兴奋、失眠、肌震颤等症状，对呼吸中枢及血管运动中枢也有弱的兴奋作用。

因此，本题的正确答案为 ACDE。

5.【真题答案】 ACE

【真题解析】本题考查要点是"阿托品的临床应用"。

阿托品的临床应用如下：

①解除平滑肌痉挛。用于各种内脏绞痛，能使胃肠道绞痛迅速缓解，对幽门梗阻疗效较差，对胆绞痛及肾绞痛疗效也较差，常与镇痛药合用。

②抑制腺体分泌。用于减少全身麻醉时呼吸道腺体的分泌，还可用于制止盗汗和治疗流涎症。

③解救有机磷中毒。

④眼科。虹膜睫状体炎、眼底检查、验光。

⑤抗休克。阿托品能解除血管痉挛，改善微循环障碍，提高心脏功能，对休克早期疗效较好。

⑥缓慢型心律失常。用于治疗迷走神经功能过高引起的窦房阻滞、房室阻滞等缓慢型心律失常，也用于继发于窦房结功能低下而出现的室性异位节律。

因此，本题的正确答案为 ACE。

6.【真题答案】 AE

【真题解析】本题考查要点是"阿托品的临床应用"。对于有机磷中毒，大剂量阿托品注射是重要的解毒措施。剂量视病情轻重而定。对于严重中毒昏迷者，要足量和反复持续使用，使之出现"阿托品化"；氯磷定复活胆碱酯酶的作用较强，当胆碱酯酶复活后，机体恢复对阿托品的敏感性，易发生阿托品中毒，故两类药合用时，应减小阿托品的剂量。因此，本题的正确答案为 AE。

7.【真题答案】 BCDE

【真题解析】本题考查要点是"普萘洛尔的临床应用"。普萘洛尔临床用于治疗心绞痛、心律失常、高血压、甲状腺功能亢进等。因此，本题的正确答案为 BCDE。

8.【真题答案】 BE

【真题解析】本题考查要点是"阿托品的相关知识"。阿托品阻断 M 受体，松弛内脏平滑肌，抑制腺体的分泌，可升高眼内压，禁用于青光眼，可用于缓慢型心律失常。因此，本题的正确答案为 BE。

9.【真题答案】 ABCD

【真题解析】本题考查要点是"肾上腺素的禁忌证"。肾上腺素禁用于器质性心脏病、高血压、冠状动脉粥样硬化症、甲状腺功能亢进及糖尿病等。因此，本题的正确答案为 ABCD。

10.【真题答案】 ABE

【真题解析】本题考查要点是"肾上腺素的药理作用"。

肾上腺素的药理作用：

（1）心血管系统

①心脏：肾上腺素激动心脏的 β_1 受体，使心脏兴奋性显著增强，心肌收缩力加强，心率加快，传导加速，心输出量增加，冠状动脉舒张，心肌血液供应增加，且作用迅速，是一个强效的心脏兴奋药。

②血管：肾上腺素激动血管 α 受体，产生缩血管作用，而激动 β_2 则产生扩血管作用。

③血压：治疗量或慢速静滴时，心收缩力加强，使心输出量增加，收缩压上升。同时骨骼肌血管扩张，抵消或超过皮肤、黏膜及内脏血管的收缩，故舒张压不变或下降，脉压加大。较大剂量或快速静滴时，血管收缩为主，外周阻力增加，收缩压和舒张压均升高。使用 α 受体阻断药后，血压升高情况消失。

（2）平滑肌。激动支气管平滑肌的 β_2 受体，使支气管扩张。

（3）代谢。促进糖原及脂肪分解，升高血糖，血中游离脂肪酸、乳酸及钾离子均增加。增加机体代谢，组织耗氧量显著增加。

（4）对中枢神经系统基本无作用。仅在大剂量下，才可能兴奋中枢，出现激动、呕吐、惊厥等症状。

因此，本题的正确答案为 ABE。

11.【真题答案】 ABCE

【真题解析】本题考查要点是"普萘洛尔的临床应用"。普萘洛尔临床用于治疗心绞痛、心律失常、高血压、甲状腺功能亢进等。因此，本题的正确答案为 ABCE。

第四单元　中枢神经系统药物

【大纲复习要点】

小单元	细　目	要　点
（一）镇静催眠药	1. 苯二氮䓬类药	（1）苯二氮䓬类药物的药理作用、作用机制、临床应用与不良反应 （2）地西泮、艾司唑仑、三唑仑的药理作用特点
	2. 巴比妥类药	巴比妥类药物的药理作用、临床应用与不良反应
	3. 其他镇静催眠药	水合氯醛、甲喹酮的药理作用特点
（二）抗癫痫药及抗惊厥药	1. 抗癫痫药	（1）苯妥英钠、卡马西平、丙戊酸钠的药理作用、临床作用及不良反应 （2）乙琥胺、苯巴比妥、扑米酮、地西泮、氯硝西泮的临床应用
	2. 抗惊厥药	硫酸镁的药理作用及临床应用
（三）精神药物	1. 抗精神病药	（1）氯丙嗪药理作用、临床应用及不良反应 （2）氟哌啶醇、舒必利、氯氮平、利培酮药理作用特点
	2. 心境稳定剂	碳酸锂药理作用及临床应用
	3. 抗抑郁药	（1）丙咪嗪的药理作用、临床应用与不良反应 （2）地昔帕明、氟西汀、帕罗西汀、舍曲林的药理作用特点与临床应用
（四）神经退行性病治疗药	1. 抗帕金森病药	（1）左旋多巴药动学特点、药理作用、作用机制、临床应用及不良反应 （2）卡比多巴、司来吉兰、溴隐亭、培高利特、金刚烷胺、苯海索分属类型及药理作用特点
	2. 抗记忆障碍药	多奈哌齐、加兰他敏、石杉碱甲、占诺美林的药理作用特点
（五）镇痛药	1. 阿片生物碱类药物	（1）吗啡的药动学特点、药理作用、临床应用及不良反应 （2）阿片类药物滥用 （3）可待因药理作用特点
	2. 人工合成的镇痛药	哌替啶、芬太尼、美沙酮、曲马多药理作用特点
	3. 阿片受体拮抗药	纳洛酮、纳曲酮的药理作用、临床应用

小单元	细 目	要 点
（六）解热镇痛抗炎药及抗痛风药	1. 非选择性环氧酶抑制药	（1）阿司匹林药理作用、作用机制、临床应用、不良反应 （2）对乙酰氨基酚、吲哚美辛、吡罗昔康、双氯芬酸的药理作用特点
	2. 选择性诱导型环氧酶抑制药	塞来昔布、尼美舒利、美洛昔康的药理作用特点、临床应用
	3. 抗痛风药	秋水仙碱、别嘌醇的临床应用

【历年真题】

一、A 型题（最佳选择题）

1. 丙米嗪可用于治疗（　　）。

　　A. 癫痫　　　　　　　　　　B. 精神分裂症

　　C. 躁狂症　　　　　　　　　D. 抑郁症

　　E. 惊厥

　　（2009、2007 年考试真题）

2. 下述哪一作用是吗啡对中枢神经系统的药理作用（　　）。

　　A. 扩瞳　　　　　　　　　　B. 止吐

　　C. 缩瞳　　　　　　　　　　D. 催眠

　　E. 麻醉

　　（2009 年考试真题）

3. 氟哌啶醇与哪项药物一起静滴可使人产生不入睡而痛觉消失的特殊麻醉状态（　　）。

　　A. 氯丙嗪　　　　　　　　　B. 芬太尼

　　C. 苯海索　　　　　　　　　D. 金刚烷胺

　　E. 丙米嗪

　　（2009 年考试真题）

4. 阿片受体拮抗剂是（　　）。

　　A. 纳洛酮　　　　　　　　　B. 芬太尼

　　C. 哌替啶　　　　　　　　　D. 喷他佐辛

　　E. 美沙酮

　　（2009 年考试真题）

5. 苯二氮䓬类药物的作用机制是（　　）。

　　A. 抑制中枢神经细胞 Cl^- 通道，减少 Cl^- 流入细胞

　　B. 抑制中枢神经细胞 Na^+ 通道，减少 Na^+ 流入细胞

　　C. 影响中枢胆碱受体

D. 影响中枢多巴胺受体

E. 影响中枢 γ - 氨基丁酸受体

（2008 年考试真题）

6. 氯丙嗪的不良反应是（　　）。

　A. 躯体依赖性　　　　　　　　　　B. 静坐不能

　C. 眼内压下降　　　　　　　　　　D. 血压升高

　E. 乳腺萎缩

（2008 年考试真题）

7. 多奈哌齐的药理作用特点是（　　）。

　A. 对中枢单胺氧化酶选择性高，使脑内 DA 降解减少

　B. 对中枢胆碱酯酶选择性高，使脑内 Ach 增加

　C. 对外周胆碱酯酶选择性高，使突触部位 Ach 大量增加

　D. 对中枢 GABA 转氨酶选择性高，使脑内 GABA 分解减少

　E. 对外周单胺氧化酶选择性高，使肾上腺素分解减慢

（2008 年考试真题）

8. 吗啡可用于治疗（　　）。

　A. 分娩疼痛　　　　　　　　　　　B. 便秘

　C. 心源性哮喘　　　　　　　　　　D. 颅内压升高

　E. 前列腺肥大

（2008 年考试真题）

9. 在苯二氮䓬类药物中，催眠、抗焦虑作用强于地西泮的药物是（　　）。

　A. 奥沙西泮　　　　　　　　　　　B. 三唑仑

　C. 硝西泮　　　　　　　　　　　　D. 氯氮䓬

　E. 艾司唑仑

（2007 年考试真题）

10. 左旋多巴的不良反应是（　　）。

　A. 血压升高　　　　　　　　　　　B. 心动过缓

　C. 运动障碍　　　　　　　　　　　D. 困倦、嗜睡

　E. 躯体依赖性

（2007 年考试真题）

11. 吗啡急性中毒致死的主要原因是（　　）。

　A. 大脑皮层深度抑制　　　　　　　B. 延脑过度兴奋后功能紊乱

　C. 血压过低　　　　　　　　　　　D. 心跳骤停

　E. 呼吸肌麻痹

（2009、2007 年考试真题）

12. 苯妥英钠首选用于（　　）。

　A. 癫痫肌阵挛性发作　　　　　　　B. 癫痫大发作

　C. 癫痫精神运动性发作　　　　　　D. 癫痫小发作

E. 癫痫持续状态

（2006 年考试真题）

13. 氯丙嗪治疗精神分裂症的作用机制是（　　　）。

A. 阻断黑质－纹状体的 DA 受体

B. 激动中脑－皮层和中脑－边缘系统的 DA 受体

C. 激动中脑－皮层和中脑－边缘系统的 α 受体

D. 阻断中脑－皮层和中脑－边缘系统的 M 受体

E. 阻断中脑－皮层和中脑－边缘系统的 D_2 受体

（2006 年考试真题）

14. 左旋多巴对抗精神病药引起的帕金森综合征无效的原因是（　　　）。

A. 抗精神病药阻断中枢 DA 受体　　　　B. 抗精神病药抑制中枢 DA 的合成

C. 抗精神病药引起中枢 DA 受体下调　　D. 抗精神病药促进中枢 DA 的分解

E. 抗精神病药抑制左旋多巴进入中枢

（2006 年考试真题）

15. 吗啡一般不用于（　　　）。

A. 癌性剧痛　　　　　　　　　　　　B. 急性锐痛

C. 心肌梗死性心前区剧痛　　　　　　D. 胆绞痛及肾绞痛

E. 神经压迫性疼痛

（2006 年考试真题）

16. 用于各种原因所致的中枢性呼吸抑制的急救药是（　　　）。

A. 咖啡因　　　　　　　　　　　　　B. 尼可刹米

C. 士的宁　　　　　　　　　　　　　D. 哌甲酯

E. 匹莫林

（2006 年考试真题）

17. 服用巴比妥类药物时，如果碱化尿液，则其在尿中（　　　）。

A. 解离度增高，重吸收减少，排泄加快

B. 解离度增高，重吸收增多，排泄减慢

C. 解离度降低，重吸收减少，排泄加快

D. 解离度降低，重吸收增多，排泄减慢

E. 排泄速度不改变

（2005 年考试真题）

18. 长期应用地西泮可产生耐受性，其特点是（　　　）。

A. 催眠作用的耐受性产生较快，而抗焦虑作用的耐受性产生很慢

B. 抗焦虑作用的耐受性产生较快，而催眠作用的耐受性产生很慢

C. 催眠作用不产生耐受性，而抗焦虑作用产生耐受性

D. 抗焦虑作用不产生耐受性，而催眠作用产生耐受性

E. 催眠作用及抗焦虑作用的耐受性同时产生

（2005 年考试真题）

19. 关于氯丙嗪降温作用的表述，错误的是（　　）。

    A. 降低发热者的体温　　　　　　B. 降低正常人的体温

    C. 降温作用与环境温度无关　　　　D. 抑制体温调节中枢

    E. 抑制机体对寒冷刺激的反应

    （2005、2009 年考试真题）

20. 疗效优于乙琥胺，但因有肝毒性，仅在癫痫小发作合并大发作时作为首选的药物是（　　）。

    A. 苯巴比妥　　　　　　　　　　B. 丙戊酸钠

    C. 卡马西平　　　　　　　　　　D. 苯妥英钠

    E. 扑米酮

    （2005 年考试真题）

21. 下列疾病中，属于左旋多巴适应证的是（　　）。

    A. 消化道溃疡　　　　　　　　　B. 高血压

    C. 糖尿病　　　　　　　　　　　D. 精神病

    E. 肝昏迷

    （2005 年考试真题）

22. 关于吗啡药动学特点的表述，错误的是（　　）。

    A. 口服不易吸收　　　　　　　　B. 皮下注射吸收快

    C. 可通过胎盘屏障　　　　　　　D. 大部分经肝脏代谢、经肾排泄

    E. 少量通过乳汁和胆汁排出

    （2005 年考试真题）

23. 哌替啶的适应证不包括（　　）。

    A. 手术后疼痛　　　　　　　　　B. 创伤性疼痛

    C. 内脏绞痛　　　　　　　　　　D. 临产前分娩痛

    E. 晚期癌症疼痛

    （2005 年考试真题）

24. 巴比妥类药物急性中毒致死的直接原因是（　　）。

    A. 肝脏损害　　　　　　　　　　B. 循环衰竭

    C. 深度呼吸抑制　　　　　　　　D. 昏迷

    E. 继发感染

    （2004 年考试真题）

25. 丙戊酸钠的严重毒性是（　　）。

    A. 肝功能损害　　　　　　　　　B. 再生障碍性贫血

    C. 抑制呼吸　　　　　　　　　　D. 口干、皮肤干燥

    E. 低血钙

    （2004 年考试真题）

26. 氯丙嗪引起的迟发性运动障碍的精神分裂症患者宜选用的药物是（　　）。

    A. 氟哌啶醇　　　　　　　　　　B. 氟哌利多

C. 三氟哌多   D. 氯普噻吨

E. 氯氮平

（2004 年考试真题）

27. 可用于治疗肝昏迷，但不能改善肝功能的药物是（   ）。

A. 金刚烷胺   B. 左旋多巴

C. 卡比多巴   D. 苯海索

E. 司来吉兰

（2004 年考试真题）

28. 关于哌替啶药理作用叙述中正确的是（   ）。

A. 镇痛镇静作用较吗啡弱   B. 可引起便秘，并有止泻作用

C. 对妊娠末期子宫，有抗催产素作用   D. 不扩张血管，不引起体位性低血压

E. 提高胆道压力作用较吗啡强

（2004 年考试真题）

29. 苯巴比妥显效慢的主要原因是（   ）。

A. 吸收不良   B. 体内再分布

C. 肾排泄慢   D. 脂溶性较小

E. 血浆蛋白结合率低

（2003 年考试真题）

30. 有关左旋多巴药理作用叙述错误的是（   ）。

A. 奏效较慢，用药 2～3 周后才出现体征的改善

B. 对轻症及年轻患者疗效较好

C. 对肌震颤的疗效较好

D. 可促进催乳素抑制因子的释放

E. 对肌肉僵直及运动困难的疗效好

（2003 年考试真题）

31. 哌替啶作为吗啡代用品用于各种剧痛是因为（   ）。

A. 镇痛作用比吗啡强   B. 成瘾性较吗啡弱

C. 不引起体位性低血压   D. 作用时间较吗啡长

E. 便秘的副作用轻

（2003 年考试真题）

32. 对乙酰氨基酚的药理作用特点是（   ）。

A. 抗炎作用强，解热镇痛作用很弱

B. 解热镇痛作用缓和持久，抗炎、抗风湿作用很弱

C. 抑制血栓形成

D. 对 COX－2 的抑制作用比 COX－1 强

E. 大剂量可减少肾小管对尿酸盐的再吸收

（2003 年考试真题）

二、B 型题（配伍选择题）

A. 丙戊酸钠　　　　　　　　B. 苯妥英钠

C. 乙琥胺　　　　　　　　　D. 苯巴比妥

E. 卡马西平

（2009、2007 年考试真题）

1. 癫痫大发作首选（　　）。

2. 癫痫小发作首选（　　）。

3. 癫痫大发作合并小发作首选（　　）。

4. 精神运动性发作首选（　　）。

A. 抗惊厥　　　　　　　　　B. 抗癫痫

C. 抗躁狂　　　　　　　　　D. 抗焦虑

E. 抗抑郁

（2009、2007 年考试真题）

5. 碳酸锂用于（　　）。

6. 硫酸镁用于（　　）。

7. 地昔帕明用于（　　）。

A. 苯巴比妥　　　　　　　　B. 地西泮

C. 苯妥英钠　　　　　　　　D. 阿司匹林

E. 卡比多巴

（2008 年考试真题）

8. 会引起凝血功能障碍的药物是（　　）。

9. 会引起齿龈增生的药物是（　　）。

A. 惊厥　　　　　　　　　　B. 帕金森病

C. 抑郁症　　　　　　　　　D. 痛风

E. 记忆障碍

（2008 年考试真题）

10. 别嘌醇用于治疗（　　）。

11. 硫酸镁用于治疗（　　）。

12. 舍曲林用于治疗（　　）。

A. 抑制血小板聚集　　　　　B. 促进四氢叶酸类辅酶的循环利用

C. 抑制纤溶酶　　　　　　　D. 促进纤溶

E. 阻止凝血因子合成

（2007 年考试真题）

13. 维生素 K 的作用是（　　）。

14. 阿司匹林的作用是（　　）。

    A. 氟哌啶醇   B. 丙米嗪

    C. 芬太尼   D. 氯氮平

    E. 苯海索

（2006 年考试真题）

15. 用于治疗抗精神病药引起的锥体外系反应的药物是（　　）。

16. 用于治疗抑郁症的药物是（　　）。

17. 几无锥体外系反应的抗精神病药物是（　　）。

    A. 卡马西平   B. 乙胺丁醇

    C. 褪黑素   D. 环孢素

    E. 氟桂利嗪

（2005 年考试真题）

18. 在用药期间应检查眼底（　　）。

19. 在用药期间应定期检查血象（　　）。

20. 在用药期间应定期检查肝、肾功能（　　）。

    A. 丙米嗪   B. 氟西汀

    C. 马普替林   D. 吗氯贝胺

    E. 苯乙肼

（2005 年考试真题）

21. 属于选择性 5 - HT 再摄取抑制剂的药物是（　　）。

22. 属于抑制 NA 及 5 - HT 再摄取的药物是（　　）。

    A. 镇咳   B. 瞳孔缩小

    C. 欣快感   D. 外周血管扩张

    E. 恶心、呕吐

（2005 年考试真题）

23. 吗啡作用于中脑盖前核阿片受体引起（　　）。

24. 吗啡作用于边缘系统阿片受体引起（　　）。

25. 吗啡作用于延髓孤束核阿片受体引起（　　）。

26. 吗啡作用于脑干极后区阿片受体引起（　　）。

    A. 抑制外周前列腺素的合成

    B. 不影响 P 物质的释放

    C. 阻断痛觉神经冲动的传导

D. 直接作用于痛觉感受器，降低其对致痛物质的敏感性

E. 抑制中枢神经系统，引起痛觉消失

（2005 年考试真题）

27. 阿司匹林的镇痛作用机制主要是（　　　）。

28. 吗啡的镇痛作用机制主要是（　　　）。

A. 水合氯醛　　　　　　　　　　B. 硫喷妥钠

C. 苯巴比妥　　　　　　　　　　D. 地西泮

E. 格鲁米特

（2004 年考试真题）

29. 缩短快动眼睡眠时相，突然停药可出现戒断症状的药物是（　　　）。

30. 对快动眼睡眠时相影响小停药时"反跳"不明显的药物是（　　　）。

31. 不缩短快动眼睡眠时相，醒后无明显不适的药物是（　　　）。

A. 苯妥英钠　　　　　　　　　　B. 卡马西平

C. 丙戊酸钠　　　　　　　　　　D. 乙琥胺

E. 氯硝西泮

（2004 年考试真题）

32. 对其他药物不能控制的顽固性癫痫仍可有效的药物是（　　　）。

33. 尤其适用于伴有精神症状的儿童癫痫患者的药物是（　　　）。

A. 氯丙嗪　　　　　　　　　　　B. 氯氮平

C. 氟哌啶醇　　　　　　　　　　D. 利培酮

E. 珠氯噻醇

（2004 年考试真题）

34. 几乎无锥体外系反应的药物是（　　　）。

35. 锥体外系副作用发生率高，程度严重的药物是（　　　）。

36. 能诱发癫痫的药物是（　　　）。

A. 恶心、呕吐、便秘　　　　　　B. 耐受性和依赖性

C. 血压升高　　　　　　　　　　D. 呼吸肌麻痹

E. 呼吸急促

（2004 年考试真题）

37. 治疗剂量吗啡即可引起的不良反应是（　　　）。

38. 连续反复应用吗啡可引起的不良反应是（　　　）。

39. 中毒量吗啡可引起的不良反应是（　　　）。

A. 巴比妥   B. 硫喷妥

C. 苯巴比妥   D. 戊巴比妥

E. 司可巴比妥

（2003 年考试真题）

40. 脂溶性最高，作用快而短的药物是（   ）。

41. 脂溶性最低，作用慢而长的药物是（   ）。

42. 脂溶性中等，作用持续 3~6 小时的药物是（   ）。

A. 左旋多巴   B. 苯海索

C. 卡比多巴   D. 金刚烷胺

E. 司来吉兰

（2003 年考试真题）

43. 进入中枢后转变为多巴胺的药物是（   ）。

44. 进入中枢后阻断纹状体的胆碱受体的药物是（   ）。

45. 进入中枢后可促进黑质纹状体内多巴胺能神经末梢释放 DA 的药物是（   ）。

A. 阿法罗定   B. 四氢帕马汀

C. 丁丙诺啡   D. 二氢埃托啡

E. 纳洛酮

（2003 年考试真题）

46. 镇痛作用与阿片受体无关的药物是（   ）。

47. 属于阿片受体拮抗剂的药物是（   ）。

A. 阿司匹林   B. 布洛芬

C. 尼美舒利   D. 吡罗昔康

E. 保泰松

（2003 年考试真题）

48. 在小剂量时有抑制血栓形成作用的药物是（   ）。

49. 对 COX-2 的抑制作用选择性较高的药物是（   ）。

三、X 型题（多项选择题）

1. 氯丙嗪的药理作用有（   ）。

A. 抗惊厥   B. 抗精神病

C. 镇吐   D. 抑制体温调节中枢

E. 止痛

（2009、2007 年考试真题）

2. 阿片类药物滥用主要有（   ）及美沙酮和丁丙诺啡。

A. 海洛因   B. 吗啡

C. 哌替啶
D. 粗制阿片

E. 二氢埃托啡

（2009 年考试真题）

3. 吗啡对中枢神经系统的药理作用有（   ）。

A. 镇吐作用
B. 镇咳作用

C. 呼吸抑制作用
D. 镇静作用

E. 欣快作用

（2009 年考试真题）

4. 下列药物中，具有药酶诱导作用的药物有（   ）。

A. 卡马西平
B. 苯巴比妥

C. 氯霉素
D. 苯妥英钠

E. 利福平

（2008 年考试真题）

5. 左旋多巴的药理作用包括（   ）。

A. 增强免疫
B. 引起轻度直立性低血压

C. 抗震颤麻痹
D. 减少催乳素分泌

E. 引起短暂心动过速

（2008 年考试真题）

6. 吗啡的药理作用有（   ）。

A. 抑制机体免疫功能
B. 兴奋平滑肌

C. 抑制延脑催吐化学感受区
D. 抑制脑干的呼吸中枢

E. 镇痛

（2008 年考试真题）

7. 地西泮的不良反应有（   ）。

A. 嗜睡、头昏、乏力
B. 大剂量可产生共济失调

C. 长期应用可产生耐受性、依赖性
D. 帕金森综合征

E. 凝血机制障碍

（2006 年考试真题）

8. 苯海索的不良反应包括（   ）。

A. 口干
B. 散瞳、视力模糊

C. 便秘
D. 尿潴留

E. 异常不随意运动

（2006 年考试真题）

9. 下列解热镇痛抗炎药中，属于选择性诱导型环加氧酶抑制药的有（   ）。

A. 美洛昔康
B. 阿司匹林

C. 吡罗昔康
D. 塞来昔布

E. 吲哚美辛

（2006 年考试真题）

10. 苯妥英钠的特点有（　　）。
    A. 刺激性大，故不宜肌内注射
    B. 口服吸收慢而不规则
    C. 血浆药物浓度个体差异大
    D. 血浆蛋白结合率高于80%
    E. 主要以原形经尿排出
    （2005 年考试真题）

11. 主要用于精神分裂症的治疗药物有（　　）。
    A. 丙米嗪
    B. 氟西汀
    C. 氯丙嗪
    D. 氟哌利多
    E. 利培酮
    （2005 年考试真题）

12. 左旋多巴可（　　）。
    A. 用于抗帕金森病
    B. 引起短暂心动过速
    C. 减少催乳素的分泌
    D. 用于抗精神病
    E. 用于镇吐
    （2004 年考试真题）

13. 非选择性环加氧酶抑制药有（　　）。
    A. 布洛芬
    B. 舒林酸
    C. 吡罗昔康
    D. 美洛昔康
    E. 吲哚美辛
    （2004 年考试真题）

14. 巴比妥类药物急性中毒的解救措施包括（　　）。
    A. 保持呼吸道通畅，吸氧
    B. 必要时进行人工呼吸
    C. 应用中枢兴奋药
    D. 静脉滴注碳酸氢钠
    E. 透析治疗
    （2003 年考试真题）

15. 卡马西平的不良反应有（　　）。
    A. 头昏、乏力、眩晕
    B. 共济失调
    C. 粒细胞减少
    D. 可逆性血小板减少
    E. 牙龈增生
    （2003 年考试真题）

16. 主要用于慢性精神分裂症的药物有（　　）。
    A. 五氟利多
    B. 三氟哌多
    C. 氯丙嗪
    D. 氟哌利多
    E. 利培酮
    （2003 年考试真题）

【参考答案及解析】

一、A 型题（最佳选择题）

1.【真题答案】　D

【真题解析】本题考查要点是"丙米嗪的临床应用"。丙米嗪适用于各种类型的抑郁症治疗。对内源性抑郁症、反应性抑郁症及更年期抑郁症均有效，但对精神分裂症伴发的抑郁状态疗效较差。此外，还可用于遗尿症等。因此，本题的正确答案为 D。

2.【真题答案】　C

【真题解析】本题考查要点是"吗啡对中枢神经系统的药理作用"。吗啡作用于兴奋动眼神经缩瞳核时，引起瞳孔缩小，中毒量时瞳孔可呈针尖大小，此为诊断吗啡中毒的重要依据之一；吗啡无止吐、催眠及麻醉作用，但因其具有止痛作用，可在手术前与其他麻醉药配合使用，以达到复合麻醉的效果。因此，本题的正确答案为 C。

3.【真题答案】　B

【真题解析】本题考查要点是"氟哌啶醇的药理作用及机制"。氟哌啶醇与芬太尼合用于神经松弛镇痛，以完成某些小手术或医疗检查，如烧伤换药、内镜检查等；与全身麻醉药或局麻药合用，可减少麻醉药用量。因此，本题的正确答案为 B。

4.【真题答案】　A

【真题解析】本题考查要点是"阿片受体拮抗剂"。纳洛酮和纳曲酮的化学结构与吗啡相似，对 μ、δ 和 κ 受体有竞争性拮抗作用；芬太尼化学结构与哌替啶相似，镇痛作用比吗啡强 100 倍；哌替啶有中枢兴奋作用，与中毒时发生的惊厥有关；喷他佐辛为苯并吗啡烷类衍生物；美沙酮的镇痛作用强度和持续时间与吗啡相当，左旋体的作用强度为右旋体的 8~50 倍，临床常用其消旋体。因此，本题的正确答案为 A。

5.【真题答案】　E

【真题解析】本题考查要点是"苯二氮䓬类药物的作用机制"。苯二氮䓬类药物的作用机制可能与药物作用于脑内不同部位的 A 型 γ-氨基丁酸（GABA）受体密切相关。GABA是中枢神经系统内的主要抑制性递质，作用于 GABAA 受体，使 Cl^- 通道开放，Cl^- 自细胞外流向细胞内，引起神经细胞膜发生超极化而产生抑制效应。当 BDZ 药物与 BDZ 受体结合时，可通过促进 GABA 与 GABAA 受体结合，使 Cl^- 通道开放的频率增加（并不延长 Cl^- 通道开放的时间，亦不增大 Cl^- 流），使更多的 Cl^- 内流，加强 GABA 的抑制效应。因此，本题的正确答案为 E。

6.【真题答案】　B

【真题解析】本题考查要点是"氯丙嗪的不良反应"。氯丙嗪是第一个问世的吩噻嗪类抗精神分裂症药，其不良反应较多，包括常见不良反应和锥体外系反应。常见不良反应：中枢抑制症状（嗜睡、淡漠、无力等）、M 受体阻滞症状（视力模糊、口干、便秘、无汗和眼内压升高等）、α 受体阻断症状（鼻塞、血压下降、体位性低血压及心悸等）；锥体外系反应：药源性帕金森综合征、静坐不能、急性肌张力障碍、迟发性运动障碍。因此，本题的正确答案为 B。

7.【真题答案】　B

【真题解析】本题考查要点是"多奈哌齐的药理作用特点"。多奈哌齐是第二代可逆性胆碱酯酶抑制剂，对中枢神经系统胆碱酯酶选择性高，使脑内 Ach 增加，改善脑细胞功能。用于轻、中度 AD 的治疗，可改善患者的认知功能及延缓病情发展。因此，本题的正确答案为 B。

8.【真题答案】　C

【真题解析】本题考查要点是"吗啡的临床应用与禁忌证"。吗啡在临床上可用于镇痛、心源性哮喘、止泻、复合麻醉；禁忌证鉴于吗啡的呼吸抑制、血管扩张和延长产程的作用，该药禁用于分娩止痛，也禁用于哺乳妇女、新生儿以及支气管哮喘、肺心病、慢性阻塞性肺疾患、甲状腺功能减退、肾上腺皮质功能不全、前列腺肥大、排尿困难、肝功能减退患者和颅脑损伤所致的颅内压升高者。因此，本题的正确答案为 C。

9.【真题答案】　B

【真题解析】本题考查要点是"三唑仑的药物作用"。奥沙西泮是地西泮的主要代谢产物，药理作用与地西泮相似，抗焦虑与抗惊厥作用较强，催眠与肌肉松弛作用较弱；三唑仑是苯二氮䓬类镇静催眠药，作用与地西泮相似，具有速效、短效、强效的特点，其催眠作用、肌松作用和抗焦虑作用分别为地西泮的 45 倍、30 倍和 10 倍；硝西泮有较好的安定、镇静催眠作用，有较强的抗惊厥及抗癫痫作用，为长效苯二氮䓬类镇静催眠药，药理作用及不良反应与地西泮相似；艾司唑仑镇静催眠作用比硝西泮强 2.5～4 倍，但抗癫痫、抗惊厥作用较硝西泮弱。因此，本题的正确答案为 B。

10.【真题答案】　C

【真题解析】本题考查要点是"左旋多巴的不良反应"。左旋多巴的不良反应包括：胃肠道反应、心血管反应、精神障碍、运动障碍以及"开关"现象。因此，本题的正确答案为 C。

11.【真题答案】　E

【真题解析】本题考查要点是"吗啡的不良反应"。镇痛剂量的吗啡即可抑制脑干的呼吸中枢，使呼吸频率减慢，潮气量降低，肺泡内的二氧化碳分压升高。呼吸抑制的程度与剂量相关，剂量越大，抑制作用就越显著，中毒剂量时，可使呼吸频率减慢至 3～4 次/分钟。呼吸系统功能正常的患者能耐受吗啡引起的中等呼吸抑制，但呼吸功能不全的患者就会出现严重的后果。因呼吸麻痹而死亡，是吗啡急性中毒的主要死因。因此，本题的正确答案为 E。

12.【真题答案】　B

【真题解析】本题考查要点是"苯妥英钠的药理作用"。苯妥英钠是治疗癫痫大发作的首选药，对局限性发作和精神运动性发作亦有效，但对小发作无效，有时甚至使病情恶化，可用静脉注射控制癫痫持续状态。由于起效慢，故常先用苯巴比妥等作用较快的药物控制发作。因此，本题的正确答案为 B。

13.【真题答案】　E

【真题解析】本题考查要点是"氯丙嗪治疗精神分裂症的作用机制"。氯丙嗪的抗精神病作用主要是由于阻断了与情绪思维有关的边缘系统的 D_2 受体所致。因此，本题的正确答案为 E。

14.【真题答案】　A

【真题解析】本题考查要点是"左旋多巴的临床应用"。左旋多巴可广泛用于治疗各种类型帕金森病，但对吩噻嗪类抗精神病药引起的帕金森综合征无效，因吩噻嗪类药物已阻断了中枢多巴胺受体，使多巴胺无法发挥作用。因此，本题的正确答案为 A。

15.【真题答案】　E

【真题解析】本题考查要点是"吗啡的临床应用"。吗啡对各种疼痛均有效，如癌性剧痛、急性锐痛（严重创伤、烧伤等剧痛），对胆绞痛和肾绞痛需加用阿托品等，M 胆碱受体阻断药，对心肌梗死性心前区剧痛也有效，但对神经压延性疼痛疗效较差，吗啡一般不用于神经压迫性疼痛。因此，本题的正确答案为 E。

16.【真题答案】　B

【真题解析】本题考查要点是"中枢兴奋药物的作用特点"。尼可刹米用于各种原因引起的中枢性呼吸抑制。因此，本题的正确答案为 B。

17.【真题答案】　A

【真题解析】本题考查要点是"巴比妥类药物的体内过程"。碱化尿液时，巴比妥类药物解离增多，肾小管再吸收减少，可加速自尿中的排泄。因此，本题的正确答案为 A。

18.【真题答案】　A

【真题解析】本题考查要点是"地西泮的药理作用"。地西泮的抗焦虑作用选择性较高，低剂量地西泮即可抑制边缘系统中海马和杏仁核神经元电活动的发放和传递，并对各种原因引起的焦虑均有明显疗效。地西泮随着使用剂量的加大，可有镇静及催眠作用，可明显缩短入睡时间，显著延长睡眠持续时间，减少觉醒次数。故而长期应用该药时催眠耐受性产生较快，抗焦虑耐受性产生非常缓慢，该药对肝药酶几乎无诱导作用。因此，本题的正确答案为 A。

19.【真题答案】　C

【真题解析】本题考查要点是"氯丙嗪对体温调节的作用"。氯丙嗪可抑制体温调节中枢，使体温调节失灵，机体体温可随环境温度变化而变化，在低温环境下体温下降至正常以下，在炎热天气，氯丙嗪使体温升高，这是其干扰了机体正常散热的结果。因此，本题的正确答案为 C。

20.【真题答案】　B

【真题解析】本题考查要点是"丙戊酸钠的临床应用"。苯巴比妥对各型癫痫及癫痫持续状态都有效，但对癫痫小发作效果差；丙戊酸钠对小发作效果好，虽然疗效优于乙琥胺，但因有肝毒性，仅在小发作合并大发作时作为首选药使用；卡马西平作用类似苯妥英钠，为钠通道阻断剂，对小发作效果差；苯妥英钠对癫痫小发作无效；扑米酮在体内转化成苯巴比妥和苯乙基丙二酰胺，主要用于其他药物不能控制的病人，对大发作及局限性发作疗效好，严重肝肾功能不全者禁用。因此，本题的正确答案为 B。

21. 【真题答案】 E

【真题解析】本题考查要点是"左旋多巴的适应证"。左旋多巴可广泛用于治疗各种类型的帕金森病以及肝性脑病，禁用于消化道溃疡、高血压、精神病、糖尿病及心律失常患者。因此，本题的正确答案为E。

22. 【真题答案】 A

【真题解析】本题考查要点是"吗啡药动学的特点"。吗啡口服后易从胃肠道吸收，皮下注射吸收快，可通过胎盘进入胎儿体内，大部分经肝脏代谢，主要从肾排泄，也有少量通过乳汁和胆汁排出。因此，本题的正确答案为A。

23. 【真题答案】 D

【真题解析】本题考查要点是"哌替啶的临床应用"。哌替啶对各种疼痛均有效，如手术后疼痛、创伤性疼痛、内脏绞痛及晚期癌症等。因其能通过胎盘屏障及分泌入乳汁，产妇分娩镇痛时以及哺乳期间用量酌减。因此，本题的正确答案为D。

24. 【真题答案】 C

【真题解析】本题考查要点是"巴比妥类药物中毒致死的原因"。深度呼吸抑制是巴比妥类药物急性中毒的直接死因。催眠量的巴比妥类对正常人呼吸影响不明显，但对已有呼吸功能不全者（严重肺气肿或哮喘者）则可显著降低每分钟呼吸量及动脉血氧饱和度。中等剂量巴比妥类可轻度抑制呼吸中枢。严重肺功能不全和颅脑损伤性呼吸抑制患者禁用。中毒剂量可致昏迷、呼吸衰竭而死亡。因此，本题的正确答案为C。

25. 【真题答案】 A

【真题解析】本题考查要点是"丙戊酸钠的不良反应"。丙戊酸钠的不良反应较轻，约15%的患者有恶心、呕吐、食欲减退等胃肠反应，饭后服用或逐渐加量可以减轻。偶见嗜睡、共济失调、精神不集中、不安和震颤等中枢神经系统方面的反应；严重毒性为肝功能损害，约有25%～40%的患者服药数日后出现肝功能异常，尤其是在开始用药的前几个月常见，故在用药期间应定期检查肝功能，孕妇慎用。因此，本题的正确答案为A。

26. 【真题答案】 E

【真题解析】本题考查要点是"抗精神病药物的临床应用"。氯氮平临床用于治疗急、慢性精神分裂症，而且对其他药物无效的病例，包括慢性精神分裂症的退缩等阴性症状仍有较好疗效；也可用于长期给予氯丙嗪等传统抗精神病药物引起的迟发运动障碍。因此，本题的正确答案为E。

27. 【真题答案】 B

【真题解析】本题考查要点是"各种抗帕金森症药物的作用特点"。服用左旋多巴，在脑内转变成去甲肾上腺素，恢复正常的神经活动，从而使肝性脑病患者意识苏醒，但不能改善肝脏损伤与肝功能，故不能根治。因此，本题的正确答案为B。

28. 【真题答案】 A

【真题解析】本题考查要点是"哌替啶的药理作用"。哌替啶对中枢神经系统作用与吗啡相似。皮下或肌肉注射后 10 分钟可产生镇静镇痛作用，但作用持续时间比吗啡短，仅 2～4 小时；兴奋平滑肌虽可中度提高胃肠道平滑肌及括约肌张力，减少推进性蠕动，但作用短暂，所以不引起便秘，亦无止泻作用；血管扩张治疗量哌替啶可扩张血管引起体位性低血压。由于呼吸抑制使体内二氧化碳蓄积，扩张脑血管致颅内压升高。因此，本题的正确答案为 A。

29.【真题答案】　D

【真题解析】本题考查要点是"苯巴比妥药物的体内过程"。巴比妥类药物进入脑组织的速度与药物脂溶性成正比，苯巴比妥脂溶性较小，即使静脉注射也需 30 分钟才起效。因此，本题的正确答案为 D。

30.【真题答案】　C

【真题解析】本题考查要点是"左旋多巴的药理作用"。左旋多巴的药理作用特点为：奏效较慢，用药 2～3 周后才出现体征的改善，1～6 个月后才获得最大疗效，连续用药 1 年以上约 75% 以上的患者可获得较好的疗效；对轻症及年轻患者疗效较好，而对重症及年老衰弱者疗效较差；对肌肉僵直及运动困难的疗效较好，而对肌震颤的疗效较差；可促进催乳素抑制因子释放，减少催乳素的分泌。因此，本题的正确答案为 C。

31.【真题答案】　B

【真题解析】本题考查要点是"哌替啶与吗啡的药理作用"。哌替啶的镇痛作用虽弱于吗啡，但成瘾性较吗啡弱，产生也较慢，故常作为吗啡的代用品用于各种剧痛。因此，本题的正确答案为 B。

32.【真题答案】　B

【真题解析】本题考查要点是"对乙酰氨基酚的药理作用特点"。对乙酰氨基酚的解热镇痛作用缓和持久，强度与阿司匹林相似，但抗炎、抗风湿作用很弱，仅在超过镇痛剂量时才有一定抗炎作用，其原因未明。因此，本题的正确答案为 B。

二、B 型题（配伍选择题）

1～4.【真题答案】　B、C、A、E

【真题解析】本组题考查要点是"中枢神经系统药物的临床应用"。丙戊酸钠对各种类型的癫痫发作均有一定疗效，特别是对小发作效果好，在小发作合并大发作时作为首选药使用；苯妥英钠是治疗癫痫大发作的首选药，对局限性发作和精神运动性发作亦有效，但对小发作无效，有时甚至使病情恶化；乙琥胺对小发作（失神性发作）有效，可能使部分失神性发作的病人转为大发作；苯巴比妥用于防治癫痫大发作及治疗癫痫持续状态；卡马西平对精神运动性发作效果最好。

5～7.【真题答案】　C、A、E

【真题解析】本组题考查要点是"中枢神经系统药物的临床应用"。碳酸锂用于治疗躁狂症或躁狂抑郁症的躁狂状态，对精神分裂症的兴奋躁动也有效；硫酸镁主要用于缓解子痫、破伤风等惊厥，也常用于高血压危象的救治；地昔帕明主要用于治疗抑郁症，对轻、中度的抑郁症疗效好，也可用于遗尿症的治疗。

8~9.【真题答案】　D、C

【真题解析】本组题考查要点是"中枢神经药物的不良反应"。苯巴比妥的不良反应为嗜睡、精神萎靡，长期使用可出现抑郁、淡漠、反应迟钝等，影响儿童智力发育，引起记忆力下降，注意力、学习能力也下降；地西泮的不良反应为困倦、头晕、乏力、记忆力下降、头痛、共济失调等；苯妥英钠的不良反应为局部刺激、神经系统反应、造血系统反应、过敏反应，偶见男性乳房增大、女性多毛症、淋巴结肿大等；阿司匹林的不良反应为胃肠道反应、凝血障碍、过敏反应、水杨酸反应、瑞夷综合征；卡比多巴的不良反应为偶有兴奋、失眠、幻觉、恶心、低血压和运动障碍等，大剂量有可能引起高血压危象。

10~12.【真题答案】　D、A、C

【真题解析】本组题考查要点是"中枢神经系统药物的临床应用"。别嘌醇抑制尿酸合成，用于原发或继发性痛风；硫酸镁临床主要用于缓解子痫、破伤风等惊厥，也常用于高血压危象的救治；舍曲林可用于各类抑郁症的治疗或预防其发作，并对强迫症、经前焦虑症有效。

13~14.【真题答案】　C、A

【真题解析】本组题考查要点是"作用于血液药物的药理作用"。维生素 K 为促凝药，可促进肝脏合成凝血酶原（Ⅱ因子）、Ⅷ因子、Ⅸ因子和 X 因子；阿司匹林可通过不可逆抑制血小板环加氧酶，使 TXA_2 减少，抑制血小板聚集。

15~17.【真题答案】　E、B、D

【真题解析】本组题考查要点是"抗精神失常药的临床应用"。氟哌啶醇临床主要用于治疗以兴奋、躁动、幻觉、妄想为主的精神分裂症及躁狂症，对氯丙嗪无效的患者仍有效，还可用于呕吐及顽固性呃逆、焦虑性神经官能症等；丙米嗪适用于各种类型的抑郁症治疗，对内源性抑郁症、反应性抑郁症及更年期抑郁症均有效，但对精神分裂症伴发的抑郁状态疗效较差，此外，还可用于遗尿症等；芬太尼与氟哌利多合用于神经松弛镇痛，以完成某些小手术或医疗检查，如烧伤换药、内镜检查等，与全身麻醉药或局麻药合用，可减少麻醉药用量；氯氮平临床用于治疗急、慢性精神分裂症，而且对其他药物无效的病例，包括慢性精神分裂症的退缩等阴性症状仍有较好疗效，也可用于长期给予氯丙嗪等传统抗精神病药物引起的迟发运动障碍。此外，氯氮平还具有抗胆碱作用、抗组胺作用、抗 α 肾上腺素受体作用，几无锥体外系反应及内分泌方面的不良反应；苯海索的抗震颤效果好，也能改善运动障碍和肌肉强直，对强直及运动迟缓的疗效较差。对一些继发症状如忧郁、流涎、多汗等有改善作用。对 DA 受体阻断药引起的锥体外系反应有效。对少数不能使用左旋多巴或 DA 受体激动药的帕金森病患者可使用本药。

18~20.【真题答案】　B、A、D

【真题解析】本组题考查要点是"药物使用的注意事项"。使用卡马西平时，偶见粒细胞减少，可逆性血小板减少，用药期间应定期检查血象和肝功能；乙胺丁醇长期大量用药可致神经炎，表现为视力下降，视野缩小，出现周围及中央盲点，故在用药期间应检查眼底，早发现及时停药；褪黑素主要可用于失眠，长期服用对身体会产生较大副作用，如患者产生药物依赖性；环孢素的主要不良反应为肝、肾毒性，故用药期间应定期检查肝、肾功能；氟桂利嗪为安全有效的抗癫痫药，毒性小，严重不良反应少见，常见不良反应为困倦，其次为镇静和体重增加。

21～22.【真题答案】　B、A

【真题解析】本组题考查要点是"抗抑郁药的药理作用"。氟西汀属于选择性5-HT再摄取抑制剂的药物，还包括舍曲林、帕罗西汀等；丙米嗪属于抑制NA及5-HT再摄取的药物，还包括去甲丙米嗪等；马普替林为选择性NA再摄取抑制剂，对5-HT摄取几无影响；吗氯贝胺是选择性MAO-A抑制剂；苯乙肼是一种强单胺氧化酶抑制剂。

23～26.【真题答案】　B、C、A、E

【真题解析】本组题考查要点是"吗啡的作用机制"。吗啡作用于中脑盖前核阿片受体，可引起瞳孔缩小；吗啡作用于边缘系统阿片受体，可镇痛，引起欣快感；吗啡作用于延髓孤束核阿片受体，可镇咳，引起呼吸抑制；吗啡作用于脑干极后区阿片受体，引起胃肠道反应，产生恶心、呕吐。

27～28.【真题答案】　A、C

【真题解析】本组题考查要点是"镇痛药物的作用机制"。阿司匹林的镇痛作用机制主要通过抑制前列腺素的合成而产生镇痛、抗炎和解热作用；阿片类药物（吗啡等），主要是通过与阿片受体发生立体专一性结合使其兴奋而减轻疼痛或缓解疼痛的。它作用于阿片受体，使其激动性神经末梢膜部分去极化，部分地增加 Na^+ 通透，结果，当兴奋性冲动来到时，只有部分未被作用的膜发生去极化，末梢介质乙酰胆碱释放不多，导致突触后细胞的去极化发生困难，疼痛冲动传导受阻，于是产生镇痛作用。

29～31.【真题答案】　C、D、A

【真题解析】本组题考查要点是"催眠药的药理作用"。水合氯醛的催眠作用温和，不缩短快动眼睡眠，无宿醉后遗效应；硫喷妥钠在临床上主要用于静脉麻醉或麻醉前给药；苯巴比妥能缩短快动眼睡眠时相，突然停药可出现戒断症状；地西泮对快动眼睡眠时相影响小，停药时"反跳"现象不明显；格鲁米特久服易成瘾。

32～33.【真题答案】C、B

【真题解析】本组题考查要点是"抗癫痫药的临床应用"。苯妥英钠为癫痫大发作的首选药物；卡马西平为广谱抗癫痫药，首选用于精神运动性发作，尤其适用于伴有精神症状的儿童；丙戊酸钠对各种类型的癫痫均有一定的疗效，对小发作效果好，但有肝毒性，小发作合并大发作时是首选药，对其他药物不能控制的癫痫也有效；乙琥胺对小发作有效，疗效不如氯硝西泮，但副作用及耐受性产生较少，为小发作治疗首选药物；氯硝西泮可用于小发作的治疗，治疗作用强于地西泮。

34～36.【真题答案】　B、C、A

【真题解析】本组题考查要点是"抗精神病药物的不良反应"。少数人使用氯丙嗪，出现局部或全身抽搐；氯氮平对黑质-纹状体系统的 D_2 和 D_3 亚型受体几无亲和力，几无锥体外系反应及内分泌方面的不良反应；氟哌啶醇为高效价抗精神病药，抗精神作用强，但椎体外系反应发生率高、程度严重；利培酮为新一代非典型抗精神病药物，低剂量时可阻断中枢的 5 - HT$_2$ 受体，大剂量时又可阻断多巴胺 D$_2$ 受体，对其他受体作用弱；珠氯噻醇为抗精神类药，较适用于老年人，偶见锥体外系反应。

37~39.【真题答案】　A、B、D

【真题解析】本组题考查要点是"吗啡的不良反应"。吗啡治疗剂量可引起恶心、呕吐、便秘等；连续反复用吗啡可产生耐受性和依赖性，表现为吗啡使用剂量逐渐增大和用药间隔时间缩短，一旦停药，出现戒断症状；中毒量吗啡引起呼吸肌麻痹、针尖样瞳孔、血压降低，甚至休克。

40~42.【真题答案】　B、A、D

【真题解析】本组题考查要点是"巴比妥类药物的药理作用"。巴比妥为巴比妥酸的衍生物；硫喷妥是指巴比妥酸 C$_2$ 位的 O 被 S 取代，脂溶性增高静脉注射立即生效，但维持时间短；苯巴比妥的脂溶性较小，作用持续时间较长；戊巴比妥为中效镇静催眠药；司可巴妥的脂溶性高但作用持续时间较短。

43~45.【真题答案】　A、B、D

【真题解析】本组题考查要点是"作用于中枢神经系统药物的作用机制"。左旋多巴进入中枢后转变为多巴胺，补充纹状体中 DA 的不足，使 DA 和 Ach 两种递质重新取得平衡，而产生抗帕金森病的作用；苯海索为胆碱脂受体阻断药，通过阻断胆碱受体而减弱黑质 - 纹状体通路中 Ach 的作用；卡比多巴为外周左旋芳香氨基酸脱羧酶抑制剂，不能通过血脑屏障而进入脑；金刚烷胺原为抗病毒药，在预防流感时意外发现有抗帕金森病作用，疗效不如左旋多巴，但优于中枢抗胆碱药，进入中枢后可促进患者黑质 - 纹状体内所保留的完整的多巴胺能神经末梢释放 DA，增强突触前 DA 的合成和抑制 DA 再摄取，并有直接激动 DA 受体及较弱的抗胆碱作用。

46~47.【真题答案】　B、E

【真题解析】本组题考查要点是"镇痛药的相关知识"。阿法罗定通过作用于中枢神经组织内的立体结构特异的、可饱和的阿片受体而起效；四氢帕马汀有镇痛、镇静、催眠及安定作用，镇痛作用不及哌替啶，但比一般解热镇痛药强；丁丙诺啡为蒂巴因的半合成衍生物，属 μ 受体部分激动药；二氢埃托啡是一种高效和麻醉性镇痛药，主要作用于阿片受体，其镇痛作用远强于盐酸吗啡，但药效较之维持时间短，呼吸抑制作用相对较轻；纳洛酮的化学结构与吗啡及其相似，对四种类型阿片受体都有拮抗作用。

48~49.【真题答案】　A、C

【真题解析】本组题考查要点是"药物的作用机制"。阿司匹林能不可逆地抑制COX - 1活性，干扰 PGH$_2$ 的生物合成，进而使血小板 TXA$_2$ 和血管内膜 PGI$_2$ 生成分别减少。由于血小板中的 COX - 1对阿司匹林的敏感性远高于血管内皮细胞中 COX - 1，所以小剂量的阿司匹林主要抑制血小板中的 COX - 1，减少 TXA$_2$ 的生成，而大剂量阿司匹林亦可明显抑制血管内皮细胞的环氧酶，减少 PGI$_2$ 合成，降低或抵消小剂量阿司匹林的抗血栓形成作用；布洛芬是苯丙酸的衍生物，为首先广泛使用的丙酸类药物，口服吸收快，1~2小时达最高血药浓度，99%与血浆蛋白结合，可缓慢进入滑膜腔，90%代谢物经尿液排出，$t_{1/2}$为2小时；尼美舒利为选择性诱导型环氧酶抑制剂，口服解热作用比对乙酰氨基酚强200倍，镇痛作用比阿司匹林强24倍，由于对COX－2选择性较高，胃肠道和肾功能不良反应发生率低；吡罗昔康通过抑制环氧酶使组织局部前列腺素的合成减少，抑制白细胞趋化性和溶酶体的释放，从而发挥较强的镇痛、抗炎作用；保泰松可抑制抗原抗体反应，降低机体的反应性。

三、X型题（多项选择题）

1.【真题答案】　BCD

【真题解析】本题考查要点是"氯丙嗪的药理作用"。氯丙嗪为D_2受体阻断剂。对α受体、H_1受体、$5-HT_2$受体和M受体也有阻断作用，它对中枢神经系统具有抗精神病作用、镇吐作用、对体温调节的作用以及加强中枢抑制药的作用。因此，本题的正确答案为BCD。

2.【真题答案】　ABCDE

【真题解析】本题考查要点是"阿片类药物滥用的种类"。阿片类药物滥用是指通过各种给药途径，将阿片类药物反复大量地用于非医疗用途，导致对阿片类药物产生依赖性，国际上通称为麻醉药品的滥用或药物滥用，在我国习称吸毒。目前，中国已形成了海洛因、摇头丸及其他麻醉药品、精神药品等多种毒品交叉滥用的局面，阿片类药物滥用主要有海洛因、吗啡、哌替啶、粗制阿片、二氢埃托啡、美沙酮和丁丙诺啡，其中海洛因滥用最多，多为中青年人。因此，本题的正确答案为ABCDE。

3.【真题答案】　BCDE

【真题解析】本题考查要点是"吗啡对中枢神经系统的药理作用"。吗啡是一种阿片受体激动剂，其镇痛、镇静、抑制呼吸和镇咳等作用均与激动阿片受体有关，产生欣快感是引起吗啡成瘾的原因。吗啡还可兴奋延脑催吐化学感受区引起恶心呕吐，还可促进垂体后叶释放抗利尿激素，抑制下丘脑促性腺激素释放激素和促肾上腺皮质激素释放激素的释放而致血中黄体生成素、促卵泡激素和促肾上腺皮质激素水平降低。因此，本题的正确答案为BCDE。

4.【真题答案】　ABDE

【真题解析】本题考查要点是"具有药酶诱导作用药物的种类"。P450酶可被肝药酶诱导剂诱导致使活性增加，或受到肝药酶抑制剂的抑制而活性减弱，前者称为药酶诱导剂，后者称为药酶抑制剂。苯巴比妥、苯妥英钠、利福平、卡马西平、灰黄霉素和地塞米松等药物能诱导P450酶的活性，加速自身或其他药物的代谢，使药物效应减弱。因此，本题的正确答案为ABDE。

5.【真题答案】　BDE

【真题解析】本题考查要点是"左旋多巴的药理作用"。
左旋多巴的药理作用：
（1）抗帕金森病：左旋多巴进入中枢后转变为多巴胺，补充纹状体中DA的不足，使DA和Ach两种递质重新取得平衡，而产生抗帕金森病的作用。其作用特点是：
①奏效较慢，用药2~3周后才出现体征的改善，1~6个月后才获得最大疗效；连续用

药1年以上约75%以上的患者可获得较好的疗效；②对轻症及年轻患者疗效较好，而对重症及年老衰弱者疗效较差；③对肌肉僵直及运动困难的疗效较好，而对肌震颤的疗效较差。

（2）心血管系统作用：左旋多巴在外周脱羧形成DA，可致轻度直立性低血压、短暂心动过速、轻度心律失常。长期服用后，上述症状可自行消失。

（3）内分泌系统作用：中枢多巴胺作用于垂体腺细胞，促进催乳素抑制因子释放，减少催乳素的分泌。因此，本题的正确答案为BDE。

6.【真题答案】 ABDE

【真题解析】本题考查要点是"吗啡的药理作用"。吗啡对中枢神经系统的作用包括：镇痛镇静、抑制呼吸（抑制脑干的呼吸中枢）、抑制延髓咳嗽中枢、兴奋延脑催吐化学感受区；外周作用包括：血管扩张、兴奋平滑肌、抑制免疫系统作用。因此，本题的正确答案为ABDE。

7.【真题答案】 ABC

【真题解析】本题考查要点是"地西泮的不良反应"。地西泮最常见的不良反应是困倦、头晕、乏力，其次是记忆力下降、头痛、共济失调等；静脉注射过快可致呼吸暂停或心脏骤停；长期应用可产生耐受性、依赖性。因此，本题的正确答案为ABC。

8.【真题答案】 ABCD

【真题解析】本题考查要点是"苯海索的不良反应"。苯海索的不良反应较多但轻微，如口干、散瞳、视力模糊、尿潴留，便秘等。偶见精神紊乱、激动、谵妄和幻觉等。窄角型青光眼、前列腺肥大者慎用。因此，本题的正确答案为ABCD。

9.【真题答案】 AD

【真题解析】本题考查要点是"解热镇痛抗炎药物的分类"。选择性诱导型环加氧酶抑制药包括美洛昔康、塞来昔布、尼美舒利、氯诺昔康。因此，本题的正确答案为AD。

10.【真题答案】 ABCD

【真题解析】本题考查要点是"苯妥英钠的特点"。苯妥英钠呈强碱性，刺激性大，故不宜肌肉注射，口服吸收慢而不规则，在血中约有85%～90%与血浆蛋白结合，药物浓度个体差异较大，应注意剂量个体化，这与治疗效果密切相关。因此，本题的正确答案为ABCD。

11.【真题答案】 CDE

【真题解析】本题考查要点是"抗精神病药物的临床应用"。丙米嗪、氟西汀用于治疗抑郁症，氯丙嗪、五氟利多、氟哌利多、氟哌啶醇、利培酮用于治疗精神分裂症。因此，本题的正确答案为CDE。

12.【真题答案】 ABC

【真题解析】本题考查要点是"左旋多巴的相关知识"。左旋多巴用于帕金森病，肝性脑病，可减少催乳素分泌，可引起心律失常、心动过速、精神障碍、运动障碍、"开－关"现象及排尿困难等不良反应。因此，本题的正确答案为ABC。

13.【真题答案】 ABCE

【真题解析】本题考查要点是"非选择性环加氧酶抑制药的种类"。非选择性环加氧酶抑制药包括除美洛昔康、氯诺昔康、塞来昔布、尼美舒利外的所有药物。因此，本题的正确答案为 ABCE。

14.【真题答案】　ABCDE

【真题解析】本题考查要点是"巴比妥类药物急性中毒的解救措施"。对巴比妥类药物急性中毒者应积极采取抢救措施，维持呼吸与循环功能，保持呼吸道通畅，吸氧，必要时进行人工呼吸，甚至气管切开，也可应用中枢兴奋药。为加速巴比妥类药物的排泄，可用碳酸氢钠等碱性药物，严重中毒病例可采用透析疗法。因此，本题的正确答案为 ABCDE。

15.【真题答案】　ABCD

【真题解析】本题考查要点是"卡马西平的不良反应"。卡马西平与其他抗癫痫药物相比，不良反应较少。最常见的与剂量相关的不良反应是复视和共济失调。高剂量可引起房室传导阻滞等心血管反应及嗜睡，其他常见不良反应有眩晕、恶心、呕吐等。偶尔可见低钠血症和水中毒，且呈剂量依赖性。罕见再生障碍性贫血和粒细胞减少，属特异质反应。因此，本题的正确答案为 ABCD。

16.【真题答案】　ABE

【真题解析】本题考查要点是"抗精神病药物的临床应用"。五氟利多为长效抗精神病药，适用于急慢性精神病分裂症，尤适用于慢性患者维持和巩固疗效；三氟哌多适用于急慢性精神病分裂症；氯丙嗪可以治疗各型精神分裂症，对急性患者疗效较好，对慢性患者疗效较差；氟哌利多临床用于精神分裂症的急性精神运动性兴奋躁狂状态，也用于麻醉前给药；利培酮适用于急性和慢性精神分裂症以及其他各种精神病性状态的明显的阳性症状和明显的阴性症状。因此，本题的正确答案为 ABE。

第五单元　心血管系统药物

【大纲复习要点】

小单元	细目	要点
（一）抗心律失常药物	1. 心律失常的电生理	抗心律失常药的药理作用、药物分类及代表药
	2. 常用抗心律失常药	（1）奎尼丁、利多卡因、普罗帕酮、普萘洛尔、胺碘酮、维拉帕米、腺苷的药理作用、临床应用及主要不良反应 （2）普鲁卡因胺、苯妥英钠、地尔硫草药理作用特点
	3. 治疗快速型心律失常药物的选用	治疗窦性心动过速、心房颤动、心房扑动、房性早搏、阵发性室上性心动过速、阵发性室性心动过速的常用药物

小单元	细　目	要　点
（二）抗心力衰竭药	1. 强心苷类药物	地高辛的药动学特点、药理作用、作用机制、临床应用、不良反应及防治、给药方法及药物相互作用
	2. 作用于肾素－血管紧张素系统的药物	卡托普利、依那普利、西拉普利、福辛普利、氯沙坦抗心力衰竭的药理作用及临床应用
	3. 其他类	（1）卡维地洛抗心力衰竭的药理作用及临床应用 （2）噻嗪类药物抗心力衰竭的药理作用特点及主要机制、临床应用 （3）多巴酚丁胺抗心力衰竭的药理作用特点与临床应用 （4）米力农药理作用特点
（三）抗高血压药	1. 抗高血压药物的分类	抗高血压药物的分类及各类代表药
	2. 常用抗高血压药	（1）卡托普利、普萘洛尔、哌唑嗪、硝苯地平、氢氯噻嗪、氯沙坦抗高血压的药理作用、作用机制、不良反应 （2）依那普利、缬沙坦、美托洛尔、卡维地洛、氨氯地平、尼群地平、甲基多巴、利舍平、可乐定、肼屈嗪、硝普钠、米诺地尔、吲达帕胺的药理作用特点及临床应用
	3. 抗高血压药的合理应用	合理用药原则
（四）抗心绞痛药	1. 硝酸酯类及亚硝酸酯类	硝酸甘油药动学特点、药理作用、作用机制、临床应用及不良反应
	2. β肾上腺素受体拮抗药	普萘洛尔抗心绞痛的药理作用及机制、与硝酸酯类合用的合理性
	3. 钙通道阻滞药	硝苯地平、地尔硫草抗心绞痛的药理作用特点及临床应用
	4. 其他抗心绞痛药	双嘧达莫、曲美他嗪抗心绞痛作用特点
（五）血脂调节药及抗动脉粥样硬化药	1. 血脂调节药	（1）他汀类药物的药理作用、作用机制、临床应用、不良反应、注意事项 （2）洛伐他汀、辛伐他汀、阿伐他汀的药动学及药理作用特点 （3）考来烯胺的药理作用、作用机制、临床应用、不良反应、注意事项 （4）贝特类药物的药理作用及机制、临床应用、药物相互作用 （5）烟酸的药理作用特点、临床应用

续　表

小单元	细　目	要　点
（五）血脂调节药及抗动脉粥样硬化药	2. 抗动脉粥样硬化药	（1）普罗布考、维生素 E 的药理作用与机制、临床应用及不良反应 （2）二十碳五烯酸及二十二碳六烯酸的药理作用特点及临床应用 （3）藻酸双酯钠的药理作用特点
（六）利尿药和脱水药	1. 利尿药	（1）利尿药的作用部位与分类 （2）氨苯蝶啶、螺内酯、乙酰唑胺利尿作用特点及临床应用
	2. 脱水药	甘露醇的药理作用及临床应用

【历年真题】

一、A 型题（最佳选择题）

1. β 肾上腺素受体阻断药可（　　）。
　　A. 抑制胃肠道平滑肌收缩　　　　　B. 促进糖原分解
　　C. 加快心脏传导　　　　　　　　　D. 升高血压
　　E. 使支气管平滑肌收缩
　　（2009、2003 年考试真题）

2. 奎尼丁与心肌细胞膜钠通道蛋白结合后，阻滞钠通道，降低膜对 Na^+、K^+ 等通透性，（　　）。
　　A. 抑制 Na^+ 内流　　　　　　　　B. 抑制 Ca^{2+} 内流
　　C. 抑制 Mg^{2+} 内流　　　　　　　D. 促进 K^+ 外流
　　E. 抑制 K^+ 内流
　　（2009 年考试真题）

3. 地高辛等强心苷治疗心衰最基本的作用是（　　）。
　　A. 正性肌力作用　　　　　　　　　B. 增加自律性
　　C. 负性频率作用　　　　　　　　　D. 缩短有效不应期
　　E. 加快心房和心室肌的传导
　　（2009 年考试真题）

4. 不宜用于变异型心绞痛的药物是（　　）。
　　A. 硝酸甘油　　　　　　　　　　　B. 硝苯地平
　　C. 普萘洛尔　　　　　　　　　　　D. 维拉帕米
　　E. 地尔硫䓬
　　（2009 年考试真题）

5. 下列选项中，属于考来烯胺在肠道通过离子交换与胆汁酸结合后发生作用的有（　　）。

    A. 增加脂蛋白酶活性　　　　　　　　B. 抑制脂肪分解

    C. 阻滞胆汁酸在肠道的重吸收　　　　D. 抑制细胞对 LDL 的修饰

    E. 抑制肝脏胆固醇转化

    （2009 年考试真题）

6. 主要用于治疗室性心律失常，对室上性心律失常基本无效的药物是（　　）。

    A. 腺苷　　　　　　　　　　　　　　B. 普萘洛尔

    C. 胺碘酮　　　　　　　　　　　　　D. 维拉帕米

    E. 利多卡因

    （2008 年考试真题）

7. 对下列心力衰竭，地高辛疗效最佳的是（　　）。

    A. 心脏瓣膜病引起的心力衰竭　　　　B. 先天性心脏病引起的心力衰竭

    C. 伴有心房扑动、颤动的心力衰竭　　D. 甲状腺功能亢进引起的心力衰竭

    E. 肺源性心脏病引起的心力衰竭

    （2008 年考试真题）

8. 某心衰患者伴有心绞痛、高血脂和支气管哮喘，可选用的药物是（　　）。

    A. 卡托普利　　　　　　　　　　　　B. 卡维地洛

    C. 氯沙坦　　　　　　　　　　　　　D. 氢氯噻嗪

    E. 多巴酚丁胺

    （2008 年考试真题）

9. 硝酸甘油的主要药理作用是（　　）。

    A. 降低心肌自律性　　　　　　　　　B. 抑制心肌收缩力

    C. 抑制血小板聚集　　　　　　　　　D. 增加心排出量

    E. 松弛血管平滑肌，改善心肌血液供应

    （2008 年考试真题）

10. 治疗变异型心绞痛，疗效好的药物是（　　）。

    A. 普萘洛尔　　　　　　　　　　　　B. 硝苯地平

    C. 硝酸甘油　　　　　　　　　　　　D. 考来烯胺

    E. 曲美他嗪

    （2008 年考试真题）

11. 主要通过抗氧化和调血脂的综合作用，防治动脉粥样硬化的药物是（　　）。

    A. 洛伐他汀　　　　　　　　　　　　B. 烟酸

    C. 普罗布考　　　　　　　　　　　　D. 考来烯胺

    E. 吉非贝齐

    （2008 年考试真题）

12. 卡托普利抗高血压的作用机制是（　　）。

    A. 增加 NO，使小动脉扩张

B. 阻断血管紧张素Ⅱ受体

C. 抑制血管紧张素转化酶

D. 作用于中枢后，使外周交感活性降低

E. 使外周去甲肾上腺素能神经递质耗竭

（2008 年考试真题）

13. 可引起致死性肺毒性和肝毒性的抗心律失常药物是（　　　）。

　　A. 普萘洛尔　　　　　　　　　　B. 胺碘酮

　　C. 利多卡因　　　　　　　　　　D. 奎尼丁

　　E. 维拉帕米

（2007 年考试真题）

14. 高血压伴消化性溃疡患者不宜选用的药物是（　　　）。

　　A. 普萘洛尔　　　　　　　　　　B. 利舍平

　　C. 哌唑嗪　　　　　　　　　　　D. 卡托普利

　　E. 氯沙坦

（2007 年考试真题）

15. 长期应用氢氯噻嗪降低血压的作用机制主要是（　　　）。

　　A. 抑制醛固酮分泌

　　B. 排钠，使细胞内 Na^+ 减少

　　C. 降低血浆肾素活性

　　D. 排钠利尿，造成体内 Na^+ 和水的负平衡，使细胞外液和血容量减少

　　E. 拮抗醛固酮受体

（2007 年考试真题）

16. 硝酸甘油舒张血管平滑肌的作用机制是（　　　）。

　　A. 对血管的直接舒张作用

　　B. 产生一氧化氮（NO），使细胞内环磷酸鸟苷（cGMP）升高

　　C. 阻断 α 肾上腺素受体

　　D. 阻断 β 肾上腺素受体

　　E. 阻滞钙离子通道

（2007 年考试真题）

17. 呋塞米利尿的主要作用部位是（　　　）。

　　A. 远曲小管近端　　　　　　　　B. 远曲小管远端

　　C. 肾小管髓袢升支粗段　　　　　D. 集合管

　　E. 肾小球

（2007 年考试真题）

18. 关于普罗帕酮叙述错误的是（　　　）。

　　A. 阻滞 Na^+ 内流，降低自律性

　　B. 降低 0 相去极化速度和幅度，减慢传导

　　C. 有普鲁卡因样局麻作用

D. 弱的 β 受体阻断作用，减慢心率，抑制心肌收缩力

E. 促进 K^+ 外流，相对延长有效不应期

（2006 年考试真题）

19. 易引起顽固性干咳的抗高血压药是（　　）。

    A. 普萘洛尔　　　　　　　　　　　　B. 卡托普利

    C. 氯沙坦　　　　　　　　　　　　　D. 氨氯地平

    E. 米诺地尔

（2006 年考试真题）

20. 他汀类药物不用于（　　）。

    A. 2 型糖尿病引起的高胆固醇血症　　　B. 肾病综合征引起的高胆固醇血症

    C. 杂合子家族性高脂蛋白血症　　　　　D. 高三酰甘油血症

    E. 预防心脑血管急性事件

（2006 年考试真题）

21. 螺内酯临床常用于治疗（　　）。

    A. 脑水肿　　　　　　　　　　　　　B. 急性肾功能衰竭

    C. 醛固酮增高引起的水肿　　　　　　D. 尿崩症

    E. 高血压

（2006 年考试真题）

22. 胺碘酮抗心律失常的作用机制是（　　）。

    A. 提高窦房结和浦肯野纤维的自律性

    B. 加快浦肯野纤维和窦房结的传导速度

    C. 缩短心房和浦肯野纤维的动作电位时程、有效不应期

    D. 阻滞心肌细胞 Na^+、K^+、Ca^{2+} 通道

    E. 激动 α 及 β 受体

（2005 年考试真题）

23. 具有预防和逆转血管平滑肌增厚及左心室肥厚的抗高血压药物是（　　）。

    A. 利尿剂　　　　　　　　　　　　　B. 钙通道阻滞剂

    C. 血管紧张素转换酶抑制剂　　　　　D. β 肾上腺素受体阻断剂

    E. α 肾上腺素受体阻断剂

（2005 年考试真题）

24. 硝酸酯类、β 受体阻断药和钙通道阻滞药治疗心绞痛均能（　　）。

    A. 减慢心率　　　　　　　　　　　　B. 扩张冠状动脉

    C. 缩小心室容积　　　　　　　　　　D. 降低心肌耗氧量

    E. 抑制心肌收缩力

（2005 年考试真题）

25. 能升高血钾的利尿药物是（　　）。

    A. 呋塞米　　　　　　　　　　　　　B. 氢氯噻嗪

    C. 乙酰唑胺　　　　　　　　　　　　D. 氨苯蝶啶

E. 甘露醇

（2005 年考试真题）

26. 普萘洛尔属于（　　）。

A. 选择性 β 受体阻断药
B. 非选择性 β 受体阻断药
C. 选择性 α 受体阻断药
D. 非选择性 α 受体阻断药
E. α、β 受体阻断药

（2004 年考试真题）

27. 利多卡因（　　）。

A. 对室上性心律失常有效

B. 可口服，也可静脉注射

C. 肝脏代谢少，主要以原形经肾排泄

D. 属于 Ic 类抗心律失常药

E. 为急性心肌梗死引起的室性心律失常的首选药

（2004 年考试真题）

28. 维拉帕米的药理作用是（　　）。

A. 促进 Ca^{2+} 内流
B. 增加心肌收缩力
C. 直接抑制 Na^+ 内流
D. 降低窦房结和房室结的自律性
E. 升高血压

（2004 年考试真题）

29. 关于强心苷的叙述，正确的是（　　）。

A. 其极性越大，口服吸收率越高

B. 强心苷的作用与交感神经递质及其受体有关

C. 具有正性频率作用

D. 安全范围小，易中毒

E. 可用于室性心动过速

（2004 年考试真题）

30. 通过阻断血管紧张素 Ⅱ 受体而治疗慢性心功能不全的药物是（　　）。

A. 地高辛
B. 氨力农
C. 卡托普利
D. 美托洛尔
E. 氯沙坦

（2004 年考试真题）

31. 硝酸酯类药物舒张血管的作用机制是（　　）。

A. 阻断 β 受体
B. 直接作用于血管平滑肌
C. 促进前列环素的生成
D. 使一氧化氮产生增加
E. 阻滞 Ca^{2+} 通道

（2004 年考试真题）

32. 关于噻嗪类利尿药，叙述错误的是（　　）。

A. 痛风患者慎用
B. 糖尿病患者慎用

    C. 可引起低钙血症   D. 肾功能不良者禁用

    E. 可引起血氨升高

    （2004 年考试真题）

33. 肝素的抗凝作用特点是（   ）。

    A. 作用缓慢   B. 体内、体外均有效

    C. 仅在体外有效   D. 仅在体内有效

    E. 必须有维生素 K 辅助

    （2004 年考试真题）

34. 属于保钾利尿药的是（   ）。

    A. 氢氯噻嗪   B. 螺内酯

    C. 甘露醇   D. 呋塞米

    E. 乙酰唑胺

    （2004 年考试真题）

35. 利多卡因抗心律失常的作用机制是（   ）。

    A. 提高心肌自律性   B. β受体阻断作用

    C. 抑制 K^+ 外流和 Na^+ 内流   D. 促进 K^+ 外流和 Na^+ 内流

    E. 改变病变区传导速度

    （2003 年考试真题）

36. 与硝酸甘油扩张血管作用无关的不良反应是（   ）。

    A. 心率加快   B. 搏动性头痛

    C. 体位性低血压   D. 升高眼内压

    E. 高铁血红蛋白血症

    （2003 年考试真题）

37. 易引起低血钾的利尿药是（   ）。

    A. 山梨醇   B. 阿米洛利

    C. 氢氯噻嗪   D. 氨苯蝶啶

    E. 螺内酯

    （2003 年考试真题）

二、B 型题（配伍选择题）

    A. 利多卡因   B. 维拉帕米

    C. 奎尼丁   D. 普萘洛尔

    E. 胺碘酮

    （2009 年考试真题）

1. 阻滞钠通道，延长 ERP 的是（   ）。

2. 阻滞钠通道，缩短 APD，相对延长 ERP 的是（   ）。

3. 阻滞钙通道，降低自律性的是（   ）。

4. 选择延长 APD 和 ERP 的是（   ）。

  A. 卡托普利   B. 氯沙坦
  C. 哌唑嗪   D. 硝酸甘油
  E. 硝苯地平

  （2003、2009 年考试真题）

5. 口服有效的 AT_1 受体拮抗药是（　　　）。

6. 血管紧张素转化酶抑制药是（　　　）。

7. 易产生耐受性的抗心绞痛药是（　　　）。

  A. 洛伐他汀   B. 吉非贝齐
  C. 考来烯胺   D. 烟酸
  E. 普罗布考

  （2009、2007 年考试真题）

8. 有调血脂作用，亦能增加动脉粥样硬化斑块稳定性或使斑块缩小的药物是（　　　）。

9. 有调血脂作用，也有抗凝血、抗血栓和抗炎作用的药物是（　　　）。

10. 适用于Ⅱa、Ⅱb 型及家族性杂合子的高脂蛋白血症，但有特殊臭味和一定刺激性的药物是（　　　）。

  A. 卡托普利   B. 米力农
  C. 氯沙坦   D. 洛伐他汀
  E. 阿司匹林

  （2009 年考试真题）

11. 抑制环加氧酶的药物是（　　　）。

12. 抑制 HMG - CoA 还原酶的药物是（　　　）。

13. 抑制血管紧张素转化酶的药物是（　　　）。

  A. 可乐定   B. 吲哒帕胺
  C. 依那普利   D. 甲基多巴
  E. 米诺地尔

  （2008 年考试真题）

14. 治疗高血压，还可用于治疗偏头痛和青光眼的药物是（　　　）。

15. 临床用于治疗高血压和心力衰竭的药物是（　　　）。

16. 适用于轻、中度高血压，伴有浮肿者更适宜的药物是（　　　）。

  A. 普萘洛尔   B. 哌唑嗪
  C. 甲基多巴   D. 氨氯地平
  E. 尼群地平

  （2008 年考试真题）

17. 伴有支气管哮喘的高血压患者禁用的药物是（　　　）。

18. 部分病人首次用药后可出现直立性低血压、眩晕、出汗、心悸等反应的药物是（　　）。

19. 主要用于高血压及心绞痛治疗，主要不良反应为外周水肿的药物是（　　）。

20. 适用于肾性高血压及伴有肾功能不良高血压患者的药物是（　　）。

    A. 洛伐他汀　　　　　　　　　　B. 考来烯胺

    C. 非诺贝特　　　　　　　　　　D. 维生素 E

    E. 藻酸双酯钠

    （2008 年考试真题）

21. 主要降低三酰甘油和 VLDL – C 的药物是（　　）。

22. 具有调血脂、抗血栓形成、保护血管内皮、抗动脉粥样硬化作用的药物是（　　）。

    A. 地高辛抗体　　　　　　　　　B. 考来烯胺

    C. 氢氯噻嗪　　　　　　　　　　D. 阿托品

    E. 苯妥英钠

    （2007 年考试真题）

23. 治疗地高辛中毒引起的快速性心律失常的药物是（　　）。

24. 治疗地高辛中毒引起的窦性心动过缓和传导阻滞的药物是（　　）。

25. 与洋地黄毒苷结合，能阻断肝肠循环，减轻中毒的药物是（　　）。

    A. 氢氯噻嗪　　　　　　　　　　B. 米力农

    C. 氯沙坦　　　　　　　　　　　D. 卡维地洛

    E. 多巴酚丁胺

    （2007 年考试真题）

26. 适用于轻、中度心力衰竭及左、右心室充盈量高的患者的药物是（　　）。

27. 适用于心功能比较稳定的 Ⅱ ~ Ⅲ 级心力衰竭患者的药物是（　　）。

    A. 硝酸甘油　　　　　　　　　　B. 普萘洛尔

    C. 硝苯地平　　　　　　　　　　D. 地尔硫䓬

    E. 双嘧达莫

    （2007 年考试真题）

28. 连续应用易产生耐受性的药物是（　　）。

29. 剂量过大会引起高铁血红蛋白血症的药物是（　　）。

    A. 螺内酯　　　　　　　　　　　B. 甘露醇

    C. 氨苯蝶啶　　　　　　　　　　D. 阿米洛利

    E. 呋塞米

    （2007 年考试真题）

30. 治疗急性肾功能衰竭的药物是（　　）。

31. 治疗醛固酮升高引起的顽固性水肿的药物是（　　）。
32. 治疗脑水肿、降低颅内压的首选药物是（　　）。

　　A. 硝苯地平　　　　　　　　　　B. 卡托普利
　　C. 普萘洛尔　　　　　　　　　　D. 氯沙坦
　　E. 氢氯噻嗪
　　（2006 年考试真题）

33. 能降低血压但伴有反射性心率加快，易导致心肌缺血的药物是（　　）。
34. 非肽类的 AT_1 体拮抗药物是（　　）。

　　A. 可乐定　　　　　　　　　　　B. 利血平
　　C. 哌唑嗪　　　　　　　　　　　D. 肼屈嗪
　　E. 卡托普利
　　（2006 年考试真题）

35. 抑制血管紧张素转化酶的药物是（　　）。
36. 直接舒张小动脉平滑肌的药物是（　　）。

　　A. 普萘洛尔　　　　　　　　　　B. 哌唑嗪
　　C. 氨氯地平　　　　　　　　　　D. 硝酸甘油
　　E. 氯沙坦
　　（2006 年考试真题）

37. 连续使用易产生耐受性的药物是（　　）。
38. 对血管平滑肌选择性高，对心肌收缩力或心肌传导作用影响很小的药物是（　　）。

　　A. 呋塞米　　　　　　　　　　　B. 乙酰唑胺
　　C. 氢氯噻嗪　　　　　　　　　　D. 螺内酯
　　E. 氨苯蝶啶
　　（2006 年考试真题）

39. 预防急性肾功能衰竭可选用（　　）。
40. 治疗轻型尿崩症可选用（　　）。
41. 治疗青光眼可选用（　　）。

　　A. 奎尼丁　　　　　　　　　　　B. 普萘洛尔
　　C. 利多卡因　　　　　　　　　　D. 维拉帕米
　　E. 苯妥英钠
　　（2005 年考试真题）

42. 治疗强心苷中毒引起的室性心律失常最好选用（　　）。
43. 促进复极 4 相 K^+ 外流，相对延长有效不应期的药物是（　　）。

44. 有抗胆碱作用和阻断 α 受体的抗心律失常药物是（　　）。

    A. 奎尼丁   B. 硝酸甘油

    C. 地高辛   D. 卡托普利

    E. 硝苯地平

（2005 年考试真题）

45. 增加细胞内 Ca^{2+} 浓度（　　）。

46. 影响 Ca^{2+} 通道，减少细胞内 Ca^{2+} 浓度（　　）。

47. 通过产生 NO，减少细胞 Ca^{2+} 浓度（　　）。

    A. 普萘洛尔   B. 硝苯地平

    C. 肼屈嗪   D. 卡托普利

    E. 氢氯噻嗪

（2005 年考试真题）

48. 具有治疗轻度或中度原发性或肾性高血压的药物是（　　）。

49. 通过降低血管壁细胞内钠离子含量，使细胞内钙离子减少的药物是（　　）。

    A. 可乐定   B. 哌唑嗪

    C. 普萘洛尔   D. 琥珀胆碱

    E. 去甲肾上腺素

（2004 年考试真题）

50. 对 β 受体有阻滞作用的药物是（　　）。

51. 对 α_1 和 α_2 受体均有激动作用的药物是（　　）。

52. 对 α_1 受体有选择性阻滞作用的药物是（　　）。

53. 对 α_2 受体有选择性激动作用的药物是（　　）。

    A. 利舍平   B. 氢氯噻嗪

    C. 硝苯地平   D. 肼屈嗪

    E. 可乐定

（2004 年考试真题）

54. 抑制平滑肌和心肌细胞 Ca^{2+} 内流的降压药是（　　）。

55. 直接舒张小动脉平滑肌的降压药是（　　）。

    A. 硝酸甘油   B. 硝苯地平

    C. 普萘洛尔   D. 胍乙啶

    E. 洛伐他汀

（2004 年考试真题）

56. 通过抑制 Ca^{2+} 内流，对变异性心绞痛宜选择的药物是（　　）。

57. 变异性心绞痛不宜选用的药物是（　　）。

58. 可诱发和加重哮喘的药物是（　　）。

59. 不宜口服给药的药物是（　　）。

    A. 氯贝丁酯   B. 洛伐他汀

    C. 考来烯胺   D. 烟酸

    E. 普罗布考

（2004 年考试真题）

60. 抑制氧化 LDL 的生成而降血脂的药物是（　　）。

61. 与胆汁酸结合而降血脂的药物是（　　）。

    A. 呋塞米   B. 氨苯蝶啶

    C. 乙酰唑胺   D. 氢氯噻嗪

    E. 螺内酯

（2004 年考试真题）

62. 严重水肿可使用的药物是（　　）。

63. 高血压可使用的药物是（　　）。

    A. 卡托普利   B. 米力农

    C. 氯沙坦   D. 洛伐他汀

    E. 阿司匹林

（2004 年考试真题）

64. 抑制环加氧酶的药物是（　　）。

65. 抑制 HMG – CoA 还原酶的药物是（　　）。

66. 抑制血管紧张素转化酶的药物是（　　）。

    A. 抑制房室传导   B. 加强心肌收缩力

    C. 抑制窦房结   D. 缩短心房的有效不应期

    E. 加快房室传导

（2003 年考试真题）

67. 强心苷治疗心力衰竭的药理学基础是（　　）。

68. 强心苷治疗心房扑动的药理学基础是（　　）。

    A. 普萘洛尔   B. 哌唑嗪

    C. 硝苯地平   D. 硝酸甘油

    E. 氯沙坦

（2003 年考试真题）

69. 易产生耐受性的药物是（　　）。

70. 对伴有哮喘的心绞痛患者更适用的药物是（　　）。

    A. 甘露醇　　　　　　　　　　　B. 氢氯噻嗪
    C. 呋塞米　　　　　　　　　　　D. 阿米洛利
    E. 螺内酯
    （2003 年考试真题）

71. 可单独用于轻度、早期高血压的药物是（　　）。
72. 竞争性结合醛固酮受体的药物是（　　）。
73. 糖尿病患者应慎用的药物是（　　）。
74. 因作用弱，常与其他利尿药合用的药物是（　　）。

    A. 烟酸　　　　　　　　　　　　B. 洛伐他汀
    C. 考来烯胺　　　　　　　　　　D. 氯贝丁酯
    E. 硫酸软骨素、硫酸乙酰肝素、硫酸皮肤素复合物
    （2003 年考试真题）

75. 久用可诱发胆结石的药物是（　　）。
76. 对动脉内皮有保护作用的药物是（　　）。
77. 消化性溃疡患者禁用的药物是（　　）。

三、X 型题（多项选择题）

1. 利多卡因能直接作用于心脏，而对自主神经很少影响，其作用主要有（　　）。
    A. 降低自律性　　　　　　　　　B. 缩短 ADP，相对延长 ERP
    C. 明显阻滞钠通道　　　　　　　D. 降低浦肯野纤维的自律性
    E. 改变病变区传导速度
    （2009 年考试真题）

2. 他汀类药物的降脂特点是（　　）。
    A. 竞争性抑制 HMG－CoA 还原酶活性　　B. 肝脏胆固醇合成明显减少
    C. VLDL 合成减少　　　　　　　　D. 血浆 LDL－胆固醇降低
    E. HDL－胆固醇轻度升高
    （2009 年考试真题）

3. 下列选项中，属于普罗布考的调血脂作用的有（　　）。
    A. 对血中 VLDL 和 TG 无明显影响　　B. 可降低血中 HDL－C 含量
    C. OX－LDL 生成增加　　　　　　D. 降低血浆 TC
    E. 降低血浆 LDL－C
    （2009 年考试真题）

4. 在治疗剂量下，地高辛的作用有（　　）。
    A. 加强心肌收缩力　　　　　　　B. 减慢心率
    C. 降低自律性　　　　　　　　　D. 减慢传导

E. 缩短心房肌和心室肌的有效不应期

（2008 年考试真题）

5. 他汀类药物的非调血脂作用包括（ ）。

A. 改善血管内皮功能

B. 增强血管平滑肌细胞增殖和迁移

C. 稳定和缩小动脉粥样硬化斑块

D. 减轻动脉粥样硬化过程的炎性反应

E. 抗氧化

（2008 年考试真题）

6. 呋塞米临床可用于（ ）。

A. 急性肾功能衰竭　　　　　　　　B. 严重水肿

C. 降血压　　　　　　　　　　　　D. 调血脂

E. 加速某些毒物的排泄

（2008 年考试真题）

7. 卡托普利治疗高血压的作用机制有（ ）。

A. 抑制血管紧张素转换酶活性　　　B. 减少醛固酮分泌

C. 减少缓激肽水解　　　　　　　　D. 抑制血管平滑肌增殖

E. 阻断血管紧张素 AT_1 受体

（2007 年考试真题）

8. 硝酸甘油与普萘洛尔合用治疗心绞痛（ ）。

A. 能消除硝酸甘油引起的心率加快

B. 能消除普萘洛尔引起的心室容量增加

C. 可降低硝酸甘油引起的心肌收缩性增加

D. 可降低心内外膜血流比例

E. 可使侧支血流量减少

（2007 年考试真题）

9. 他汀类药物可用于（ ）。

A. 动脉粥样硬化　　　　　　　　　B. 静脉血栓形成

C. 肾病综合征　　　　　　　　　　D. 血管成形术后再狭窄

E. 器官移植后排异反应

（2007 年考试真题）

10. 呋塞米的不良反应包括（ ）。

A. 低血钾　　　　　　　　　　　　B. 低血容量

C. 低血钠　　　　　　　　　　　　D. 低血镁

E. 低血糖

（2005 年考试真题）

11. 肾功能不全时，必须酌情减量的药物有（ ）。

A. 四环素　　　　　　　　　　　　B. 磺胺嘧啶

    C. 庆大霉素   D. 乙胺丁醇

    E. 对氨基水杨酸

    （2005 年考试真题）

12. 胺碘酮的药理作用有（　　）。

    A. 延长动作电位时程和有效不应期   B. 降低窦房结自律性

    C. 阻滞 K^+ 通道   D. 加快心房和浦肯野纤维的传导

    E. 促进 Na^+、Ca^{2+} 内流

    （2003 年考试真题）

13. 直接作用于血管平滑肌的抗高血压药物有（　　）。

    A. 哌唑嗪   B. 肼屈嗪

    C. 二氮嗪   D. 胍乙啶

    E. 硝普钠

    （2003 年考试真题）

14. 氢氯噻嗪对尿中离子的影响为（　　）。

    A. 排 Na^+ 增多   B. 排 K^+ 增多

    C. 排 Cl^- 增多   D. 排 HCO_3^- 增多

    E. 排 Ca^{2+} 增多

    （2003 年考试真题）

【参考答案及解析】

一、A 型题（最佳选择题）

1. **【真题答案】**   E

【真题解析】 本题考查要点是"β 肾上腺素受体阻断药的作用机制"。β 肾上腺素受体阻断药主要通过 β 受体阻断作用，使心率减慢，心收缩力减弱，心排出量减少及动脉压降低，从而减轻心脏负担，明显降低心肌耗氧量而缓解心绞痛。因此，本题的正确答案为 E。

2. **【真题答案】**   A

【真题解析】 本题考查要点是"奎尼丁的药理作用"。奎尼丁与心肌细胞膜钠通道蛋白结合后，阻滞钠通道，降低膜对 Na^+、K^+ 等通透性，抑制 Na^+ 内流。因此，本题的正确答案为 A。

3. **【真题答案】**   A

【真题解析】 本题考查要点是"强心苷类药物的药理作用"。地高辛等强心苷治疗心衰最主要和最基本的作用是加强心肌收缩力（正性肌力作用），除此之外，还可减慢心率（负性频率作用）以及对心肌电生理特性的影响。因此，本题的正确答案为 A。

4. **【真题答案】**   C

【真题解析】 本题考查要点是"治疗心血管疾病药物的不良反应"。低血压、青光眼及颅内压增高的患者禁用硝酸甘油；硝苯地平禁用于心源性休克；普萘洛尔对冠状动脉痉挛诱

发的变异型心绞痛不宜用；严重心衰、Ⅱ度或Ⅲ度房室传导阻滞、心源性休克及低血压等禁用维拉帕米；Ⅱ度以上房室传导阻滞、低血压、严重心衰患者及孕妇禁用地尔硫草。因此，本题的正确答案为 C。

5. 【真题答案】　　C

【真题解析】本题考查要点是"考来烯胺的药理作用与机制"。

考来烯胺在肠道通过离子交换与胆汁酸结合后发生下列作用：

①被结合的胆汁酸失去活性，减少食物中脂类（包括 Ch）的吸收；

②阻滞胆汁酸在肠道的重吸收；

③由于大量胆汁酸丢失，肝内 Ch 经 $7-\alpha$ 羟化酶的作用转化为胆汁酸；

④由于肝细胞中 Ch 减少，导致肝细胞表面 LDL 受体增加和活性增强；

⑤大量含 Ch 的 LDL 经受体进入肝细胞，使血浆 TC 和 LDL 水平降低；

⑥此过程中的 HMG-CoA 还原酶可有继发活性增加，但不能补偿 Ch 的减少，若与他汀类联合应用，有协同作用。

因此，本题的正确答案为 C。

6. 【真题答案】　　E

【真题解析】本题考查要点是"治疗室性心律失常的药物选择"。腺苷为内源性嘌呤核苷，作用于 G 蛋白偶联的腺苷受体，用于治疗折返性阵发性室上性心律失常；普萘洛尔抗心律失常的主要机制是阻断 β 受体作用，主要用于室上性心律失常如窦性心动过速、心房纤颤、心房扑动或阵发性室上性心动过速，尤其对交感神经兴奋性过高引起的心律失常疗效更好；胺碘酮为广谱抗心律失常药，适用于室上性、室性心律失常，对心房颤动、心房扑动和室上性心动过速效果良好；维拉帕米对室上性和房室结折返引起的心律失常效果好，对阵发性室上性心动过速的急性发作已成为首选，对心房扑动或心房颤动降低心室率也很有效；利多卡因为局麻药，1963 年用于治疗心律失常，是目前防治急性心肌梗死及各种心脏病并发快速室性心律失常的安全、高效及速效药物。临床用于预防和治疗室性心律失常，对各种原因引起的室性期前收缩、阵发性室性心动过速及心室颤动等均有效，特别是对急性心肌梗死引起的室性心律失常为首选药，对室上性心律失常基本无效。因此，本题的正确答案为 E。

7. 【真题答案】　　C

【真题解析】本题考查要点是"地高辛的临床应用"。地高辛对伴有心房扑动、颤动的心功能不全疗效最好；对心脏瓣膜病、先天性心脏病及心脏负担过重（如高血压）引起的心功能不全疗效良好；对甲状腺功能亢进、严重贫血及维生素 $β_1$ 缺乏引起的心衰疗效较差；对肺源性心脏病、活动性心肌炎以及严重心肌损害引起的心功能不全，疗效也较差；对机械性阻塞如缩窄性心包炎、重度二尖瓣狭窄等引起的心衰疗效很差或无效。因此，本题的正确答案为 C。

8. 【真题答案】　　E

【真题解析】本题考查要点是"心衰患者的药物治疗"。卡托普利适用于各型高血压，是治疗轻或中度原发性或肾性高血压的首选药物之一；卡维地洛可用于治疗轻、中度高血压或伴有肾功能不全、糖尿病的高血压患者；氢氯噻嗪可单独用于轻度、早期高血压或与其他降压药合用于各种类型的高血压；氯沙坦用于各型高血压的治疗，降压作用较血管紧张素转化酶抑制药稍弱，对高血压、糖尿病合并肾功能不全患者有保护作用；多巴酚丁胺适用于短期治疗急性心肌梗死伴有的心力衰竭，中毒性休克伴有心肌收缩力减弱或心力衰竭。因此，本题的正确答案为 E。

9. 【真题答案】　E

【真题解析】本题考查要点是"硝酸甘油的药理作用"。

硝酸甘油的主要药理作用包括：

（1）扩张外周血管，改善心肌血流动力学。

（2）改善缺血区心肌血液供应，主要通过以下途径改变心肌血液的分布实现：

①硝酸甘油能扩张较大的冠状动脉及供应缺血区的侧支血管，使总的冠状动脉血流量较多分配到缺血区，改善局部缺血；

②明显舒张较大的心外膜血管及狭窄的冠状动脉以及侧支血管；

③使冠状动脉血流重新分配。由于硝酸甘油降低左心室舒张末期压，舒张心外膜血管及侧支血管，使血液易从心外膜区域流向心内膜下缺血区，从而增加缺血区的血流量；

④硝酸甘油还能抑制血小板聚集，有利于冠心病的治疗。

因此，本题的正确答案为 E。

10. 【真题答案】　B

【真题解析】本题考查要点是"变异型心绞痛的药物治疗"。钙通道阻滞药对冠状动脉痉挛诱发的变异型心绞痛最有效，对稳定型和不稳定型心绞痛也有效。抗心绞痛常用的钙通道阻滞药有硝苯地平、地尔硫䓬、苄普地尔等。因此，本题的正确答案为 B。

11. 【真题答案】　C

【真题解析】本题考查要点是"动脉粥样硬化的临床治疗"。洛伐他汀具有良好的调血脂作用；烟酸为广谱调血脂药，对多种高脂血症均有一定效应；普罗布考的抗动脉粥样硬化作用可能是抗氧化和调血脂作用的综合结果；考来烯胺主要降低总胆固醇和低密度脂蛋白；吉非贝齐主要降低三酰甘油及极低密度脂蛋白。因此，本题的正确答案为 C。

12. 【真题答案】　C

【真题解析】本题考查要点是"卡托普利抗高血压的作用机制"。

卡托普利主要通过以下机制降压：

①抑制 ACE，使 AngⅡ生成减少，血管舒张；减少醛固酮分泌，排钠增加；肾血管扩张亦加强排钠作用；

②ACE 也是降解缓激肽的酶，ACE 抑制后减少缓激肽水解，使 NO、PGI_2、EDHF 等扩血管物质增加；

③抑制局部 AngⅡ在血管组织及心肌内的形成，抑制血管平滑肌增殖和左心室肥厚，改善心衰患者的心功能。

因此，本题的正确答案为 C。

13. 【真题答案】　B

【真题解析】本题考查要点是"心律失常药的不良反应"。普萘洛尔可致窦性心动过缓、房室传导阻滞、低血压及心衰等，对有病窦综合征、房室传导阻滞、支气管哮喘或慢性肺部疾患者禁用；胺碘酮不良反应较多，窦性心动过缓极为常见，严重的不良反应为致死性肺毒性和肝毒性，如间质性肺炎、肺纤维化、肝炎等；利多卡因导致的心血管系统的不良反应少，主要是中枢神经系统反应；奎尼丁不良反应多，毒性较大，主要有胃肠道反应、心血管反应、金鸡纳反应、奎尼丁晕厥以及过敏反应；维拉帕米口服安全，可出现心脏和胃肠道的不良反应。因此，本题的正确答案为 B。

14.【真题答案】　B

【真题解析】本题考查要点是"高血压药的不良反应"。心衰、支气管哮喘病人禁用普萘洛尔；有精神抑郁、消化性溃疡病史者禁用利舍平；肾动脉狭窄、妊娠及授乳妇女禁用氯沙坦。因此，本题的正确答案为 B。

15.【真题答案】　D

【真题解析】本题考查要点是"氢氯噻嗪的降压作用机制"。一般认为噻嗪类利尿药的降压机制是通过排钠利尿造成体内 Na^+ 和水的负平衡，使细胞外液和血容量减少而降压。这可能是用药初期及短期应用高效利尿药的降压机制。长期应用噻嗪类利尿药的降压机制在于排钠，使细胞内 Na^+ 减少。因此，本题的正确答案为 D。

16.【真题答案】　D

【真题解析】本题考查要点是"硝酸甘油舒张血管平滑肌的作用机制"。硝酸酯类舒张血管平滑肌，目前认为它们可产生一氧化氮（NO）。NO 通过鸟苷酸环化酶，使细胞内环磷酸鸟苷（cGMP）升高，进而激活依赖 cGMP 的蛋白激酶，降低胞浆中 Ca^{2+} 浓度，使肌球蛋白轻链去磷酸化（肌球蛋白在收缩过程中以磷酸化形式起作用），产生舒张血管平滑肌的作用。因此，本题的正确答案为 D。

17.【真题答案】　C

【真题解析】本题考查要点是"呋塞米的利尿作用"。呋塞米主要作用于肾小管髓袢升支粗段髓质部和皮质部，干扰 $Na^+ - K^+ - 2Cl^-$ 同向转运系统，利尿作用强大。因此，本题的正确答案为 C。

18.【真题答案】　E

【真题解析】本题考查要点是"普罗帕酮的药理作用"。普罗帕酮具有局麻作用，能与快钠通道结合，并阻滞钠通道，因而降低心房、心室及浦肯野纤维 0 相去极化速度和幅度，并减慢传导，其中浦肯野纤维最明显。适度延长 APD 和 ERP；提高心肌细胞阈电位，降低自律性。此外，尚有弱的阻断 β 受体及阻滞 L 型钙通道作用，并具有轻度的负性肌力作用。因此，本题的正确答案为 E。

19.【真题答案】　B

【真题解析】本题考查要点是"抗高血压药的不良反应"。普萘洛尔的不良反应很少；长期使用卡托普利的患者约 5%～20% 出现顽固性干咳；使用氯沙坦可引起低血压、肾功能障碍及高血钾等，不引起咳嗽、血管神经性水肿等；氨氯地平的主要不良反应为外周水肿，其他不良反应较少；米诺地尔的不良反应除心率加快、水钠潴留外，还可引起多毛症。因此，本题的正确答案为 B。

20.【真题答案】　D

【真题解析】本题考查要点是"他汀类药物的临床应用"。他汀类药物适用于杂合子家族性和非家族性Ⅱa型高脂蛋白血症，Ⅱb 和Ⅲ型高脂蛋白血症亦可应用；也可用于 2 型糖尿病和肾病综合征引起的高 Ch 血症；此外还可用于肾病综合征、血管成形术后再狭窄、预防心脑血管急性事件以及缓解器官移植后的排异反应和治疗骨质疏松症。因此，本题的正确答案为 D。

21.【真题答案】　C

【真题解析】本题考查要点是"螺内酯的临床应用"。螺内酯主要用于治疗与醛固酮升高有关的顽固性水肿如充血性心力衰竭、肝硬化及肾病综合征。因此，本题的正确答案为 C。

22.【真题答案】　D

【真题解析】本题考查要点是"胺碘酮的药理作用"。胺碘酮抗心律失常，通过阻滞心肌细胞 Na^+、K^+、Ca^{2+} 通道，从而降低窦房结和浦肯野纤维的自律性，减慢浦肯野纤维和窦房结的传导速度，拮抗 β 受体作用，使 APD 和 ERP 延长。因此，本题的正确答案为 D。

23.【真题答案】　C

【真题解析】本题考查要点是"高血压药物的作用特点"。血管紧张素Ⅰ转换酶抑制药及 AT_1 阻断药，适用于各型高血压，降压时不伴有心率加快。是临床抗高血压一线药长期应用，不易引起电解质紊乱和脂质代谢障碍。防止和逆转高血压患者的血管壁增厚和心肌增生肥大，对心脏产生保护作用。并能改善高血压患者的生活质量和降低死亡率。钙拮抗药是治疗高血压的一类重要药物，其通过阻滞钙通道，松弛小动脉平滑肌，降低外周阻力而降压。亦能逆转高血压所致左心室肥厚，但其效果不如 ACEI，常用药有硝苯地平、氨氯地平等，利尿药为临床抗高血压的一线药，可单独应用治疗轻度高血压或与其他药物联合应用治疗中、重度高血压。α肾上腺素受体阻断剂、β肾上腺素受体阻断剂属于交感神经抑制药，有降血压的作用，但是没有预防和逆转血管平滑肌增厚及左心室肥厚的作用。因此，本题的正确答案为 C。

24.【真题答案】　D

【真题解析】本题考查要点是"心绞痛药物的药理作用"。硝酸酯类可减轻心脏的前后负荷，降低心肌耗氧量，改善缺血区血流供应；β受体阻断药使心率减慢，心肌收缩力下降，心输出量减少，心肌耗氧量降低；钙通道阻滞药与钙通道上的受体结合，阻止钙离子内流，明显抑制心肌收缩力，由于该类药物的负性肌力作用，可降低心肌的耗氧量。因此，本题的正确答案为 D。

25.【真题答案】　D

【真题解析】本题考查要点是"利尿药对离子的影响"。呋塞米抑制 $Na^+ - K^+ - Cl^-$ 同向转运系统，抑制 Cl^- 的主动转运，Na^+ 的重吸收也减少，从而促进远曲小管和集合管的钠 - 钾交换，K^+ 外排增加。氢氯噻嗪也称钠 - 钾抑制剂，由于 Na^+ 的增多，于是促进钠 - 钾交换，K^+ 外排；氨苯蝶啶作用于远曲小管和集合管，阻滞钠通道而减少 Na^+ 的重吸收，产生排钠留钾的作用。甘露醇为渗透性脱水药，可减少 Na^+ 和水的重吸收，乙酰唑胺为碳酸酐酶抑制剂，可抑制 HCO_3^- 的重吸收，使尿中 HCO_3^-、K^+ 和水的排出增多。因此，本题的正确答案为 D。

26.【真题答案】　B

【真题解析】本题考查要点是"普萘洛尔的分类"。普萘洛尔作为 β 受体阻滞剂的代表药物，对 β 受体的阻滞作用无选择性。因此，本题的正确答案为 B。

27.【真题答案】　E

【真题解析】本题考查要点是"利多卡因的相关知识"。利多卡因对室上性心律失常基本无效；口服由于有明显的首过消除，不能达到有效血药浓度，故常采用静脉注射；主要在肝脏代谢，仅 10% 以原形从肾排出；属于IB 类抗心律失常药。因此，本题的正确答案为 E。

28.【真题答案】　D

【真题解析】本题考查要点是"维拉帕米的药理作用"。维拉帕米能选择性阻滞心肌细胞膜慢钙通道，抑制 Ca^{2+} 内流，主要影响窦房结和房室结等慢反应细胞。抑制 4 相缓慢去极化，使自律性降低，心率减慢；同时降低房室结 0 相去极化速度和幅度，使房室传导速度减慢，ERP 延长，有利于消除折返。因此，本题的正确答案为 D。

29.【真题答案】　D

【真题解析】本题考查要点是"强心苷药物的相关知识"。强心苷类药物极性越大，口服吸收率越低，其作用与其正性肌力作用和负性频率作用有关，与交感神经递质及其受体无关，可用于房颤、房扑的治疗，但不能用于室性心动过速的治疗。因此，本题的正确答案为 D。

30.【真题答案】　E

【真题解析】本题考查要点是"抗 CHF 药物的药理作用及分类"。地高辛为强心苷类药物；氨力农为磷酸二酯酶抑制剂；卡托普利为血管紧张素转化酶抑制剂；美托洛尔是 β 受体阻断药。因此，本题的正确答案为 E。

31.【真题答案】　D

【真题解析】本题考查要点是"硝酸酯类药物舒张血管的作用机制"。硝酸酯类舒张血管的作用机制参见 A 型题第 16 题解析。因此，本题的正确答案为 D。

32.【真题答案】　C

【真题解析】本题考查要点是"噻嗪类利尿药的不良反应"。噻嗪类利尿药的不良反应有低血钾、低血钠、低血氯、血氨升高、高尿酸血症、升高血糖、过敏、贫血、粒细胞减少等。痛风患者慎用，糖尿病患者慎用、肾功能不全者禁用。因此，本题的正确答案为 C。

33.【真题答案】　B

【真题解析】本题考查要点是"肝素的抗凝作用特点"。肝素在体内体外均有抗凝作用。因此，本题的正确答案为 B。

34.【真题答案】　B

【真题解析】本题考查要点是"利尿药的药理作用"。螺内酯的化学结构与醛固酮相似，可竞争性与胞浆中的醛固酮受体结合，拮抗醛固酮的排钾保钠作用，是保钾利尿药；氢氯噻嗪、呋塞米均排钾；乙酰唑胺也排钾；甘露醇属脱水药，减少钠的重吸收而利尿。因此，本题的正确答案为 B。

35.【真题答案】　E

【真题解析】本题考查要点是"利多卡因抗心律失常的作用机制"。利多卡因抗心律失常的作用机制包括：降低自律性；缩短 ADP，相对延长 ERP；改变病变区传导速度。因此，本题的正确答案为 E。

36.【真题答案】　E

【真题解析】本题考查要点是"硝酸甘油扩张血管作用的不良反应"。硝酸甘油的多数不良反应是由其血管舒张作用所继发的。如头、面、颈、皮肤血管扩张引起暂时性的面颊皮肤潮红，脑膜血管舒张引起搏动性头痛，眼内血管扩张则可升高眼内压等。大剂量可引起直立性低血压及晕厥。剂量过大可使血压过度下降，冠状动脉灌注压过低，并可反射性兴奋交感神经、增加心率、加强心肌收缩性反而可使耗氧量增加而加剧心绞痛发作。超剂量时，还会引起高铁血红蛋白血症，表现为呕吐、发绀等。因此，本题的正确答案为 E。

37.【真题答案】　C

【真题解析】本题考查要点是"利尿药和脱水药的不良反应"。氢氯噻嗪的作用机制一般认为是抑制远曲小管近端 Na^+ - Cl^- 同向转运系统，抑制氯化钠和水的重吸收，使肾小管管腔渗透压增高，水重吸收减少而利尿。由于转运至远曲小管的 Na^+ 增加，促进了 K^+ - Na^+ 交换。尿中除排出 Na^+、Cl^+ 外，K^+ 的排泄也增多，长期服用可引起低血钾。因此，本题的正确答案为 C。

二、B 型题（配伍选择题）

1~4.【真题答案】　C、A、B、E

【真题解析】本组题考查要点是"心血管系统药物的药理作用"。利多卡因可阻滞钠通道，缩短 ADP，相对延长 ERP；维拉帕米能选择性阻滞心肌细胞膜慢钙通道，抑制 Ca^{2+} 内流，主要影响窦房结和房室结等慢反应细胞。抑制 4 相缓慢去极化，使自律性降低，心率减慢，同时降低房室结 0 相去极化速度和幅度，使房室传导速度减慢，ERP 延长，有利于消除折返；奎尼丁可适度阻滞钠通道，抑制 Na^+ 内流，同时抑制 K^+ 外流，使动作电位 0 相去极化速度减慢，传导减慢，APD 及 ERP 延长；普萘洛尔的 β 受体阻断作用较强，无内在拟交感活性；胺碘酮可阻滞钠、钙及钾通道，还有一定的非竞争性阻断 α 及 β 受体作用。较明显地抑制复极化，延长心房肌、心室肌及传导系统的 APD 和 ERP。

5~7.【真题答案】　B、A、D

【真题解析】本组题考查要点是"心血管系统药物的作用机制"。卡托普利的作用机制参见 A 型题第 12 题解析；氯沙坦是第一个临床应用口服有效的非肽类 AT_1 受体阻断药，口服易从胃肠道吸收，生物利用度为 33%，经首过消除形成活性羧酸代谢物 EXP - 3174，较母体具有更高的药理活性；哌唑嗪口服易吸收，首过消除明显，生物利用度在 60% ~70% 之间；硝酸甘油主要用于治疗和预防各种类型心绞痛，连续使用硝酸甘油易产生耐受性，并与其他硝酸酯类产生交叉耐受性。

8～10.【真题答案】　A、B、C

【真题解析】本组题考查要点是"心血管系统药物的药理作用"。洛伐他汀具有良好的调血脂作用，还有多种非调血脂作用，如：改善血管内皮功能、抑制血管平滑肌细胞的增殖和迁移、减少动脉壁巨噬细胞及泡沫细胞的形成，使动脉粥样硬化斑块稳定和缩小、降低血浆 C 反应蛋白、抑制单核 - 巨噬细胞的黏附和分泌功能、抑制血小板聚集和提高纤溶活性等；吉非贝齐具有调血脂作用，非调脂方面有抗凝血、抗血栓和抗炎性作用等；考来烯胺适用于Ⅱa 及Ⅱb 型高脂蛋白血症、家族性杂合子高脂蛋白血症，有特殊的臭味和一定的刺激性；烟酸为广谱调血脂药，对多种高脂血症均有一定效应，对Ⅱb 和Ⅳ型最好。适用于混合型高脂血症、高 TG 血症、低 HDL 血症及高 Lp（a）血症；普罗布考具有抗氧化作用、调血脂作用、抗 AS 作用。

11～13.【真题答案】　E、D、A

【真题解析】本组题考查要点是"心血管系统药物的作用机制"。卡托普利抑制血管紧张素转化酶；米力农抑制磷酸二酯酶；氯沙坦阻断血管紧张素Ⅱ；洛伐他汀抑制 HMG - CoA 还原酶；阿司匹林抑制环加氧酶。

14～16.【真题答案】　A、C、B

【真题解析】本组题考查要点是"心血管系统药物的临床应用"。可乐定适用于治疗中度高血压、偏头痛以及开角型青光眼，也用于吗啡类镇痛药成瘾者的戒毒；吲哒帕胺是强效、长效降压药，适用于轻、中度高血压，伴有浮肿者更适宜；依那普利临床用于高血压和心力衰竭的治疗；甲基多巴用于中度高血压，尤其适合肾性高血压及伴有肾功能不良的患者，常与噻嗪类利尿药合用；米诺地尔具有降压作用。

17～20.【真题答案】　A、B、D、C

【真题解析】本组题考查要点是"心血管系统药物的临床应用和不良反应"。普萘洛尔主要用于室上性心律失常如窦性心动过速、心房纤颤、心房扑动或阵发性室上性心动过速，尤其对交感神经兴奋性过高引起的心律失常疗效更好，对冠状动脉痉挛诱发的变异型心绞痛不宜用，支气管哮喘病人禁用；哌唑嗪适用于轻、中度高血压，对高血压伴肾功能不良者更为适用，部分病人首次给药后 0.5～1 小时可出现直立性低血压、眩晕、出汗、心悸等反应，称"首剂现象"；甲基多巴用于中度高血压，尤其适合肾性高血压及伴有肾功能不良的患者，不良反应为镇静和嗜睡，此外尚有口干、鼻塞、头痛、眩晕、腹泻及直立性低血压等；氨氯地平用于高血压及心绞痛治疗，主要不良反应为外周水肿，其他不良反应较少；尼群地平适用于各型高血压及心绞痛的治疗。

21～22.【真题答案】　B、E

【真题解析】本组题考查要点是"心血管系统药物的临床应用"。洛伐他汀具有良好的调血脂作用；考来烯胺能降低 TC 和 LDL - C，适用于Ⅱa 及Ⅱb 型高脂蛋白血症、家族性杂合子高脂蛋白血症；非诺贝特除有调血脂作用外，能明显地降低血浆纤维蛋白原和血尿酸水平，降低血浆黏稠度；维生素 E 有很强的抗氧化作用，能防止脂蛋白的氧化修饰及其所引起的一系列动脉粥样硬化病变过程；藻酸双酯钠可调血脂，抗血栓形成，保护动脉内皮，阻止动脉粥样硬化病变的发展等，临床用于缺血性心脑血管病。

23~25. 【真题答案】 E、D、B

【真题解析】本组题考查要点是"强心苷类药物中毒的防治"。苯妥英钠和利多卡因等抗心律失常药对强心苷引起的快速型心律失常非常有效，它们既能降低异位节律点的自律性，又不抑制房室传导，苯妥英钠还可改善房室传导。对强心苷引起的窦性心动过缓及传导阻滞使用阿托品治疗。此外，考来烯胺能与洋地黄毒苷结合，阻断肝肠循环，减轻中毒。

26~27. 【真题答案】 A、D

【真题解析】本组题考查要点是"治疗心衰药物的临床应用"。β受体阻断剂可用于心功能比较稳定的Ⅱ~Ⅲ级CHF患者，如美托洛尔、卡维地洛等。氢氯噻嗪适用于轻、中度心功能不全的患者，尤其水肿或有明显的充血和淤血的病人。

28~29. 【真题答案】 A、A

【真题解析】本组题考查要点是"药物的不良反应"。使用硝酸甘油时，剂量过大可引起高铁血红蛋白血症，连续使用易产生耐药性；普萘洛尔对心功能不全的病人会引起急性心力衰竭；硝苯地平的不良反应为心动过速、头痛、低血压、潮红、眩晕、恶心，也可能出现胃肠功能紊乱、外周组织水肿、咳嗽、气喘及肺水肿，血压过度降低可导致脑或心肌缺血；地尔硫䓬的使用，仅少数病人出现头痛、潮红、外周水肿及低血压，还可偶然发生房室传导阻滞；双嘧达莫的不良反应为可出现恶心、呕吐和腹泻等胃肠道反应及头痛、眩晕、潮红、皮疹、低血压等。

30~32. 【真题答案】 E、A、B

【真题解析】本组题考查要点是"利尿药与脱水药的临床应用"。螺内酯可竞争性地与胞浆中的醛固酮受体结合，拮抗醛固酮的排钾保钠作用，主要用于有醛固酮升高的顽固性水肿；甘露醇静注后通过其脱水作用可迅速降低颅内压及眼内压，是治疗脑水肿、降低颅内压的首选药。也可用于急性肾衰早期的治疗；氨苯蝶啶临床上用于治疗心力衰竭、肝硬化和慢性肾炎等引起的顽固性水肿或腹水，亦用于对氢氯噻嗪或螺内酯无效的病例；阿米洛利主要治疗水肿性疾病；呋塞米适于急性肾衰早期的防治，也用于甘露醇无效的少尿患者。

33~34. 【真题答案】 A、D

【真题解析】本组题考查要点是"抗高血压药物的相关知识"。硝苯地平能降低血压但伴有反射性心率加快，血压过度降低易导致心肌或脑缺血；卡托普利降低血压不伴有反射性心率加快；普萘洛尔主要通过β受体阻断作用，使心率减慢；氯沙坦为非肽类的AT_1受体拮抗药物；氢氯噻嗪为中效利尿药。

35~36. 【真题答案】 E、D

【真题解析】本组题考查要点是"抗高血压药物的药理作用"。可乐定为中枢性α_2受体激动剂，也激动脑干红核区的咪唑啉受体；利血平又称利舍平，对去甲肾上腺素能神经末梢中的囊泡膜具有很高的亲和力，能与囊泡膜上胺泵呈难逆性结合，使囊泡膜失去摄取和贮存去甲肾上腺素和多巴胺的能力；哌唑嗪可选择性阻断血管突触后α_1受体，降低外周阻力及回心血量；肼屈嗪直接舒张小动脉平滑肌，降低外周阻力而降压，降压作用中等，对静脉影响很小，一般不发生体位性低血压；卡托普利抑制血管紧张素转化酶。

37～38.【真题答案】　D、C

【真题解析】 本组题考查要点是"抗高血压和心绞痛药物的药理作用"。普萘洛尔主要通过 β 受体阻断作用抗心绞痛；哌唑嗪可选择性阻断血管突触后 α_1 受体，降低外周阻力及回心血量；氨氯地平是很强的外周和冠状血管扩张剂，对血管平滑肌具有高度选择性而对心肌收缩力或传导的影响很小；硝酸甘油连续使用易产生耐受性，并与其他硝酸酯类产生交叉耐受性；氯沙坦能选择性与 AT_1 受体结合，阻断 Ang Ⅱ 的作用，产生降压作用。

39～41.【真题答案】　A、C、B

【真题解析】 本组题考查要点是"脱水利尿药的临床应用"。呋塞米适用于严重水肿、急性肺水肿和脑水肿、急慢性肾衰竭、加速某些毒物的排泄、高钙血症；乙酰唑胺临床主要用于治疗青光眼；氢氯噻嗪适用于水肿、高血压、轻型尿崩症及加压素无效的垂体性尿崩症；螺内酯主要用于治疗与醛固酮升高有关的顽固性水肿如充血性心力衰竭、肝硬化及肾病综合征；氨苯蝶啶临床上用于治疗心力衰竭、肝硬化和慢性肾炎等引起的顽固性水肿或腹水，亦用于对氢氯噻嗪或螺内酯无效的病例。

42～44.【真题答案】　E、C、A

【真题解析】 本组题考查要点是"抗心律失常药物的药理作用"。奎尼丁有抗胆碱作用和阻断 α 受体的作用，这两种作用都可以增加窦性频率；普萘洛尔主要通过 β 受体阻断作用，使心率减慢，心收缩力减弱，心排出量减少及动脉压降低，从而减轻心脏负担，明显降低心肌耗氧量而缓解心绞痛；利多卡因能够轻度抑制 0 相钠内流，促进负极过程及 4 相 K^+ 外流，相对延长有效不应期，改善传导，消除单向阻滞和折返；维拉帕米能选择性阻滞心肌细胞膜慢钙通道，抑制 Ca^{2+} 内流，主要影响窦房结和房室结等慢反应细胞。抑制 4 相缓慢去极化，使自律性降低，心率减慢，同时降低房室结 0 相去极化速度和幅度，使房室传导速度减慢，ERP 延长，有利于消除折返；苯妥英钠主要用于治疗强心苷中毒引起的室性心律失常，它不仅可以直接抑制洋地黄中毒所致的触发活动，还可以与洋地黄竞争 Na^+，K^+-ATP 酶，迅速改善中毒，对强心苷中毒者更有效。

45～47.【真题答案】　C、E、B

【真题解析】 本组题考查要点是"作用于心血管药物的作用机制"。奎尼丁与心肌细胞膜钠通道蛋白结合后，阻滞钠通道，降低膜对 Na^+、K^+ 等通透性，抑制 Na^+ 内流；硝酸甘油的作用机制参见 A 型题第 16 题解析；地高辛抑制细胞膜结合的 Na^+，K^+-ATP 酶，使细胞内 Ca^{2+} 增加；卡托普利抑制 ACE，抑制局部 Ang Ⅱ 在血管组织及心肌内的形成，抑制血管平滑肌增殖和左心室肥厚，改善心衰患者的心功能，减少缓激肽水解，使 NO、PGI_2、EDHF 等扩血管物质增加；硝苯地平抑制血管平滑肌和心肌细胞的 Ca^{2+} 内流，对小动脉平滑肌较静脉更敏感，使外周血管阻力降低，血压下降。

48～49.【真题答案】　D、E

【真题解析】 本组题考查要点是"抗高血压药物的药理作用"。普萘洛尔用于治疗轻，中度高血压，对于伴有心输出量及肾素活性偏高患者效果好；硝苯地平抑制血管平滑肌和心肌细胞的 Ca^{2+} 内流，对小动脉平滑肌较静脉更敏感，使外周血管阻力降低，血压下降；肼屈嗪直接舒张小动脉平滑肌，降低外周阻力而降压，降压作用中等；卡托普利适用于各型高血压，是治疗轻或中度原发性或肾性高血压的首选药物之一；氢氯噻嗪的排钠利尿作用可使动脉壁细胞内钠离子的含量下降，通过 $Na^+ - Ca^{2+}$ 交换而使细胞内钙离子减少。

50～53.【真题答案】 C、E、B、A

【真题解析】 本组题考查要点是"作用于肾上腺素受体药物的药理作用"。可乐定激动咪唑啉受体，也激动 α_2 受体；哌唑嗪为选择性 α_1 受体激阻滞药；普萘洛尔为非选择性 β 受体阻滞剂；琥珀胆碱为 N 胆碱受体阻断药；去甲肾上腺素为 α_1、α_2 受体激动剂，对 β_1 受体也有激动作用。

54～55.【真题答案】 C、D

【真题解析】 本组题考查要点是"降压药的作用机制"。利舍平对去甲肾上腺素能神经末梢中的囊泡膜具有很高的亲和力，能与囊泡膜上胺泵呈难逆性结合，使囊泡失去摄取和贮存去甲肾上腺素和多巴胺的能力，进而耗竭递质，产生降压作用；氢氯噻嗪通过利尿作用，降低血容量而产生降压作用；硝苯地平通过阻滞 Ca^{2+} 道，抑制细胞 Ca^{2+} 内流，降低心肌收缩力，进而产生降压作用；肼屈嗪直接舒张小动脉，降低外周阻力而产生降压作用；可乐定通过激动中枢 α_2 受体，降低外周血管运动中枢的紧张性，使外周交感神经活性降低，血压下降。

56～59.【真题答案】 B、C、C、A

【真题解析】 本组题考查要点是"药物的临床应用和药理作用"。硝酸甘油通过扩张血管，降低心肌耗氧量而产生抗心绞痛作用，口服首过消除明显，故常舌下给药；硝苯地平通过阻滞 Ca^{2+} 通道，抑制细胞 Ca^{2+} 内流，降低心肌收缩力，进而降低心肌耗氧量而产生抗心绞痛作用，临床适用于变异型心绞痛的治疗；普萘洛尔通过阻断 β 受体，而产生抗心绞痛作用，不宜用于冠状动脉痉挛的变异型心绞痛，此外，普萘洛尔可诱发或加重哮喘；胍乙啶通过影响递质的释放功能而舒张外周血管；洛伐他汀为 HMG－CoA 还原酶抑制剂，临床用于动脉粥样硬化的治疗。

60～61.【真题答案】 EC

【真题解析】 本组题考查要点是"调血脂药物的药理作用"。氯贝丁酯既有调血脂作用也有非调血脂作用，主要降低血浆 TG、VLDL－C，对 TC 和 LDL－C 也有一定降低作用，能升高 HDL－C；治疗剂量下的洛伐他汀，降低 LDL－C 的作用最强，TC 次之，降 TG 作用很小，而 HDL－C 略有升高；考来烯胺在肠道通过离子交换与胆汁酸结合而降血脂；大剂量烟酸能降低血浆 TG 和 VLDL，降低 LDL 作用慢而弱；普罗布考为疏水性抗氧化剂，阻断脂质过氧化，抑制 OX－LDL 生成，用于各种类型的高 Ch 血症。

62～63.【真题答案】 A、D

【真题解析】 本组题考查要点是"利尿药的临床应用"。呋塞米为强效利尿药，可用于其他利尿药无效的顽固性水肿和严重水肿；氨苯喋啶和螺内酯单用疗效差，常与其他利尿药合用；乙酰唑胺主要用于治疗青光眼；氢氯噻嗪用于水肿、高血压、尿崩。

64～66.【真题答案】　E、D、A

【真题解析】本组题考查要点是"药物的作用机制"。卡托普利通过抑制血管紧张素转化酶而产生作用；米力农为磷酸二酯酶抑制剂；氯沙坦为 AT_1 受体拮抗剂；洛伐他汀为 HMG－CoA 还原酶抑制剂；阿司匹林为环加氧酶抑制剂。

67～68.【真题答案】　B、D

【真题解析】本组题考查要点是"强心苷的药理作用及机制"。强心苷通过正性肌力作用，增加搏出量及回心血量，从而达到治疗心衰的目的；强心苷治疗心房扑动在于它能不均一的缩短心房不应期，引起折返激动，心房扑动转化为心房纤颤，然后再通过抑制房室传导发挥治疗心房纤颤的作用。

69～70.【真题答案】　D、C

【真题解析】本组题考查要点是"抗高血压药物和抗心绞痛药物的相关知识"。普萘洛尔的作用机制参见 B 型题 42～44 解析；哌唑嗪可选择性阻断血管突触后 α_1 受体，降低外周阻力及回心血量，适用于轻、中度高血压；硝苯地平舒张支气管平滑肌时间短暂，无实用意义，钙通道阻滞药对支气管平滑肌有一定的扩张作用，对伴有哮喘和阻塞性肺疾病的心绞痛患者更为适用；连续使用硝酸甘油易产生耐受性，并与其他硝酸酯类产生交叉耐受性；氯沙坦能选择性与 AT_1 受体结合，阻断 AngⅡ的作用，产生降压作用。

71～74.【真题答案】　B、E、B、D

【真题解析】本组题考查要点是"药物的临床应用及药理作用"。甘露醇在肾小球滤过后不易被重吸收，使 Na^+ 和水在近曲小管和髓袢升支的重吸收减少而利尿，髓袢升支对 Na^+ 的重吸收减少，降低髓质高渗区的渗透压也有助于利尿；各类利尿药均可以降压，但以噻嗪类最为常用，氢氯噻嗪是噻嗪类药物的典型代表，可引起代谢性变化导致高血糖、高脂血症；严重肝功能不全、糖尿病、痛风及小儿慎用呋塞米；阿米洛利和螺内酯的利尿作用弱，主要与噻嗪类利尿药和髓袢利尿药合用，减少钾的排泄和增加利尿效果，螺内酯结构与醛固酮相似，为醛固酮的竞争性抑制剂，临床上常与其他利尿药合用，纠正伴发的继发性醛固酮分泌增多，并对抗其他利尿药的排钾作用。

75～77.【真题答案】　D、E、A

【真题解析】本组题考查要点是"血脂调节药的药理作用及不良反应"。烟酸具有较强的胃肠刺激性，消化性溃疡患者禁用；洛伐他汀具有良好的调血脂作用，孕妇及有活动性肝病者禁用，原有肝病史者慎用；考来烯胺适用于Ⅱa及Ⅱb型高脂蛋白血症、家族性杂合子高脂蛋白血症，剂量较大时有特殊的臭味和一定的刺激性；长期使用氯贝丁酯可能增加胆结石的形成；硫酸软骨素、硫酸乙酰肝素、硫酸皮肤素复合物又称冠心舒，具有大量负电荷，结合在血管内皮表面，能阻止白细胞、血小板及有害因子的黏附，从而保护动脉血管内膜，阻止动脉粥样病变的发生发展。

三、X 型题（多项选择题）

1. 【真题答案】 ABE

【真题解析】本题考查要点是"利多卡因的药理作用"。

利多卡因能直接作用于心脏，而对自主神经很少影响：

①降低自律性。能促进浦肯野纤维 4 相 K^+ 外流，也降低 Na^+ 内流，使 4 相舒张去极化速度降低，因而降低心室异位节律点的自律性。此外，也可提高心室肌阈电位，提高它的致颤阈。对心房作用甚弱。②缩短 ADP，相对延长 ERP。利多卡因抑制 2 相少量 Na^+ 内流，促进 3 相 K^+ 外流，使 APD 及 ERP 缩短，但 APD 缩短更明显，故 ERP/APD 增大，ERP 相对延长，有利于消除折返。③改变病变区传导速度。治疗量一般对传导无明显影响。心肌缺血，心肌细胞外液 K^+ 升高，利多卡因对之有减慢传导作用，变单向阻滞为双向阻滞，消除折返。在细胞外低 K^+ 浓度组织，利多卡因促进 K^+ 外流，使最大舒张电位负值增大，0 期去极化速度及幅度增加，传导速度加快，有利于消除单向阻滞，终止折返。因此，本题的正确答案为 ABE。

2. 【真题答案】 ABCDE

【真题解析】本题考查要点是"他汀类药物的降脂特点"。他汀类具有与 HMG – CoA 相似的结构，且和 HMG – CoA 还原酶的亲和力高出 HMG – CoA 数千倍，对该酶发生竞争性抑制，使 Ch 合成受阻，除使血浆 Ch 浓度降低外，还通过负反馈调节导致肝细胞表面 LDL 受体代偿性增加及活性增强，致使血浆 LDL 降低，继而导致 VLDL 代谢加快，再加上肝脏合成及释放 VLDL 减少，也导致 VLDL 及 TG 相应下降。HDL 的升高，可能是由于 VLDL 减少的间接结果。因此，本题的正确答案为 ABCDE。

3. 【真题答案】 ABDE

【真题解析】本题考查要点是"普罗布考的调血脂作用"。普罗布考可使血浆 TC 和 LDL – C 降低，HDL – C 及 apo A_1 也明显下降，对血浆 TG 和 VLDL 一般无影响。若与他汀类或胆汁酸螯合剂合用，可增强调血脂作用。因此，本题的正确答案为 ABDE。

4. 【真题答案】 ABCDE

【真题解析】本题考查要点是"地高辛的药理作用"。

地高辛的药理作用：

（1）加强心肌收缩力（正性肌力作用）。

（2）减慢心率（负性频率作用）。

（3）对心肌电生理特性的影响。

①传导性：强心苷在小剂量时，由于增强迷走神经的作用，使 Ca^{2+} 内流减少，房室结除极减慢，房室传导速度减慢；较大剂量时，由于抑制 Na^+,K^+ – ATP 酶，使心肌细胞内失 K^+，最大舒张电位减小，而减慢房室传导。

②自律性：治疗量的强心苷对窦房结及心房传导组织的自律性几无直接作用，而间接地通过加强迷走神经活性，使自律性降低；中毒量时直接抑制浦肯野纤维细胞膜 Na^+,K^+ –

ATP 酶，使细胞内失 K^+，自律性增高，易致室性早搏。

③有效不应期：强心苷由于加速 K^+ 外流，使心房肌复极化加速，因而有效不应期缩短；对心室肌及浦肯野纤维，由于抑制 Na^+，K^+ – ATP 酶，使最大舒张电位减小，有效不应期缩短；房室结主要受迷走神经兴奋的影响，有效不应期延长。

因此，本题的正确答案为 ABCDE。

5. 【真题答案】 ACD

【真题解析】本题考查要点是"他汀类药物的非调血脂作用"。

他汀类尚有多种非调血脂作用，如：

①改善血管内皮功能，提高血管内皮对扩血管物质的反应性；②抑制血管平滑肌细胞（VSMCs）的增殖和迁移，促进 VSMCs 凋亡；③减少动脉壁巨噬细胞及泡沫细胞的形成，使动脉粥样硬化斑块稳定和缩小；④降低血浆 C 反应蛋白，减轻动脉粥样硬化过程的炎性反应；⑤抑制单核 – 巨噬细胞的黏附和分泌功能；⑥抑制血小板聚集和提高纤溶活性等。因此，本题的正确答案为 ACD。

6. 【真题答案】 ABE

【真题解析】本题考查要点是"呋塞米的临床应用"。呋塞米在临床上主要应用于严重水肿、急性肺水肿和脑水肿、急慢性肾衰竭、加速某些毒物的排泄、高钙血症。因此，本题的正确答案为 ABE。

7. 【真题答案】 ABCD

【真题解析】本题考查要点是"卡托普利的作用机制"。卡托普利的作用机制参见 A 型题第 12 题解析。因此，本题的正确答案为 ABCD。

8. 【真题答案】 ABC

【真题解析】本题考查要点是"硝酸甘油与普萘洛尔的联合应用"。硝酸甘油属硝酸酯类，普萘洛尔属 β 受体阻断药。硝酸酯类与 β 受体阻断药合用对心肌氧供需因素的影响如下表所示：

硝酸酯类与 β 受体阻断药合用对心肌氧供需因素的影响

决定心肌氧供需的因素	硝酸酯类	β 受体阻断药
室壁张力	↓	±
心室容量	↓	↑
心室压力	↓	↓
心脏体积	↓	↑
心率	↑	↓
收缩性↑	↓	↓
心内外膜血流比例	↑	↑
侧支血流量	↑	↑

因此，本题的正确答案为 ABC。

9.【真题答案】　ACDE

【真题解析】本题考查要点是"他汀类药物的临床应用"。他汀类药物在临床上主要用于动脉粥样硬化、肾病综合征、血管成形后再狭窄、预防心脑血管急性事件，此外还可用于缓解器官移植后的排异反应和治疗骨质疏松症。因此，本题的正确答案为 ACDE。

10.【真题答案】　ABCD

【真题解析】本题考查要点是"呋塞米的不良反应"。应用呋塞米可使水与电解质紊乱，由于强烈的利尿作用使电解质和水的排出增加，可引起低血容量、低血钾、低血钠、低氯性碱血症及低血压，长期应用还可引起低血镁。因此，本题的正确答案为 ABCD。

11.【真题答案】　ABCDE

【真题解析】本题考查要点是"抗菌药物的使用原则"。四环素与利尿药合用可引起氮质潴留，导致肾小管酸中毒和肾脏损伤，除多西环素外，本类药物可在肾功能障碍患者体内聚积中毒，加重氮质血症；磺胺嘧啶的原型磺胺及乙酰化磺胺主要经肾脏排泄，会引起结晶尿，血尿，管形尿，尿少，尿痛甚至是闭尿；庆大霉素在氨基苷类抗生素中肾毒性仅次于新霉素，肾功能不良者宜减量使用；乙胺丁醇大部分以原形经尿排出，排泄缓慢，肾功能不全时可引起蓄积中毒，应减少用量；对氨基水杨酸易在尿中析出结晶而损害肾脏。因此，本题的正确答案为 ABCDE。

12.【真题答案】　ABC

【真题解析】本题考查要点是"胺碘酮的药理作用"。胺碘酮能阻滞钠、钙及钾通道，还有一定的非竞争性阻断 α 及 β 受体作用。较明显地抑制复极化，延长心房肌、心室肌及传导系统的 APD 和 ERP，可降低窦房结和希－浦系统自律性，提高室颤阈，并可降低浦肯野纤维和窦房结的传导性。此外它还有扩张冠状血管，降低外周血管阻力，降低心肌做功和耗氧量及保护缺血心肌等作用。对冠状血管等平滑肌具有舒张作用，几无负性肌力作用。因此，本题的正确答案为 ABC。

13.【真题答案】　BCE

【真题解析】本题考查要点是"抗高血压药物的作用机制"。直接作用于血管平滑肌的抗高血压药有肼屈嗪、硝普钠、吡那地尔、米诺地尔及二氮嗪等，这类药能直接松弛血管平滑肌，降低外周阻力，纠正血压上升所致的血流动力学异常。它们作用于血管平滑肌细胞兴奋－收缩耦联过程的不同环节，最终产生松弛血管平滑肌的作用。因此，本题的正确答案为 BCE。

14.【真题答案】　ABCD

【真题解析】本题考查要点是"氢氯噻嗪的药理作用"。噻嗪类作用部位主要在髓袢升支粗段皮质部和远曲小管前段，抑制 Na^+、Cl^- 和水的再吸收。这类药物也可直接增加远曲小管 K^+ 的分泌。该药对碳酸酐酶有轻度的抑制作用，略增加近曲小管的 NaCl 和 HCO_3^- 排泄。因此，服用噻嗪类药物后，尿中排出较多的 Na^+、Cl^-、和 K^+。噻嗪类促进远曲小管对 Ca^{2+} 的再吸收，减少钙离子在肾小管腔中的沉着，从而抑制因高尿钙所致的肾结石的形成，治疗特发性高尿钙症。因此，本题的正确答案为 ABCD。

第六单元 作用于血液、呼吸、消化等系统的药物

【大纲复习要点】

小单元	细　目	要　点
（一）血液系统用药	1. 抗凝血药	肝素、低分子量肝素、华法林的药理作用、临床应用、不良反应
	2. 促凝血药	维生素 K、抗纤维蛋白溶解药的药理作用特点
	3. 抗血小板药	阿司匹林、双嘧达莫、噻氯匹定的药理作用及临床应用
	4. 纤维蛋白溶解药	链激酶、尿激酶、t-PA 的临床应用
	5. 抗贫血药	铁剂、叶酸、维生素 B_{12}、重组人促红素的临床应用
	6. 造血细胞生长因子	重组人粒细胞集落刺激因子、重组人粒细胞巨噬细胞集落刺激因子的临床应用
（二）呼吸系统用药	1. 平喘药	（1）异丙肾上腺素、沙丁胺醇、克仑特罗的药理作用特点 （2）氨茶碱、色甘酸钠、二丙酸倍氯米松、二羟丙茶碱的临床应用
	2. 镇咳药	可待因、右美沙芬、喷托维林的药理作用特点及临床应用
	3. 祛痰药	氯化铵、氨溴索、溴己新的临床应用
（三）消化系统用药	1. 抗消化性溃疡药	碳酸氢钠、西咪替丁、雷尼替丁、法莫替丁、奥美拉唑、米索前列醇的药理作用
	2. 助消化药	胃蛋白酶、乳酶生的临床应用
	3. 止吐药	甲氧氯普胺、西沙必利、多潘立酮、昂丹司琼的药理作用与临床应用
	4. 泻药和止泻药	硫酸镁、乳果糖、酚酞、地芬诺酯的药理作用与临床应用
（四）子宫收缩药物	1. 多肽类药	缩宫素、垂体后叶素的药理作用、临床应用及不良反应
	2. 生物碱类药	麦角生物碱的药理作用、临床应用及不良反应

【历年真题】

一、A 型题（最佳选择题）

1. 抗凝血药物中，肝素的毒性较低，肌注可引起局部血肿，过量易致出血，一旦出血立即停药并用（　　）对抗。
   - A. 氨甲环酸
   - B. 叶酸
   - C. 硫酸鱼精蛋白
   - D. 维生素 K_1
   - E. 氨甲苯酸

   （2009 年考试真题）

2. （　　）是从动物组织中提取的粗制品，内含缩宫素和抗利尿激素。
   - A. 缩宫素
   - B. 垂体后叶素
   - C. 麦角新碱
   - D. 麦角胺
   - E. 氢麦角毒

   （2009 年考试真题）

3. 双嘧达莫的药理作用为（　　）。
   - A. 抑制血小板功能
   - B. 溶解纤维蛋白
   - C. 抑制凝血因子合成
   - D. 激活抗凝血酶
   - E. 加速凝血因子耗竭

   （2008 年考试真题）

4. 西咪替丁的作用主要是由于（　　）。
   - A. 阻断胃壁 H^+ 泵
   - B. 阻断 5 – HT 受体
   - C. 阻断 H_2 受体
   - D. 阻断 M 受体
   - E. 阻断 DA 受体

   （2008 年考试真题）

5. 维生素 B_{12} 主要用于（　　）。
   - A. 双香豆素类过量引起的出血
   - B. 纤溶亢进所致的出血
   - C. 血栓性疾病
   - D. 恶性贫血和巨幼红细胞贫血
   - E. 肾性贫血

   （2007 年考试真题）

6. 奥美拉唑减少胃酸分泌主要通过（　　）。
   - A. 灭活胃壁 H^+ 泵
   - B. 阻断组胺受体
   - C. 阻断 5 – HT 受体
   - D. 阻断 M 受体
   - E. 阻断 DA 受体

   （2007 年考试真题）

7. 阻断 H_2 受体的抗消化性溃疡药是（　　）。
   - A. 碳酸氢钠
   - B. 法莫替丁
   - C. 奥美拉唑
   - D. 枸橼酸铋钾

E. 拉贝拉唑

（2006 年考试真题）

8. 分解痰液黏蛋白成分而发挥祛痰作用的药物是（　　）。

A. 氯化铵　　　　　　　　　　　　B. 右美沙芬

C. 乙酰半胱氨酸　　　　　　　　　D. 愈创木酚甘油醚

E. 碘化钾

（2005 年考试真题）

9. 具有镇咳作用的药物是（　　）。

A. 右美沙芬　　　　　　　　　　　B. 酮替芬

C. 溴己胺　　　　　　　　　　　　D. 乙酰半胱氨酸

E. 氨茶碱

（2005 年考试真题）

10. 奥美拉唑的主要作用机制是（　　）。

A. 阻断 H_2 受体　　　　　　　　B. 中和胃酸

C. 灭活 $H^+, K^+ - ATP$ 酶　　　D. 促进胃黏液分泌

E. 覆盖于胃黏膜上，阻断胃酸作用

（2004 年考试真题）

11. 关于肝素的叙述，错误的是（　　）。

A. 抗凝血作用缓慢而持久　　　　　B. 体内、体外均有抗凝血作用

C. 临床用于防治血栓栓塞性疾病　　D. 临床用于弥漫性血管内凝血症的高凝期

E. 常用给药途径为皮下注射或静脉给药

（2003 年考试真题）

二、B 型题（配伍选择题）

A. 华法林　　　　　　　　　　　　B. 肝素

C. 噻氯匹定　　　　　　　　　　　D. 氨甲苯酸

E. 链激酶

（2008 年考试真题）

1. 血栓性疾病的维持治疗宜选用（　　）。

2. 弥漫性血管内凝血症的高凝期治疗宜选用（　　）。

3. 治疗急性血栓栓塞性疾病宜选用（　　）。

4. 治疗血小板高聚集状态引起的循环性障碍宜选用（　　）。

A. 抑制咳嗽的冲动传入　　　　　　B. 抑制咳嗽中枢

C. 稳定肥大细胞膜　　　　　　　　D. 激动气管 β 受体

E. 溶解气管内黏液

（2008 年考试真题）

5. 克仑特罗的作用是（　　）。

6. 喷托维林的作用是（　　　）。

    A. 镇咳   B. 平喘

    C. 祛痰   D. 止吐

    E. 助消化

    （2008 年考试真题）

7. 多潘立酮可用于（　　　）。

8. 右美沙芬可用于（　　　）。

9. 胃蛋白酶可用于（　　　）。

    A. 肝素   B. 华法林

    C. 噻氯匹定   D. 尿激酶

    E. 维生素 K

    （2006 年考试真题）

10. 仅在体内有抗凝血作用的药物是（　　　）。

11. 可抑制血小板聚集和释放的药物是（　　　）。

12. 在体内体外均有抗凝血作用的药物是（　　　）。

三、X 型题（多项选择题）

1. 麦角新碱的临床应用包括（　　　）。

    A. 催产   B. 引产

    C. 子宫出血   D. 产后子宫复原

    E. 流产

    （2009 年考试真题）

2. 平喘药物包括（　　　）。

    A. 二丙酸倍氯米松   B. 沙丁胺醇

    C. 异丙肾上腺素   D. 色甘酸钠

    E. 氨茶碱

    （2008 年考试真题）

3. 肝素可用于（　　　）。

    A. 抗血小板功能障碍   B. 体外抗凝

    C. 弥漫性血管内凝血的高凝期   D. 防治血栓栓塞性疾病

    E. 血小板减少性紫癜

    （2007 年考试真题）

4. 重组人粒细胞集落刺激因子（rhGM – CSF）可用于（　　　）。

    A. 缺铁性贫血   B. 化疗后白细胞下降

    C. 再生障碍性贫血   D. 血小板减少

    E. 巨幼红细胞性贫血

（2007 年考试真题）

5. 缩宫素对子宫作用的特点有（　　）。

    A. 大剂量可使子宫平滑肌发生强直性收缩

    B. 小剂量可使子宫收缩的作用与正常分娩相似

    C. 对子宫血管有收缩作用

    D. 作用与体内雌激素和孕激素水平有关

    E. 作用强度与子宫生理状态和用药剂量有关

（2006 年考试真题）

6. 麦角生物碱临床用于（　　）。

    A. 催产　　　　　　　　　　　B. 产后子宫复旧

    C. 降血压　　　　　　　　　　D. 引产

    E. 偏头痛

（2004 年考试真题）

【参考答案及解析】

一、A 型题（最佳选择题）

1.【真题答案】　　C

【真题解析】本题考查要点是"肝素的不良反应"。肝素的毒性较低，肌注可引起局部血肿，过量易致出血，一旦出血立即停药并用鱼精蛋白对抗。偶见过敏反应。禁用于肝肾功能不全、溃疡、严重高血压、孕妇、先兆流产、外科手术后、血友病患者、脑出血及亚急性心内膜炎的病人。因此，本题的正确答案为 C。

2.【真题答案】　　B

【真题解析】本题考查要点是"垂体后叶素的作用机制"。垂体后叶素是从动物组织中提取的粗制品，内含缩宫素和抗利尿激素，二者作用相似，对子宫平滑肌作用选择性低，不良反应多，目前仅用于子宫出血、肺出血及利用其抗利尿作用治疗尿崩症。因此，本题的正确答案为 B。

3.【真题答案】　　A

【真题解析】本题考查要点是"双嘧达莫的药理作用"。双嘧达莫主要抑制血小板功能，提高 cAMP 含量。激活腺苷酸环化酶，促进 ATP 转化为 cAMP；抑制磷酸二酯酶，减少 cAMP 的分解，也能提高 PGI_2，降低 TXA_2 浓度。临床用于治疗血管栓塞性疾病。因此，本题的正确答案为 A。

4.【真题答案】　　C

【真题解析】本题考查要点是"西咪替丁抗消化性溃疡的作用机制"。西咪替丁特异性阻断胃壁细胞 H_2 受体，抑制胃酸分泌，对五肽胃泌素、迷走神经兴奋等引起的胃酸分泌也有明显的抑制作用，使胃液分泌量及胃蛋白酶分泌量也平行下降。主要用于胃及十二指肠溃疡，改善症状，加速溃疡愈合。也用于胃酸分泌过多症。因此，本题的正确答案为 C。

5. 【真题答案】　D

【真题解析】本题考查要点是"维生素 B_{12} 的临床应用"。维生素 B_{12} 临床主要用于治疗恶性贫血和其他巨幼红细胞贫血，也用于神经炎、神经萎缩、神经痛、白细胞减少症、再生障碍性贫血、小儿生长发育不良等的辅助治疗。双香豆素类过量引起的出血、纤溶亢进所致的出血用维生素 K 治疗；血栓性疾病主要用香豆素类抗凝剂防治；肾性贫血用重组人促红素治疗。因此，本题的正确答案为 D。

6. 【真题答案】　A

【真题解析】本题考查要点是"奥美拉唑的作用机制"。奥美拉唑不影响胆碱受体和组胺受体，口服后，与胃壁 H^+ 泵（质子泵）结合，灭活 H^+ 泵，减少胃酸分泌。因此，本题的正确答案为 A。

7. 【真题答案】　B

【真题解析】本题考查要点是"消化性溃疡药物的分类"。阻断 H_2 受体的抗消化性溃疡药是法莫替丁；奥美拉唑、拉贝拉唑是胃壁细胞 H^+ 泵抑制药；碳酸氢钠是抗酸药；枸橼酸铋钾是胃黏膜保护药。因此，本题的正确答案为 B。

8. 【真题答案】　C

【真题解析】本题考查要点是"祛痰药的药理作用"。乙酰半胱氨酸又称痰易净、易咳净，其分子中含有的疏基可使黏痰中的黏蛋白肽链的二硫键断裂，降低痰液的黏度，常以雾化法吸入给药。因此，本题的正确答案为 C。

9. 【真题答案】　A

【真题解析】本题考查要点是"呼吸系统药物的药理作用"。右美沙芬为中枢性镇咳药，无镇痛、催眠作用，也无成瘾性和耐受性，治疗量不影响呼吸中枢。因此，本题的正确答案为 A。

10. 【真题答案】　C

【真题解析】本题考查要点是"奥美拉唑的作用机制"。奥美拉唑的作用机制参见 A 型题第 6 题解析。因此，本题的正确答案为 C。

11. 【真题答案】　A

【真题解析】本题考查要点是"肝素的相关知识"。肝素对体内、体外均有抗凝血作用，作用迅速而强大；常用皮下注射或静脉给药；临床用于防治血栓栓塞性疾病以及用于弥漫性血管内凝血症的高凝期和体外抗凝。因此，本题的正确答案为 A。

二、B 型题（配伍选择题）

1~4. 【真题答案】　A、B、E、C

【真题解析】本组题考查要点是"作用于血液系统药物的应用"。华法林用于防治血栓性疾病，常先用肝素再用香豆素类维持；肝素用于防治血栓栓塞性疾病、弥漫性血管内凝血症高凝期的治疗、体外抗凝；噻氯匹定临床可用于预防和治疗因血小板高聚集状态引起的心、脑及其他动脉的循环障碍性疾患；氨甲苯酸临床主要用于纤溶亢进所致的出血；链激酶主要用于各种急性血栓栓塞性疾病。

5～6.【真题答案】 D、B

【真题解析】 本组题考查要点是"呼吸系统药物的作用机制"。克仑特罗的 β_2 受体激动作用强大，用于哮喘的治疗；喷托维林直接抑制咳嗽中枢，也有轻度的外周作用。

7～9.【真题答案】 D、A、E

【真题解析】 本组题考查要点是"作用于呼吸、消化系统药物的临床应用"。多潘立酮可阻断外周多巴胺受体，发挥止吐作用；右美沙芬有镇咳作用，主要用于无痰干咳；胃蛋白酶可分解蛋白质，亦能水解多肽，用于胃蛋白酶缺乏症及消化机能减退。

10～12.【真题答案】 B、C、A

【真题解析】 本组题考查要点是"血液系统药物的药理作用"。肝素在体内体外均有抗凝血作用；华法林只在体内有抗凝作用；噻氯匹定可抑制血小板聚集和释放；尿激酶的溶血栓作用强，为促进纤溶酶原激活形成纤溶酶；维生素 K 可促进血液正常凝固及骨骼生长。

三、X 型题（多项选择题）

1.【真题答案】 CD

【真题解析】 本题考查要点是"麦角新碱的临床应用"。麦角新碱在临床上主要用于子宫出血、产后子宫复旧、偏头痛和中枢抑制。因此，本题的正确答案为 CD。

2.【真题答案】 ABCE

【真题解析】 本题考查要点是"平喘药物的种类"。二丙酸倍氯米松又名二丙酸倍氯松，抗炎作用比地塞米松强大，气雾吸入直接作用于气道而发挥平喘作用，全身副作用极轻；沙丁胺醇为选择性兴奋 β_2 受体，扩张支气管，解除支气管痉挛，对心脏作用较弱；异丙肾上腺素气雾剂可用于治疗支气管哮喘；色甘酸钠对支气管平滑肌无直接作用，对炎性介质亦无拮抗作用，故对正在发作的哮喘无效，临床用于预防哮喘发作，可以减少糖皮质激素的用量；氨茶碱用于各种哮喘及急性心功能不全。因此，本题的正确答案为 ABCE。

3.【真题答案】 BCD

【真题解析】 本题考查要点是"肝素的临床应用"。肝素在临床上主要用于防治血栓栓塞性疾病、弥漫性血管内凝血症的高凝期、体外抗凝。因此，本题的正确答案为 BCD。

4.【真题答案】 BC

【真题解析】 本题考查要点是"rhGM－CSF 的临床应用"。rhGM－CSF 在临床上主要用于肿瘤放、化疗引起骨髓抑制及自体骨髓移植所致的白细胞减少，并可预防因白细胞减少引起的并发感染，也用于再生障碍性贫血及急性白血病。因此，本题的正确答案为 BC。

5.【真题答案】 ABDE

【真题解析】 本题考查要点是"缩宫素对子宫作用的特点"。缩宫素对子宫作用的特点包括小剂量的缩宫素使子宫产生与正常分娩相似的收缩，大剂量使子宫产生强直性收缩，其作用与体内雌激素和孕激素水平密切相关，作用强度与子宫生理状态和用药剂量有关。因此，本题的正确答案为 ABDE。

6.【真题答案】 BE

【真题解析】本题考查要点是"麦角生物碱的临床应用"。麦角生物碱的临床应用参见 X 型题第 1 题解析。因此，本题的正确答案为 BE。

第七单元 影响免疫功能药物

【大纲复习要点】

小单元	细目	要点
（一）组胺及受体拮抗药	H₁ 受体拮抗药	苯海拉明、氯苯那敏、吡咯醇胺、西替利嗪的药理作用、临床应用及不良反应
（二）免疫调节药	1. 免疫抑制剂	环孢素药动学特点、药理作用、临床应用及不良反应
	2. 免疫增强剂	（1）左旋咪唑药理作用、临床作用、不良反应 （2）卡介苗、白细胞介素 -2、干扰素的药理作用特点

【历年真题】

一、A 型题（最佳选择题）

1. 环孢素临床用于（   ）。
   A. 镇静催眠
   B. 降血糖
   C. 器官移植后的排异反应
   D. 抗菌
   E. 抗肿瘤
   （2008 年考试真题）

2. 环孢素最常见的不良反应是（   ）。
   A. 肾毒性
   B. 肝损害
   C. 多毛
   D. 继发感染
   E. 继发肿瘤
   （2007 年考试真题）

二、B 型题（配伍选择题）

   A. 活化巨噬细胞
   B. 减少抗体分泌
   C. 抑制淋巴细胞 DNA 的生成
   D. 转移免疫信息

E. 调节 B 细胞和 T 细胞分化增殖

（2007 年考试真题）

1. 卡介苗的药理作用特点是（　　　）。

2. 白细胞介素 -2 的药理作用特点是（　　　）。

A. 阿司咪唑　　　　　　　　　　B. 西替利嗪

C. 苯海拉明　　　　　　　　　　D. 吡咯醇胺

E. 赛庚啶

（2004 年考试真题）

3. 无中枢作用的 H_1 受体阻断药是（　　　）。

4. 有中枢作用的 H_1 受体阻断药是（　　　）。

5. 哮喘有效的 H_1 受体阻断药是（　　　）。

【参考答案及解析】

一、A 型题（最佳选择题）

1.【真题答案】　C

【真题解析】本题考查要点是"环孢素的临床应用"。环孢素主要用于肾、肝、心、肺、角膜、骨髓等组织器官移植后的排异反应，可与小剂量糖皮质激素合用，能降低排异反应及感染的发生率，提高存活率；也可用于自身免疫性疾病的治疗，如类风湿性关节炎、红斑狼疮、银屑病、自身免疫性溶血性贫血、大疱性天疱疮等。因此，本题的正确答案为 C。

2.【真题答案】　A

【真题解析】本题考查要点是"环孢素的不良反应"。环孢素的不良反应发生率较高，但多为可逆性。肾毒性是该药最常见的不良反应，发生率为 70% ~ 100%，是停药或调整治疗方案的主要原因；肝损害多见于用药早期；继发感染也较为常见，多为病毒感染；继发肝肿瘤发生率为一般人群的 30 倍；此外，可见恶心、呕吐、厌食、齿龈增生、多毛症等。因此，本题的正确答案为 A。

二、B 型题（配伍选择题）

1~2.【真题答案】　A、E

【真题解析】本组题考查要点是"免疫增强剂的作用特点"。卡介苗为减毒的牛型结核杆菌活疫苗，能活化巨噬细胞，促进 IL-1、IL-2、IL-4、TNF 等多种细胞因子的产生，增强 NK 细胞的活性；白细胞介素 -2 又名 T 细胞生长因子，可调节 B 细胞和 T 细胞的分化增殖。

3~5.【真题答案】　A、C、D

【真题解析】本组题考查要点是"H_1 受体阻断药的药理作用"。阿司咪唑不具有镇静催眠、抗晕止吐等中枢作用；西替利嗪、吡咯醇胺（可用于支气管哮喘）、赛庚啶有微弱的中枢作用；苯海拉明具有很强的中枢作用。

第八单元 内分泌系统药物

【大纲复习要点】

小单元	细目	要点
（一）肾上腺皮质激素类药	糖皮质激素	氢化可的松、强的松、地塞米松的体内过程特点、药理作用、主要作用机制、临床应用、不良反应、禁忌证
（二）甲状腺激素及抗甲状腺药	1. 甲状腺激素	甲状腺素的药理作用、临床应用及不良反应
	2. 抗甲状腺药	（1）甲巯咪唑、丙硫氧嘧啶的药理作用、临床应用、不良反应 （2）碘、碘化物和放射性碘的临床应用 （3）普萘洛尔抗甲亢的临床应用
（三）胰岛素及口服降血糖药	1. 胰岛素	胰岛素的药理作用、临床应用及不良反应
	2. 口服降血糖药	（1）格列苯脲、格列齐特的药理作用、临床应用、不良反应 （2）二甲双胍药理作用特点及临床应用 （3）阿卡波糖的临床应用及主要不良反应 （4）罗格列酮、吡格列酮的药理作用特点
（四）性激素及作用于生殖系统功能药物	1. 性激素类药	（1）雌二醇的药理作用、临床应用、不良反应 （2）氯米芬、他莫昔芬的药理作用特点及临床应用 （3）甲羟孕酮的药理作用、临床应用及不良反应 （4）甲基睾丸素的药理作用、临床应用及不良反应 （5）米非司酮药理作用及临床应用
	2. 避孕药	（1）复方炔诺酮片、复方甲地孕酮片的药理作用 （2）双炔失碳酯的药理作用
	3. 治疗阴茎勃起功能障碍的药物	西地那非的药理作用、作用机制及不良反应

【历年真题】

一、A型题（最佳选择题）

1. 主要用于轻症 2 型糖尿病，尤其适用肥胖者的药物是（　　）。

　　A. 阿卡波糖　　　　　　　　　　B. 格列本脲

　　C. 格列齐特　　　　　　　　　　D. 二甲双胍

　　E. 格列吡嗪

　　（2009、2006 年考试真题）

2. 长期大量应用糖皮质激素可引起（　　　）。

　　A. 骨质疏松　　　　　　　　　　B. 红细胞减少

　　C. 血小板减少　　　　　　　　　D. 高血钾

　　E. 血红蛋白减少

　　（2008 年考试真题）

3. 胰岛素对糖代谢的影响主要是（　　　）。

　　A. 抑制葡萄糖的运转，减少组织的摄取

　　B. 抑制葡萄糖的氧化分解

　　C. 增加糖原的合成和贮存

　　D. 促进糖原分解和异生

　　E. 抑制葡萄糖排泄

　　（2007 年考试真题）

4. 苯巴比妥急性中毒时，可加速其在尿中排泄的药物是（　　　）。

　　A. 氯化铵　　　　　　　　　　　B. 碳酸氢钠

　　C. 葡萄糖　　　　　　　　　　　D. 生理盐水

　　E. 硫酸镁

　　（2006 年考试真题）

5. 糖皮质激素可用于治疗（　　　）。

　　A. 各种休克　　　　　　　　　　B. 严重精神病

　　C. 活动性消化性溃疡　　　　　　D. 病毒感染

　　E. 严重高血压、糖尿病

　　（2006 年考试真题）

6. 糖皮质激素临床用于治疗（　　　）。

　　A. 胃溃疡　　　　　　　　　　　B. 低血压

　　C. 支气管哮喘　　　　　　　　　D. 肺结核

　　E. 糖尿病

　　（2005 年考试真题）

7. 胰岛素不会引起（　　　）。

　　A. 过敏反应　　　　　　　　　　B. 低血糖

　　C. 脂肪萎缩　　　　　　　　　　D. 酮血症

　　E. 胰岛素抵抗

　　（2004 年考试真题）

8. 全身麻醉时，为迅速进入外科麻醉期可选用（　　　）。

　　A. 硫喷妥钠　　　　　　　　　　B. 阿托品

　　C. 吗啡　　　　　　　　　　　　D. 异氟烷

E. 恩氟烷

（2003 年考试真题）

9. 不属于糖皮质激素禁忌证的是（　　）。

    A. 曾患严重精神病　　　　　　　B. 活动性消化性溃疡

    C. 角膜炎、虹膜炎　　　　　　　D. 创伤修复期、骨折

    E. 严重高血压、糖尿病

（2003 年考试真题）

10. 抑制排卵避孕药的较常见不良反应是（　　）。

    A. 子宫不规则出血　　　　　　　B. 肾功能损害

    C. 多毛、痤疮　　　　　　　　　D. 增加哺乳期妇女的乳汁分泌

    E. 乳房肿块

（2003 年考试真题）

11. 硫脲类药物的不良反应不包括（　　）。

    A. 过敏反应　　　　　　　　　　B. 发热

    C. 粒细胞缺乏症　　　　　　　　D. 诱发甲亢

    E. 咽痛

（2003 年考试真题）

二、B 型题（配伍选择题）

    A. 胰岛素　　　　　　　　　　　B. 甲硫氧嘧啶

    C. 二甲双胍　　　　　　　　　　D. 甲巯咪唑

    E. 格列苯脲

（2009 年考试真题）

1. 胰岛素依赖型重症糖尿病宜用（　　）。

2. 饮食控制无效的胰岛 β 细胞功能尚存的 2 型糖尿病宜用（　　）。

    A. 糖皮质激素替代疗法

    B. 早期、大剂量、短期应用糖皮质激素

    C. 抗菌药物与糖皮质激素合用

    D. 抗结核病药与糖皮质激素合用

    E. 糖皮质激素与肾上腺素合用

（2007 年考试真题）

3. 肾上腺皮质功能不全采用（　　）。

4. 感染性中毒休克采用（　　）。

5. 严重感染采用（　　）。

6. 过敏性休克采用（　　）。

A. 吡格列酮　　　　　　　　　　B. 格列本脲

C. 二甲双胍　　　　　　　　　　D. 阿卡波糖

E. 罗格列酮

（2007 年考试真题）

7. 长期应用能抑制胰高血糖素分泌的药物是（　　　　）。

8. 通过促进组织对葡萄糖摄取和利用发挥作用的药物是（　　　　）。

9. 通过抑制 α - 葡萄糖苷酶，减少葡萄糖吸收的药物是（　　　　）。

A. 糖皮质激素　　　　　　　　　B. 胰岛素

C. 甲状腺素　　　　　　　　　　D. 炔雌醇

E. 螺内酯

（2006 年考试真题）

10. 长期使用可引起骨质疏松的药物是（　　　　）。

11. 用于治疗骨质疏松症的药物是（　　　　）。

12. 用量过大可引起低血糖反应的药物是（　　　　）。

A. 泼尼松龙　　　　　　　　　　B. 氢化可的松

C. 地塞米松　　　　　　　　　　D. 曲安西龙

E. 米托坦

（2005 年考试真题）

13. 属于长效糖皮质激素类的药物是（　　　　）。

14. 属于短效糖皮质激素类的药物是（　　　　）。

A. 阿卡波糖　　　　　　　　　　B. 二甲双胍

C. 格列本脲　　　　　　　　　　D. 胰岛素

E. 氯磺丙脲

（2004 年考试真题）

15. 一般反应较轻，仍可能引起过敏性休克的药物是（　　　　）。

16. 主要不良反应为胃肠反应的药物是（　　　　）。

17. 适用于肥胖及单用饮食控制无效者的药物是（　　　　）。

三、X 型题（多项选择题）

1. 糖皮质激素的免疫抑制作用机制包括（　　　　）。

A. 抑制巨噬细胞对抗原的吞噬和处理

B. 干扰淋巴细胞的识别及阻断免疫母细胞增殖

C. 抑制致敏淋巴细胞解体

D. 干扰体液免疫，使抗体生成减少

E. 消除免疫反应导致的炎症反应

（2008 年考试真题）

2. 胰岛素的不良反应有（　　）。

A. 过敏性休克　　　　　　　B. 高钾血症

C. 脂肪萎缩与肥厚　　　　　D. 抑制生长发育

E. 粒细胞减少

（2007 年考试真题）

3. 应用口服避孕药时，应注意（　　）。

A. 血栓性疾病患者禁用　　　　B. 严重肝功能损害者禁用

C. 诊断不明的生殖器官出血者禁用　D. 胰岛素治疗的糖尿病患者不宜应用

E. 充血性心力衰竭者慎用

（2005 年考试真题）

【参考答案及解析】

一、A 型题（最佳选择题）

1.【真题答案】　D

【真题解析】本题考查要点是"2 型糖尿病的药物治疗"。阿卡波糖临床用于各型糖尿病；格列本脲、格列齐特和格列吡嗪主要用于单用饮食控制无效的 2 型糖尿病，也可用于对胰岛素产生耐受的患者；二甲双胍临床主要用于轻症 2 型糖尿病或单用饮食控制无效者。因此，本题的正确答案为 D。

2.【真题答案】　C

【真题解析】本题考查要点是"长期大量应用糖皮质激素的不良反应"。糖皮质激素具有强大抗炎、抗免疫作用，也有强大的抗哮喘作用。因副作用较多，不宜长期常规用药，仅用于其他药物无效的哮喘持续状态和重症哮喘。长期大剂量应用糖皮质激素，能使毛细血管变性出血，皮肤、黏膜出现瘀斑、瘀点，肾上腺皮质功能亢进。因此，本题的正确答案为 C。

3.【真题答案】　C

【真题解析】本题考查要点是"胰岛素的药理作用"。胰岛素对糖代谢的影响是增加葡萄糖的运转，促进外周组织对葡萄糖的摄取，加速葡萄糖的氧化分解，增加糖原的合成和贮存，抑制糖原分解和异生，使血糖降低。因此，本题的正确答案为 C。

4.【真题答案】　B

【真题解析】本题考查要点是"巴比妥类药物中毒的解救"。苯巴比妥为弱酸性药物，急性中毒时，碱化尿液可加速其在尿中的排泄。因此，本题的正确答案为 B。

5.【真题答案】　A

【真题解析】本题考查要点是"糖皮质激素的临床应用"。抗休克大剂量糖皮质激素可用于各种严重休克，尤其中毒性休克；而严重精神病、活动性消化性溃疡、病毒感染和严重高血压、糖尿病为糖皮质激素的禁忌证。因此，本题的正确答案为A。

6.【真题答案】　C

【真题解析】本题考查要点是"糖皮质激素的临床应用"。糖皮质激素具有强大抗炎、抗免疫作用，也有强大的抗哮喘作用。因副作用较多，不宜长期常规用药，仅用于其他药物无效的哮喘持续状态和重症哮喘。因此，本题的正确答案为C。

7.【真题答案】　D

【真题解析】本题考查要点是"胰岛素的不良反应"。胰岛素的不良反应包括：低血糖反应、过敏反应、胰岛素抵抗、脂肪萎缩与肥厚注射部位皮下脂肪萎缩。因此，本题的正确答案为D。

8.【真题答案】　A

【真题解析】本题考查要点是"各全麻药的作用特点"。硫喷妥钠为超短时的巴比妥类药物，脂溶性高，静脉注射后几秒钟即可进入脑组织，麻醉作用迅速，无兴奋期，使患者迅速进入外科麻醉期。因此，本题的正确答案为A。

9.【真题答案】　C

【真题解析】本题考查要点是"糖皮质激素的禁忌证"。长期高剂量的服用糖皮质激素可引起肾上腺皮质功能亢进，高血压、动脉粥样硬化、水肿、糖尿病患者禁用；糖皮质激素抑制骨质蛋白合成，增加钙磷排泄，抑制肠对钙的吸收，创伤修复期骨折患者禁用；糖皮质激素增加胃酸和胃蛋白酶的分泌，阻碍组织修复，可诱发或加重胃溃疡，胃溃疡者慎用。另外它还能导致欣快，偶尔导致精神失常或诱发癫痫发作，有精神病或癫痫病史者禁用或慎用。因此，本题的正确答案为C。

10.【真题答案】　A

【真题解析】本题考查要点是"抑制排卵避孕药的较常见不良反应"。少数妇女在用药初期出现轻微的类早孕反应，如恶心、呕吐及择食等，一般坚持用药2～3个月可减轻或消失。用药最初几个周期中，可出现子宫不规则出血，可加服炔雌醇。约1%～2%的服药妇女发生闭经，如连续两个月闭经，应予停药。少数哺乳期妇女可见乳汁减少。血栓性疾病患者、严重肝功能损害者、诊断不明的生殖器官出血者禁用。糖尿病需胰岛素治疗者不宜应用。充血性心衰或有其他水肿倾向者慎用。因此，本题的正确答案为A。

11.【真题答案】　D

【真题解析】本题考查要点是"硫脲类药物的不良反应"。硫脲类药物常见的不良反应有药疹、瘙痒等过敏反应，停药后可恢复正常。严重不良反应有粒细胞缺乏症。粒细胞缺乏症一般发生在治疗后的2～3月内，故应定期检查血象，若用药后出现咽痛或发热，立即停药则可恢复。因此，本题的正确答案为D。

二、B型题（配伍选择题）

1～2.【真题答案】　A、E

【真题解析】本组题考查要点是"内分泌系统药物的临床应用"。胰岛素适用于重症胰岛素依赖型糖尿病或胰岛素功能基本丧失的幼年型糖尿病，经饮食控制或口服降血糖药未能控制的非胰岛素依赖型糖尿病，糖尿病发生各种急性或严重并发症者，合并重度感染、消耗性疾病、视网膜病变、肾病变、急性心肌梗死、脑血管意外、高热、妊娠、创伤及手术的糖尿病，高钾血症，纠正细胞内缺钾；甲硫氧嘧啶用于甲亢的内科治疗，甲状腺手术前准备，甲状腺危象的辅助治疗；二甲双胍适用于轻症 2 型糖尿病或单用饮食控制无效者；甲巯咪唑用于甲亢的内科治疗，甲状腺手术前准备，甲状腺危象的辅助治疗；格列苯脲适用于饮食控制无效的胰岛 β 细胞功能尚存的 2 型糖尿病。

3～6.【真题答案】　A、B、C、E

【真题解析】　本组题考查要点是"糖皮质激素类药物的临床应用"。糖皮质激素替代疗法用于治疗垂体前叶功能减退症、肾上腺素皮质功能不全症；对感染中毒性休克须与抗生素合用，要大剂量、早用药、短时间内突击使用糖皮质激素；对过敏性休克，与首选药肾上腺素合用；对严重感染，必须和有效而足量的抗菌药物合用。

7～9.【真题答案】　B、C、D

【真题解析】　本组题考查要点是"口服降血糖药物的药理作用"。长期服用格列本脲等磺酰脲类药物可抑制胰高血糖素分泌；双胍类药物通过促进组织对葡萄糖的摄取和利用，增强基础状态葡萄糖无氧酵解，抑制葡萄糖在肠道的吸收等提高胰岛素的作用而降低血糖；阿卡波糖属于 α-葡萄糖苷酶抑制剂，可减少葡萄糖的吸收而使血糖峰值降低；吡格列酮和罗格列酮通过激活过氧化物酶增殖体激活 γ 受体，调节胰岛素反应性基因的转录，增强靶组织对胰岛素的敏感性，减轻胰岛素抵抗。

10～12.【真题答案】　A、D、B

【真题解析】　本组题考查要点是"激素类药物的相关知识"。长期使用糖皮质激素可引起骨质疏松、肌肉萎缩、伤口愈合延迟等；胰岛素用量过大可引起低血糖反应；甲状腺素主要用于甲状腺功能低下的替代补充治疗，如呆小病、黏液性水肿和单纯性甲状腺肿；炔雌醇为属性激素类药物，用于治疗骨质疏松症；螺内酯为保钾利尿药。

13～14.【真题答案】　C、B

【真题解析】　本组题考查要点是"糖皮质激素的分类"。短效糖皮质激素（的松类）：可的松、氢化可的松；中效糖皮质激素（尼松类）：尼松泼尼松、氢化泼尼松（强的松龙）；长效糖皮质激素（米松类）：地塞米松、倍他米松；外用糖皮质激素（氟松类）：氟氢可的松、肤轻松。

15～17.【真题答案】　D、A、B

【真题解析】　本组题考查要点是"降糖药物的不良反应及临床应用"。阿卡波糖为 α-葡萄糖苷酶抑制药，临床用于各型糖尿病，主要不良反应为胃肠道反应；二甲双胍用于肥胖及单用饮食控制无效者的糖尿病患者；格列本脲主要用于单用饮食控制无效的 2 型糖尿病，也可用于对胰岛素产生耐受的患者，不良反应常见胃肠不适、恶心、腹痛、腹泻等；胰岛素为最常用的降糖药物，适用于各种类型的糖尿病，反应较轻，但仍可引起过敏性休克；氯磺丙脲主要用于单用饮食控制无效的 2 型糖尿病，也可用于对胰岛素产生耐受的患者，大剂量可引起眩晕、嗜睡、共济失调、精神错乱等中枢神经系统症状。

三、X 型题（多项选择题）

1. 【真题答案】　ABDE

【真题解析】本题考查要点是"糖皮质激素的免疫抑制作用机制"。

超生理剂量的糖皮质激素对免疫过程的许多环节有抑制作用，如：

①抑制巨噬细胞对抗原的吞噬和处理；

②干扰淋巴细胞的识别及阻断免疫母细胞的增殖；

③促进致敏淋巴细胞解体；

④干扰体液免疫，抑制 B 细胞转化成浆细胞，使生成抗体减少；

⑤消除免疫反应导致的炎症反应等。

因此，本题的正确答案为 ABDE。

2. 【真题答案】　AC

【真题解析】本题考查要点是"胰岛素的不良反应"。胰岛素的不良反应参见 A 型题第 7 题解析。因此，本题的正确答案为 AC。

3. 【真题答案】　ABCDE

【真题解析】本题考查要点是"应用口服避孕药的注意事项"。患急慢性肝炎、肾炎、恶性肿瘤、乳房肿块、糖尿病患者禁用口服避孕药；患有血液病、高血压（充血性心力衰竭）者不用或慎用口服避孕药；月经过少或有血栓栓塞史者慎用口服避孕药；哺乳期妇女不宜应用，流产后，最好在月经来潮后再服用避孕药；有吸烟嗜好的妇女，应慎用避孕药或采用其他避孕法。因此，本题的正确答案为 ABCDE。

第二部分　药　物　分　析

第一单元　药　典

【大纲复习要点】

小单元	细　目	要　点
（一）《中国药典》	1. 国家药品标准的制订原则和主要内容	（1）国家药品标准及其制订的原则 （2）国家药品标准的主要内容
	2.《中国药典》的基本结构和主要内容	（1）《中国药典》的现行版次、各部收载的品种情况和基本结构 （2）凡例的主要内容 （3）正文的主要内容 （4）附录的主要内容 （5）索引的种类
（二）主要的外国药典	1. 美国药典	名称、缩写和基本结构
	2. 英国药典	名称、缩写和基本结构
	3. 日本药局方	名称、缩写和基本结构
	4. 欧洲药典	名称、缩写和基本结构

【历年真题】

一、A 型题（最佳选择题）

1.《中国药典》（二部）中规定，"贮藏"项下的凉暗处是指（　　）。

    A. 不超过 30℃   B. 不超过 20℃

    C. 避光并不超过 30℃   D. 避光并不超过 20℃

    E. 2℃ ~10℃

（2009、2006 年考试真题）

2.《中国药典》凡例规定了取样量的准确度和试验的精密度，"精密称定"指称取重量应准确至所取重量的（　　）。

    A. 1/1000   B. 1/100

    C. 1/1 万   D. 1/10 万

E. 1/100 万

（2009 年考试真题）

3. 在《中国药典》（2005 年版）中，"制剂通则"收载在（　　）。

A. 目录部分　　　　　　　　　B. 凡例部分

C. 正文部分　　　　　　　　　D. 附录部分

E. 索引部分

（2009、2008、2005 年考试真题）

4. 国家药品标准中原料药的含量（%）如未规定上限时，系指不超过（　　）。

A. 98.0%　　　　　　　　　　B. 99.0%

C. 100.0%　　　　　　　　　　D. 101.0%

E. 102.0%

（2008 年考试真题）

5. 在药品质量标准中，药品的外观、臭、味等内容归属的项目为（　　）。

A. 性状　　　　　　　　　　　B. 鉴别

C. 检查　　　　　　　　　　　D. 含量测定

E. 类别

（2007、2006 年考试真题）

6.《中国药典》（2005 版）将生物制品列入（　　）。

A. 第一部　　　　　　　　　　B. 第二部

C. 第三部　　　　　　　　　　D. 第一部附录

E. 第二部附录

（2007 年考试真题）

7.《中国药典》"凡例"规定，防止药品在贮藏过程中风化、吸潮、挥发或异物进入，需采用的贮藏条件是（　　）。

A. 密闭　　　　　　　　　　　B. 密封

C. 严封　　　　　　　　　　　D. 熔封

E. 避光

（2005 年考试真题）

8.《中国药典》的凡例部分（　　）。

A. 起到目录的作用

B. 有标准规定，检验方法和限度，标准品、对照品，计量等内容

C. 介绍《中国药典》的沿革

D. 收载药品质量标准分析方法验证等指导原则

E. 收载有制剂通则

（2004 年考试真题）

9. 在《中国药典》中，通用的测定方法收载在（　　）。

A. 目录部分　　　　　　　　　B. 凡例部分

C. 正文部分　　　　　　　　　D. 附录部分

E. 索引部分

（2003 年考试真题）

二、B 型题（配伍选择题）

A. 供试品连续两次干燥或炽灼后的重量差异在 0.3mg 以下

B. 不加供试品或以等量溶剂替代供试液的情况下，按同法操作所得的结果

C. 用于生物检定、抗生素或生化药品中含量或效价测定的标准物质，按效价作单位（或 µg）计，以国际标准品进行标定

D. 用于检测时，除另有规定外，均按干燥品（或无水物）进行计算后使用的标准物质

E. 不同等级的符合国家标准或国家有关规定标准的化学试剂

（2009 年考试真题）

1. 标准品（　　）。
2. 对照品（　　）。
3. 恒重（　　）。

A. JP   B. USP

C. BP   D. Ch. P

E. Ph. Eur

以下外国药典的缩写是

（2006 年考试真题）

4. 美国药典（　　）。
5. 日本药局方（　　）。
6. 欧洲药典（　　）。

A. 15 分钟   B. 30 分钟

C. 45 分钟   D. 1 小时

E. 1 小时 30 分钟

《中国药典》对片剂崩解时限的规定是

（2005 年考试真题）

7. 普通片剂（　　）。
8. 糖衣片（　　）。

A. 不超过 25℃   B. 不超过 20℃

C. 避光并不超过 25℃   D. 避光并不超过 20℃

E. 2℃ ~ 10℃

药品质量标准"贮藏"项下的规定

（2004 年考试真题）

9. "阴凉处" 系指（   ）。

10. "凉暗处" 系指（   ）。

A. 重量差异检查　　　　　　　　B. 崩解时限检查

C. 含量均匀度检查　　　　　　　D. 溶出度测定

E. 不溶性微粒检查

（2003 年考试真题）

11. 难溶性的药物片剂一般应作（   ）。

12. 小剂量的片剂、膜剂、胶囊剂等一般应作（   ）。

三、X 型题（多项选择题）

1. 国家药品标准的内容有（   ）。

A. 性状　　　　　　　　　　　　B. 鉴别

C. 检查　　　　　　　　　　　　D. 含量测定

E. 贮藏

（2008、2004 年考试真题）

2. 容量瓶校正所需的仪器有（   ）。

A. 分析天平　　　　　　　　　　B. 称量瓶

C. 滴定管　　　　　　　　　　　D. 温度计

E. 比色管

（2008 年考试真题）

3.《中国药典》制剂通则的片剂项下规定：除另有规定外，片剂应进行的检查项目有
（   ）。

A. 重量差异　　　　　　　　　　B. 溶出度

C. 澄明度　　　　　　　　　　　D. 崩解时限

E. 分散均匀性

（2006 年考试真题）

4. 从 2002 年起，USP – NF（   ）。

A. 将原来的每五年一版改为每一年出一个新版本

B. 将原来的每五年一版改为每二年出一个新版本

C. 将原来的每五年一版改为每三年出一个新版本

D. 将原来的每五年一版改为每四年出一个新版本

E. 发行 USP 亚洲版

（2004 年考试真题）

5. 美国药典（   ）。

A. 缩写是 USP　　　　　　　　　B. 缩写是 PUS

C. 现行版本是 24 版　　　　　　D. 现行版本是 25 版

E. 与 NF 合并出版

（2003 年考试真题）

【参考答案及解析】

一、A 型题（最佳选择题）

1.【真题答案】 D

【真题解析】本题考查要点是"国家药品标准"。"贮藏"项下的规定，是指对药品贮存与保管的基本要求，以下列名词术语表示：避光系指用不透光的容器包装；密闭系指将容器密闭，以防止尘土及异物进入；密封系指将容器密封以防止风化、吸潮、挥发或异物进入；熔封或严封系指将容器熔封或用适宜的材料严封，以防止空气与水分的侵入并防止污染；阴凉处系指不超过 20℃；凉暗处系指避光并不超过 20℃；冷处系指 2℃~10℃；常温系指 10℃~30℃。因此，本题的正确答案为 D。

2.【真题答案】 A

【真题解析】本题考查要点是"国家药品标准"。"精密称定"指称取重量应准确至所取重量的千分之一；"称定"指称取重量应准确至所取重量的百分之一；"精密量取"指量取体积的准确度应符合国家标准中对该体积移液管的精密度要求。因此，本题的正确答案为 A。

3.【真题答案】 D

【真题解析】本题考查要点是"《中国药典》的基本内容"。《中国药典》附录的主要内容有：制剂通则、药用辅料、一般鉴别实验、放射性药品检定法、生物检定统计法、制药用水灭菌法、原子量表。因此，本题的正确答案为 D。

4.【真题答案】 D

【真题解析】本题考查要点是"国家药品标准的检测限度"。原料药的含量（%），除另有注明者外，均按重量计。如规定上限为 100% 以上时，系指用药典规定的分析方法测定时可能达到的数值，它为药典规定的限度或允许偏差，并非真实含有量；如未规定上限时，系指不超过 101.0%。因此，本题的正确答案为 D。

5.【真题答案】 A

【真题解析】本题考查要点是"国家药品标准的主要内容"。药品质量标准的性状项下主要记叙药物的外观、臭、味、溶解度以及物理常数等。因此，本题的正确答案为 A。

6.【真题答案】 C

【真题解析】本题考查要点是"药典沿革"。《中国药典》2005 年版首次将生物制品单独列为一部，将原《中国生物制品规范》并入药典，设为第三部，《中国药典》2005 年版第三部收载生物制品共计 101 种。因此，本题的正确答案为 C。

7.【真题答案】　B

【真题解析】本题考查要点是"国家药品标准'贮藏'项下的规定"。参见 A 型题第 1 题解析。因此，本题的正确答案为 B。

8.【真题答案】　B

【真题解析】本题考查要点是"《中国药典》的基本内容"。参见 A 型题第 3 题解析。因此，本题的正确答案为 B。

9.【真题答案】　D

【真题解析】本题考查要点是"《中国药典》的基本结构与主要内容"。《中国药典》由凡例、正文、附录和索引等四部分组成。"凡例"是为正确使用《中国药典》进行药品质量检定的基本原则，"凡例"是对《中国药典》正文、附录等与质量检定有关的共性问题的统一规定；正文系根据药物的理化与生物学特征按照批准的处方来源、生产工艺、储藏运输条件等所制定的用以检测药品质量是否达到用药要求，并衡量质量是否达到用药要求及衡量质量是否稳定均一的技术规定；附录的主要内容有：制剂通则、通用的检测方法、指导原则；索引包括"中文索引"和"英文索引"两种索引方式，以便于快速查阅有关品种。因此，本题的正确答案为 D。

二、B 型题（配伍选择题）

1~3.【真题答案】　C、D、A

【真题解析】本组题考查要点是"国家药品标准"。标准品系指用于生物检定、抗生素或生化药品中含量或效价测定的标准物质，按效价单位（或 μg）计，以国际标准品标定；对照品除另有规定外，均按干燥品（或无水物）进行计算后使用；恒重除另有规定外，系指供试品经连续两次干燥或炽灼后的重量差异在 0.3mg 以下的重量。

4~6.【真题答案】　B、A、E

【真题解析】本组题考查要点是"药典的英文名缩写"。JP：日本药局方；USP：美国药典；BP：英国药典；Ch. P：中国药典；Ph. Eur：欧洲药典。

7~8.【真题答案】　A、D

【真题解析】本组题考查要点是"片剂质量评定"。《中国药典》2010 年版规定：普通片取供试品 6 片，分别置吊篮的玻璃管中，启动崩解仪进行检查，各片均应在 15 分钟内全部崩解。取糖衣片 6 片，分别置吊篮的玻璃管中，启动崩解仪进行检查，各片均应在 1 小时内崩解。

9~10.【真题答案】　B、D

【真题解析】本组题考查要点是"药品质量标准中相关知识术语的含义"。参见 A 型题第 1 题解析。

11~12.【真题答案】　D、C

【真题解析】本组题考查要点是"片剂的质量评定项目"。重量差异检查指按规定称量方法测得片剂每片的重量与平均片重之间的差异程度，一般片剂要做重量差异检查；崩解时限检查是指固体制剂在规定的介质中，以规定的方法进行检查全部崩解溶散或成碎粒并通过筛网所需时间的限度，是片剂的常规检查项目；含量均匀度指小剂量的片剂、胶囊剂、膜剂或注射用无菌粉末等每片（个）含量偏离标示量的程度；溶出度指药物从片剂等固体制剂在规定溶剂中溶出的速度和程度，难溶性药物都应作溶出度检查。

三、X 型题（多项选择题）

1. 【真题答案】　ABCDE

【真题解析】本题考查要点是"国家药品标准的主要内容"。国家药品标准的主要内容有品名、有机药物的结构式、分子式和分子量、来源或有机药物的化学名称、含量或效价的规定、处方、制法、性状、鉴别、检查、含量或效价测定、类别、规格、贮藏及制剂等。因此，本题的正确答案为 ABCDE。

2. 【真题答案】　AB

【真题解析】本题考查要点是"容量瓶的校正方法"。容量瓶应定期进行校正，校正的方法如下：将容量瓶洗净、晾干，在分析天平上称定重量，加水，使弯月面至容量瓶的标线处，再称定重量，两次称量的差即为瓶中水的重量，查出水在该温度下的密度，即可计算出容量瓶的容积。因此，本题的正确答案为 AB。

3. 【真题答案】　ADE

【真题解析】本题考查要点是"《中国药典》对片剂质量检查的规定"。《中国药典》制剂通则规定片剂的质量检查项目包括：重量差异、崩解时限、发泡量、分散均匀性、微生物限度。因此，本题的正确答案为 ADE。

4. 【真题答案】　AE

【真题解析】本题考查要点是"主要的国外药典知识"。USP – NF，从 2002 年出版的 USP（25）– NF（20）起，将原来的每五年一版改为每一年一个新版本，并发行亚洲版。因此，本题的正确答案为 AE。

5. 【真题答案】　ADE

【真题解析】本题考查要点是"美国药典的相关知识"。《美国药典》的全称为 The United States Pharmacopoeia，缩写为 USP。《美国国家处方集》的全称为 National formulation，缩写为 NF。为了减少重复，方便读者使用，从 1980 年起，USP 和 NF 合并为一册出版。USP 的最新版是 2007 的 30 版，D 选项为 2003 年的 25 版。因此，本题的正确答案为 ADE。

第二单元　药物分析基础

【大纲复习要点】

小单元	细目	要点
（一）药品检验工作的基本程序和要求	1. 药品检验工作的基本程序	药品检验的取样、检验、记录和报告
	2. 计量器具的检定	计量器具检定的内容和要求
	3. 常用分析仪器的使用和校正	（1）分析天平的主要性能指标、选择和使用方法 （2）常用玻璃量器、温度计和分析仪器的使用和校正
（二）药物分析数据的处理	1. 误差	（1）绝对误差和相对误差 （2）系统误差和偶然误差 （3）减免误差的方法
	2. 有效数字	有效数字、有效数字的修约及运算法则
（三）药品质量标准分析方法的验证	1. 准确度	准确度及其考查的方法
	2. 精密度	精密度及其考查的方法
	3. 专属性	专属性及其考查的方法
	4. 检测限	检测限及其测定的方法
	5. 定量限	定量限及其测定的方法
	6. 线性	线性及其测定的方法
	7. 范围	范围及其考查的方法
	8. 耐用性	耐用性及其考查的方法
	9. 不同检验项目的验证内容	鉴别试验、杂质检查和含量测定等不同检验项目的验证内容

【历年真题】

一、A 型题（最佳选择题）

1. 药品的总件数≤300 时，取样的件数为（　　）。

    A. $x+1$

    B. $x^{1/2}+1$

    C. $x^{1/2}+1$

    D. $x-1$

    E. $x^{1/2}-1$

    （2009 年考试真题）

2. 减少分析测定中偶然误差的方法为（ ）。

    A. 进行对照试验   B. 进行空白试验

    C. 进行仪器校准   D. 进行分析结果校正

    E. 增加平行试验次数

    （2009 年考试真题）

3. 药物分析中，检测限是指（ ）。

    A. 分析方法的测定结果与真实值或参考值接近的程度

    B. 同一均匀样品经多次取样测定所得结果之间的接近程度

    C. 在其他组分可能存在的情况下，分析方法能准确地测出被测组分的能力

    D. 分析方法在规定的实验条件下所能检出被测组分的最低浓度或最低量

    E. 分析方法可定量测定试样中被测组分的最低浓度或最低量分析方法验证指标的定义

    （2009 年考试真题）

4. 药物分析中，常用信噪比确定定量限，一般以信噪比为（ ）时相应的浓度或注入仪器的量来确定定量限。

    A. 9:1   B. 8:1

    C. 10:1   D. 7:1

    E. 5:1

    （2009 年考试真题）

5. 药物分析中，（ ）是指在设计范围内，测试结果和样品中被测组分的浓度（或量）直接成正比关系的程度。

    A. 精密度   B. 耐用性

    C. 准确度   D. 线性

    E. 范围

    （2009 年考试真题）

6. 精密量取时应选用的计量器具是（ ）。

    A. 量筒   B. 称量瓶

    C. 分析天平   D. 移液管

    E. 量杯

    （2008 年考试真题）

7. 将测量值 3.1248 修约为三位有效数字，正确的修约结果是（ ）。

    A. 3.1   B. 3.12

    C. 3.124   D. 3.125

    E. 3.13

    （2008 年考试真题）

8. 在规定的测试条件下，同一个均匀样品经多次取样测定，所得结果之间的接近程度称为（ ）。

    A. 准确度   B. 精密度

    C. 专属性   D. 检测限

E. 线性

（2008 年考试真题）

9. 精密称取 200mg 样品时，选用分析天平的感量应为（　　）。

   A. 10mg　　　　　　　　　　　　　B. 1mg

   C. 0.1mg　　　　　　　　　　　　　D. 0.01mg

   E. 0.001mg

（2007 年考试真题）

10. 下列误差中属于偶然误差的是（　　）。

   A. 指示剂不合适引入的误差　　　　B. 滴定反应不完全引入的误差

   C. 试剂纯度不符合要求引入误差　　D. 温度波动引入的误差

   E. 未按仪器使用说明正确操作引入的误差

（2007 年考试真题）

11. 按有效数字修约的规则，以下测量值中可修约为 2.01 的是（　　）。

   A. 2.005　　　　　　　　　　　　　B. 2.006

   C. 2.015　　　　　　　　　　　　　D. 2.016

   E. 2.0046

（2006 年考试真题）

12. 相对误差表示（　　）。

   A. 测量值与真实值之差　　　　　　B. 误差在测量值中所占的比例

   C. 最大的测量值与最小的测量值之差　　D. 测量值与平均值之差

   E. 测量值与平均值之差的平方和

（2005 年考试真题）

13. 在测定条件有小的变动时，测定结果不受影响的承受程度是（　　）。

   A. 准确度　　　　　　　　　　　　B. 精密度

   C. 专属性　　　　　　　　　　　　D. 线性

   E. 耐用性

（2005 年考试真题）

14. 称量时的读数为 0.0520g，其有效数字的位数为（　　）。

   A. 5 位　　　　　　　　　　　　　B. 4 位

   C. 3 位　　　　　　　　　　　　　D. 2 位

   E. 1 位

（2003 年考试真题）

二、B 型题（配伍选择题）

   A. 耐用性　　　　　　　　　　　　B. 定量限

   C. 检测限　　　　　　　　　　　　D. 精密度

   E. 准确度

（2009 年考试真题）

1. 用回收率表示的方法评价的效能指标为（　　　）。
2. 用标准偏差（S）、相对标准偏差（RSD）表示的方法评价的效能指标为（　　　）。

    A. 分析方法的测定结果与真实值或参考值接近的程度

    B. 同一均匀样品经多次取样测定所得结果之间的接近程度

    C. 在其他组分可能存在的情况下，分析方法能准确地测出被测组分的能力

    D. 分析方法所能检出试样中被测组分的最低浓度或最低量

    E. 分析方法可定量测定试样中被测组分的最低浓度或最低量

    分析方法验证指标的定义是

    （2006 年考试真题）

3. 精密度（　　　）。
4. 检测限（　　　）。

    A. 3.870　　　　　　　　　　　　B. 3.871

    C. 3870　　　　　　　　　　　　　D. 3.870×10^4

    E. 3.870×10^5

    将以下数字修约为四位有效数字

    （2005 年考试真题）

5. 38700（　　　）。
6. 387026（　　　）。
7. 3.8705（　　　）。

    A. 准确度　　　　　　　　　　　　B. 精密度

    C. 检测限　　　　　　　　　　　　D. 线性

    E. 耐用性

    （2004 年考试真题）

8. 多次测定同一均匀样品所得结果之间的接近程度是（　　　）。
9. 测定条件有小的变动时，测定结果不受其影响的承受程度是（　　　）。

    A. 1.560×10^3　　　　　　　　　B. 1.56×10^3

    C. 1.560　　　　　　　　　　　　　D. 0.1561

    E. 0.1560

    将以下数字修约为四位有效数字

    （2004 年考试真题）

10. 1560.38（　　　）。
11. 0.15605（　　　）。

三、X 型题（多项选择题）

1. 消除系统误差的方法为（　　　）。

    A. 校正所用的仪器
    B. 做对照试验
    C. 做空白试验
    D. 做预试验
    E. 做回收试验

    （2009 年考试真题）

2. 对于有效数字，说法正确的有（　　　）。

    A. 只允许最末一位欠准确，而且只能上下差 1
    B. 可采用四舍六入五成双规则修约
    C. 0 不做为有效数字
    D. 在分析工作中实际能测量到的数字即为有效数字
    E. 0 既可能为有效数字，也可能不为有效数字

    （2009 年考试真题）

3. 下述验证内容属于精密度的有（　　　）。

    A. 定量限
    B. 重复性
    C. 重现性
    D. 专属性
    E. 中间精密度

    （2007 年考试真题）

4. 与相对标准偏差计算有关的量包括（　　　）。

    A. 测定结果为 x_i
    B. 测定结果的平均值
    C. 测定次数 n
    D. 相关系数 r
    E. 回归方程的斜率 b

    （2006 年考试真题）

5. 属于注射剂一般检查项目的有（　　　）。

    A. 装量
    B. 含量均匀度
    C. 无菌
    D. 热原或细菌内毒素
    E. 不溶性微粒

    （2005 年考试真题）

6. 检查"注射液的装量"时，需使用的器具有（　　　）。

    A. 天平
    B. 注射器（干燥）
    C. 经标化的量具
    D. 移液管
    E. 伞棚灯

    （2004 年考试真题）

【参考答案及解析】

一、A 型题（最佳选择题）

1.【真题答案】　B

【真题解析】本题考查要点是"药品检验工作的基本程序——取样"。为使取样具有代表性，生产规模的固体原料药要用取样探子取样，取样的量也因产品数量的不同而不同。设总件数（如箱、桶、袋、盒等）为 x，当 $x \leqslant 3$ 时，应每件取样；$x \leqslant 300$ 时，取样的件数应为 $\sqrt{x}+1$；当 $x > 300$ 时，按 $\sqrt{x}/2+1$ 的件数来取样。因此，本题的正确答案为 B。

2.【真题答案】　E

【真题解析】本题考查要点是"减少分析测定中偶然误差的方法"。根据偶然误差出现的规律性，通过增加平行测定的次数，以平均值作为最后的结果，便可以减小测定的偶然误差。因此，本题的正确答案为 E。

3.【真题答案】　D

【真题解析】本题考查要点是"检测限的定义"。检测限是指分析方法在规定的实验条件下所能检出被测组分的最低浓度或最低量。因此，本题的正确答案为 D。

4.【真题答案】　C

【真题解析】本题考查要点是"定量限的确定方法"。定量限是指样品中被测组分能被定量测定的最低浓度或最低量，其测定结果应具有一定的准确度和精密度。杂质和降解产物用定量方法测定时，应确定方法的定量限。常用信噪比确定定量限，一般以信噪比为 $10:1$ 时相应的浓度或注入仪器的量来确定定量限。因此，本题的正确答案为 C。

5.【真题答案】　D

【真题解析】本题考查要点是"线性的定义"。精密度是指在规定的测试条件下，同一个均匀样品，经多次取样测定所得结果之间的接近程度。耐用性是指在测定条件有小的变动时，测定结果不受其影响的承受程度。准确度是指用该方法的测定结果与真实值或参考值接近的程度。线性是指在设计范围内，测试结果和样品中被测组分的浓度（或量）直接成正比关系的程度。范围是指在达到一定的精密度、准确度和线性的前提下，分析方法适用的高低限浓度或量的区间。因此，本题的正确答案为 D。

6.【真题答案】　C

【真题解析】本题考查要点是"常用分析仪器的使用"。分析天平是定量分析工作中最重要、最常用的精密称量仪器。实验室常用的玻璃量器有移液管、容量瓶、滴定管、量筒和量杯等。将供试品准确稀释至一定体积时，需使用容量瓶；准确移取一定体积的液体时，需使用移液管；容量分析时用来加入滴定液并测量加入滴定液体积的量器是滴定管；量筒是量度液体体积的仪器，视线偏差会造成读数误差；量杯用于量度从量器中排出液体的体积。因此，本题的正确答案为 C。

7. **【真题答案】** B

【真题解析】 本题考查要点是"有效数字修约的规则"。

有效数字修约的规则：

①四舍六入五成双。测量值中被修约的那个数等于或小于4时舍弃，等于或大于6时，进位。等于5且5后无数时，如果进位后测量值的末位数成偶数，则进位；进位后，测量值的末位数成奇数，则舍弃。若5后还有数，说明修约数比5大，宜进位。

②对原测量值一次修约至所需位数，不能分次修约。

③运算过程中，为了减少舍入误差，可多保留一位有效数字，计算出结果后，再按修约规则，将结果修约至应有的有效数字位数。在修约标准偏差值或其他表示不确定度的数值时，修约的结果应使准确度的估计值变得更差一些。

因此，本题的正确答案为B。

8. **【真题答案】** B

【真题解析】 本题考查要点是"药品质量标准分析方法的验证内容"。准确度是指用该方法的测定结果与真实值或参考值接近的程度；精密度是指在规定的测试条件下，同一个均匀样品，经多次取样测定所得结果之间的接近程度；专属性是指在其他组分（如杂质、降解产物、辅料等）可能存在的情况下，分析方法能准确地测出被测组分的特性；检测限是指分析方法在规定的实验条件下所能检出被测组分的最低浓度或最低量；线性是指在设计范围内，测试结果和样品中被测组分的浓度（或量）直接成正比关系的程度。因此，本题的正确答案为B。

9. **【真题答案】** C

【真题解析】 本题考查要点是"分析天平的使用方法"。药物分析实验室使用的分析天平的感量有0.1mg、0.01mg和0.001mg三种。为了保证称量的相对误差小于千分之一，当取样量大于100mg时，选用感量为0.1mg的分析天平；当取样量为100~10mg时，选用感量为0.01mg的分析天平；取样量小于10mg时，选用感量为0.001mg的分析天平。因此，本题的正确答案为C。

10. **【真题答案】** D

【真题解析】 本题考查要点是"系统误差和偶然误差的区分"。系统误差也叫可定误差，是由某种确定的原因引起的误差，一般有固定的方向（正或负）和大小，重复测定时重复出现。根据误差的来源，系统误差可分为方法误差、仪器误差、试剂误差以及操作误差等；偶然误差又叫不可定误差或随机误差，是由偶然的原因所引起的，如实验室的温度、湿度的变化，仪器电压的偶然波动所造成的误差等。因此，本题的正确答案为D。

11. **【真题答案】** B

【真题解析】 本题考查要点是"有效数字修约的规则"。有效数字修约的规则参见A型题第7题解析。因此，本题的正确答案为B。

12. **【真题答案】** B

【真题解析】 本题考查要点是"相对误差的定义"。相对误差为误差与真实值的比值，如不知道真实值，可用测量值代替，相对误差即误差在测量值中所占的比例。因此，本题的正确答案为 B。

13.【真题答案】　E

【真题解析】本题考查要点是"耐用性的概念"。参见 A 型题第 5 题解析。因此，本题的正确答案为 E。

14.【真题答案】　C

【真题解析】本题考查要点是"有效数字的概念"。有效数字在科学实验中，对于任何一种物理量的测定，由于受仪器精度的影响，测量结果的准确度都是有一定限度的。从 0 到 9 的 10 个数字中，0 既可以作为有效数字，也可以作为定位用的无效数字，其余的数都只能作为有效数字。在记录有效数字时，小数部分末尾的零不能省略。本题中，5 前面的 0 是定位用的无效数字，2 后面的 0 是有效数字，表示可准确测量到万分之一克。因此，本题的正确答案为 C。

二、B 型题（配伍选择题）

1~2.【真题答案】　E、D

【真题解析】本组题考查要点是"药品质量标准分析方法的验证内容"。耐受性、精密度、准确度的概念参见 A 型题第 5 题解析；定量限的概念参见 A 型题第 4 题解析；检测限参见 A 型题第 3 题解析。

3~4.【真题答案】　B、D

【真题解析】本组题考查要点是"分析方法验证指标的定义"。精密度的定义参见 A 型题第 5 题解析；检测限的定义参见 A 型题第 3 题解析；选项 A 为准确度定义；选项 C 为专属性定义；选项 E 为定量限定义。

5~7.【真题答案】　D、E、A

【真题解析】本组题考查要点是"有效数字的修约规则"。有效数字的修约规则参见 A 型题第 7 题解析。

8~9.【真题答案】　B、E

【真题解析】本组题考查要点是"药品质量标准分析方法的验证"。准确度、精密度、线性、耐用性的定义参见 A 型题第 5 题解析；检测限的定义参见 A 型题第 3 题解析。

10~11.【真题答案】　A、E

【真题解析】本组题考查要点是"有效数字的修约规则"。根据有效数字四舍六入五成双的修约规则，1560.38 修约为四位有效数字为 1560；0.15605 修约为四位有效数字为 0.1560（"0"位偶数，故最后 1 位"5"舍去）。

三、X 型题（多项选择题）

1.【真题答案】　ABC

【真题解析】本题考查要点是"系统误差的概念"。系统误差也叫可定误差，是由某种确定的原因引起的误差，一般有固定的方向（正或负）和大小，重复测定时重复出现。根据误差的来源，系统误差可分为方法误差（由分析方法本身不完善或选用不当所造成的）、仪器误差（由于仪器不够准确造成的误差）、试剂误差（由试剂不符合要求而造成的，可以通过更换试剂来克服，也可以通过空白试验测知误差的大小并加以校正）以及操作误差（由于分析者操作不符合要求造成的）等。因此，本题的正确答案为 ABC。

2.【真题答案】　ABDE

【真题解析】本题考查要点是"有效数字的修约规则"。在分析工作中实际能测量到的数字称为有效数字。对于有效数字，只允许数的最末一位欠准，而且只能上下差 1；有效数字的修约可采用四舍六入五成双规则；从 0 到 9 的 10 个数字中，0 既可以作为有效数字，也可以作为定位用的无效数字，其余的数都只能作为有效数字。因此，本题的正确答案为 ABDE。

3.【真题答案】　BCE

【真题解析】本题考查要点是"精密度的验证方法"。精密度是指在规定的测试条件下，同一个均匀样品，经多次取样测定所得结果之间的接近程度。

含量测定和杂质的定量测定应考查方法的精密度：

①重复性。在相同条件下，由同一个分析人员测定所得结果的精密度称为重复性。考查重复性时，可在规定范围内设计 3 个不同浓度，每个浓度分别制备 3 份供试品溶液，进行测定；或制备相当于 100% 浓度水平的供试品溶液 6 份，用至少测定 6 次的结果进行评价。

②中间精密度。在同一个实验室，不同时间由不同分析人员用不同设备测定结果之间的精密度称为中间精密度。中间精密度用于考查随机变动因素对精密度的影响。

③重现性。在不同实验室由不同分析人员测定结果之间的精密度称为重现性。法定标准采用的方法应进行重现性试验。如建立药典分析方法时，应通过协同检验得出重现性的结果。

因此，本题的正确答案为 BCE。

4.【真题答案】　ABC

【真题解析】本题考查要点是"精密度的相关知识"。若对同一样品重复测定了 n 次，第 i 次的测定结果为 x_i，测定结果的平均值为 $\bar{x}$，则标准偏差的计算公式为：

$$SD = \sqrt{\dfrac{\sum\limits_{i=1}^{n}(x_i - \bar{x})^2}{n-1}}$$

因此，本题的正确答案为 ABC。

5.【真题答案】　ACDE

【真题解析】本题考查要点是"注射剂的检查方法"。注射剂的一般检查项目包括：装量、无菌、热原或细菌内毒素、不溶性颗粒、澄明度。因此，本题的正确答案为 ACDE。

6.【真题答案】　BC

【真题解析】本题考查要点是"注射剂质量评定方法"。《中国药典》对"注射液的装量"检查方法规定为：用干燥注射器抽尽内容物，注入经标化的量具内，在室温下检视。因此，本题的正确答案为BC。

第三单元　物理常数的测定

【大纲复习要点】

小单元	细目	要点
（一）熔点测定法	1. 熔点	熔点及测定熔点的意义
	2. 测定方法	仪器用具、测定方法及注意事项
（二）旋光度测定法	1. 比旋度	（1）物质的旋光性 （2）比旋度及其计算
	2. 测定方法	（1）旋光计及其校正 （2）旋光度的测定方法和注意事项
	3. 应用	旋光度测定法在性状、检查和含量测定项下的应用
（三）折光率测定法	1. 折光率	光的折射定律和折光率
	2. 测定方法	（1）折光计及其校正 （2）折光率的测定方法
	3. 应用	在性状项下的应用
（四）pH值测定法	1. pH值	pH值及Nernst方程式
	2. 测定方法	（1）酸度计及其校正 （2）pH值的测定方法和注意事项

【历年真题】

一、A型题（最佳选择题）

1. 某溶液的pH值约为6，用酸度计测定其精密pH值时，应选择的两个标准缓冲液的pH值是（　　）。

A. 1.68，4.00

B. 5.00，6.86

C. 4.00，6.86

D. 6.86，9.18

E. 1.68，6.86

（2009年考试真题）

2. 测定某药物的比旋度时，配制药物浓度为 10.0mg/ml 的溶液，使用 1dm 长的测定管，依法测得旋光度为 -1.75°的比旋度为（　　　）。

    A. -1.75°
               B. -17.5°

    C. -175°
               D. -1750°

    E. -17500°

（2008 年考试真题）

3. 用酸度计测定溶液的 pH 值时，应先对仪器进行校正，校正时应使用（　　　）。

    A. 任何一种标准缓冲液

    B. 任何两种标准缓冲液

    C. 与供试液的 pH 值相同的标准缓冲液

    D. 两种 pH 值相差约 3 个单位的标准缓冲液，并使供试液的 pH 值处于二者之间

    E. 两种 pH 值相差约 5 个单位的标准缓冲液，并使供试液的 pH 值处于二者之间

（2008 年考试真题）

4. 除另有规定外，折光率测定的温度为（　　　）。

    A. 15℃
               B. 20℃

    C. 25℃
               D. 30℃

    E. 35℃

（2007 年考试真题）

5. 用酸度计测定溶液的 pH 值，测定前应用 pH 值与供试液较接近的一种标准缓冲液，调节仪器旋钮，使仪器 pH 示值与标准缓冲液的 pH 值一致，此操作步骤称为（　　　）。

    A. 调节零点
               B. 校正温度

    C. 调节斜率
               D. 平衡

    E. 定位

（2007 年考试真题）

6. 测定某药物的比旋度，若供试品溶液的浓度为 10.0mg/ml，样品管长度为 2dm，测得的旋光度值为 +2.02°，则比旋度为（　　　）。

    A. +2.02°
               B. +10.1°

    C. +2.02°
               D. +101°

    E. +202°

（2006 年考试真题）

7. 在药品质量标准性状项下，未收载比旋度要求的药物是（　　　）。

    A. 对氨基水杨酸钠
          B. 肾上腺素

    C. 葡萄糖
             D. 蔗糖

    E. 乳糖

（2005 年考试真题）

8. 折光率是（　　　）。

    A. 折射角的角度
        B. 入折射角与折射角角度的比值

    C. 折射角与入射角角度的比值
    D. 入射角正弦与折射角正弦的比值

E. 入射角余弦与折射角余弦的比值

（2005 年考试真题）

9. 以下关于熔点测定方法的叙述中，正确的是（　　）。

A. 取供试品，直接装入玻璃毛细管中，装管高度为 1cm，置传温液中，升温速度为每分钟 $1.0℃ \sim 1.5℃$

B. 取经干燥的供试品，装入玻璃毛细管中，装管高度为 1cm，置传温液中，升温速度为每分钟 $1.0℃ \sim 1.5℃$

C. 取供试品，直接装入玻璃毛细管中，装管高度为 3mm，置传温液中，升温速度为每分钟 $3.0℃ \sim 5.0℃$

D. 取经干燥的供试品，装入玻璃毛细管中，装管高度为 3mm，置传温液中，升温速度为每分钟 $1.0℃ \sim 1.5℃$

E. 取经干燥的供试品，装入玻璃毛细管中，装管高度为 1cm，置传温液中，升温速度为每分钟 $3.0℃ \sim 5.0℃$

（2003 年考试真题）

10. 根据 Lambert – Beer 定律，吸收度与浓度和光路长度之间的正确关系式是（　　）。

A. $A = -\lg T = -\lg \dfrac{I_0}{I} = ECL$　　　　B. $A = -\lg T = -\lg \dfrac{I_0}{I} = Cl$

C. $A = \lg T = -\lg \dfrac{I_0}{I} = Cl$　　　　D. $A = \lg T = -\lg \dfrac{I_0}{I} = ECL$

E. $A = -\lg T = -\lg \dfrac{I}{I} = ECL$

（2003 年考试真题）

11. X 射线衍射的布拉格方程中，d（hkl）为（　　）。

A. 某一点阵面的晶面间距　　　　B. X 射线的波长

C. 衍射角　　　　D. 衍射强度

E. 晶格中相邻的两质点之间的距离

（2003 年考试真题）

二、B 型题（配伍选择题）

A. 初熔时的温度至全熔时的温度

B. 供试品在毛细管内开始局部液化出现明显液滴时的温度

C. 供试品在毛细管内全部液化时的温度

D. 平氏黏度计

E. 旋转式黏度计

（2009 年考试真题）

1. 熔点的测定（　　）。

2. "初熔"的温度（　　）。

3. "全熔"的温度（　　）。

A. 旋光度   B. 折光率

C. 温度   D. 密度

E. 光源

下列字母的含义是

（2004 年考试真题）

4. n （   ）。

5. D （   ）。

三、X 型题（多项选择题）

《中国药典》中应进行折光率测定的药物有（   ）。

A. 维生素 B_1 B. 维生素 C

C. 维生素 E   D. 维生素 K_1

E. 葡萄糖

（2008 年考试真题）

【参考答案及解析】

一、A 型题（最佳选择题）

1.【真题答案】 C

【真题解析】本题考查要点是"pH 值测定方法"。《中国药典》2010 年版附录"pH 值测定法"项下，规定了五种不同 pH 值的标准缓冲液，用来对 pH 计进行校正（定位）。它们分别是：草酸盐标准缓冲液、苯二甲酸盐标准缓冲液、磷酸盐标准缓冲液、硼砂标准缓冲液及氢氧化钙标准缓冲液，在 25℃时它们的 pH 值分别为 1.68，4.01，6.86，9.18，12.45。因此，本题的正确答案为 C。

2.【真题答案】 C

【真题解析】本题考查要点是"药物比旋度的测定方法"。

固体供试品的比旋度计算公式为

$$[\alpha]_D^{20} = \frac{100\alpha}{lc}$$

式中 α——测得的旋光度；

l——光路长度（即测定管长度，dm）；

c——溶液的浓度（g/100ml）。

则本题药物的比旋度 $\frac{100 \times (-1.75)}{1 \times 1} = -175°$

因此，本题的正确答案为 C。

3.【真题答案】 D

【真题解析】本题考查要点是"用酸度计测定溶液 pH 值的方法"。用酸度计测定溶液

pH 值，测定前，按各品种项下的规定，选择两种 pH 值约相差 3 个 pH 单位的标准缓冲液，并使供试液的 pH 值处于二者之间。取与供试液 pH 值较接近的第一种标准缓冲液对仪器进行校正（定位），使仪器数值与标准缓冲液的数值一致。因此，本题的正确答案为 D。

4. 【真题答案】　B

【真题解析】本题考查要点是"折光率的测定温度"。《中国药典》规定，采用钠光谱的 D 线（589.3nm）测定供试品相对于空气的折光率，除另有规定外，供试品的温度应为 20℃。因此，本题的正确答案为 B。

5. 【真题答案】　E

【真题解析】本题考查要点是"pH 值的测定方法"。定位使用酸度计时，须预先用标准缓冲液对仪器进行校正（定位），用定位调节钮调节，使 pH 示值与标准缓冲液的 pH 值一致。因此，本题的正确答案为 E。

6. 【真题答案】　D

【真题解析】本题考查要点是"比旋度的计算方法"。

$$[\alpha]_D^{20} = \frac{100\alpha}{lc} = \frac{100 \times (+2.02°)}{2 \times 10.0 \times 100 \times 10^{-3}(\text{g}/100\text{ml})} = +101°$$

因此，本题的正确答案为 D。

7. 【真题答案】　A

【真题解析】本题考查要点是"比旋度的应用"。肾上腺素具有烃胺侧链，显弱碱性，分子中存在手性碳原子，因而有旋光性；葡萄糖有 α 与 β 两种互变异构体，并且比旋度相差很大，α 体为 +113.4°，β 体为 +19.7°；蔗糖和乳糖均为二糖，亦有互变异构体，故需测定旋光度。因此，本题的正确答案为 A。

8. 【真题答案】　D

【真题解析】本题考查要点是"折光率的概念"。根据折射定律，折光率是光线入射角的正弦与光线折射角的正弦的比值。因此，本题的正确答案为 D。

9. 【真题答案】　D

【真题解析】本题考查要点是"熔点测定方法"。《中国药典》2010 版附录ⅥC 熔点测定法：取供试品适量，置熔点测定于毛细管（由中性硬质玻璃管制成，长 9cm 以上，内径 0.9 ~ 1.1mm，壁厚 0.10 ~ 0.15mm，一端熔封）中，轻击管壁或借助长短适宜的洁净玻璃管，垂直放在表面皿或其他适宜的硬质物体上，将毛细管自上口放入使其自由落下，反复数次，使粉末紧密集结在毛细管的熔封处，装入供试品的高度约 3mm。另将温度计放入盛装传温液的容器中，使温度计的汞球部的底端与容器的底部相距 2.5cm 以上。将装有供试品的毛细管浸入传温液，黏附在温度计上，位置须使毛细管的内容物恰好在温度计汞球中部，继续加热，调节升温速率为每分钟上升 1.0℃ ~ 1.5℃。加热时须不断搅拌传温液温度保持均匀，记录供试品在初熔至全熔时的温度，重复测定 3 次，取平均值。因此，本题的正确答案为 D。

10. 【真题答案】　E

【真题解析】本题考查要点是"Lambert – Beer 定律"。根据 Lambert – Beer 定律，I/I。

是透光率，用 T 表示，又以 A 代表 $-\lg T$，称之为吸光度，此公式为记忆性公式。因此，本题的正确答案为 E。

11.【真题答案】 A

【真题解析】本题考查要点是"布拉格方程各参数的物理意义"。《中国药典》2010 版附录ⅨⅩ射线粉末衍射法。一束准直的单色 X 射线照射旋转单晶或粉末晶体时，便发生衍射现象，发生衍射的条件应符合布拉格方程，式中 d（hkl）为面间距（hkl 为晶面指数）。因此，本题的正确答案为 A。

二、B 型题（配伍选择题）

1~3.【真题答案】 A、B、C

【真题解析】本组题考查要点是"熔点测定法"。熔点系指按照规定的方法测定，物质由固体熔化成液体的温度、熔融同时分解的温度或在熔化时自初熔至全熔的一段温度；"初熔"系指供试品在毛细管内开始局部液化出现明显液滴时的温度；"全熔"系指供试品全部液化时的温度。熔融同时分解是指供试品在一定温度下熔融同时分解产生气泡、变色或浑浊等现象。

4~5.【真题答案】 B、E

【真题解析】本组题考查要点是"物理常数的含义"。n：代表折光率；D：光源（钠光 D 线，589.3nm），在供试品温度为 20℃时测得的折光率记为 n_D^{20}。

三、X 型题（多项选择题）

【真题答案】 CD

【真题解析】本题考查要点是"折光率测定法的应用"。折光率测定法多用于不同油类、液态药物的区别。药物按"折光率测定法"测定，应符合规定。《中国药典》收载的一些药物的折光率如下：

药物的折光率

药物名称	n_D^{20}	药物名称	n_D^{20}
维生素 E	1.494~1.499	苯甲醇	1.538~1.541
维生素 K_1	1.525~1.528	二甲硅油	1.400~1.410
苯丙醇	1.517~1.522	尼可刹米（25℃）	1.522~1.524

因此，本题的正确答案为 CD。

第四单元 化学分析法

【大纲复习要点】

小单元	细目	要点
（一）重量分析法	测定方法和应用	（1）挥发法、萃取法和沉淀法 （2）应用
（二）容量分析法	1. 酸碱滴定法	（1）滴定方法 （2）滴定液的配制和标定 （3）应用
	2. 碘量法	（1）滴定方法 （2）滴定液的配制和标定 （3）应用
	3. 铈量法	（1）滴定方法 （2）滴定液的配制和标定 （3）应用
	4. 亚硝酸钠滴定法	（1）滴定方法 （2）影响滴定的因素及指示终点的方法 （3）滴定液的配制和标定 （4）应用
	5. 非水溶液滴定法	（1）非水碱量法和非水酸量法 （2）滴定液的配制和标定 （3）应用
	6. 沉淀滴定法	（1）铬酸钾法、铁铵矾指示剂法和吸附指示剂法 （2）滴定液的配制和标定 （3）应用
	7. 配位滴定法	（1）滴定方法 （2）滴定液的配制和标定 （3）应用

【历年真题】

一、A型题（最佳选择题）

1. 采用沉淀滴定法测定 MgO，沉淀形式为 $Mg_2NH_4PO_4$，称量形式为 $Mg_2P_2O_7$，则换算因数为（　　）。

  A. $MgO/2Mg_2P_2O_7$ B. $2MgO/Mg_2P_2O_7$

C. $2MgO/Mg_2NH_4PO_4$　　　　　D. $2Mg_2P_2O_7/MgO$

E. $Mg_2P_2O_7/2MgO$

（2009年考试真题）

2. 亚硝酸钠滴定法易受滴定条件的影响，若在滴定时向供试溶液中加入适量溴化钾（《中国药典》规定加入2g），可（　　）。

A. 减慢重氮化反应的速度　　　　　B. 加快重氮化反应的速度

C. 防止生成的亚硝酸挥发　　　　　D. 减少终点误差

E. 使反应更加完全

（2009年考试真题）

3. 亚硝酸钠滴定液（0.1mol/L）的标定用（　　）指示终点。

A. 电位法　　　　　　　　　　　B. 永停法

C. 外指示剂法　　　　　　　　　D. 内指示剂法

E. 自身指示剂法

（2009年考试真题）

4.《中国药典》使用基准（　　）标定高氯酸滴定液。

A. 酚酞、邻苯二甲酸氢钾　　　　B. 酚酞、重铬酸钾

C. 淀粉、邻苯二甲酸氢钾　　　　D. 结晶紫、邻苯二甲酸氢钾

E. 结晶紫、重铬酸钾

（2009年考试真题）

5. 用配位滴定法测定硫酸锌含量时，所使用的指示剂是（　　）。

A. 甲基红　　　　　　　　　　　B. 酚酞

C. 淀粉　　　　　　　　　　　　D. 铬酸钾

E. 铬黑T

（2008年考试真题）

6. 用沉淀重量法测定硫酸根的含量时，可用氯化钡为沉淀剂，与硫酸根形成硫酸钡沉淀，沉淀经过滤、洗涤并干燥至恒重后，精密称定硫酸钡（$BaSO_4$）的重量，即可计算硫酸根（SO_4^{2-}）量。用 M 表示分子量，则换算因数（F）为（　　）。

A. $M_{BaSO_4}/M_{SO_4^{2-}}$　　　　　B. $M_{BaSO_4}/2M_{SO_4^{2-}}$

C. $M_{SO_4^{2-}}/M_{BaSO_4}$　　　　　D. $2M_{SO_4^{2-}}/M_{BaSO_4}$

E. $M_{SO_4^{2-}}/M_{Ba^{2+}}$

（2007年考试真题）

7. 可以用乙二胺四醋酸二钠滴定液测定含量的药物是（　　）。

A. 氯化钠　　　　　　　　　　　B. 氯化钾

C. 硫酸锌　　　　　　　　　　　D. 氯化铵

E. 碘化钠

（2007年考试真题）

8. 用氢氧化钠滴定液（0.1000mol/L）滴定20.00ml盐酸溶液（0.1000mol/L），滴定突跃范围的pH值是（　　）。

A. 1.00～3.00   B. 3.00～4.30

C. 4.30～9.70   D. 8.00～9.70

E. 9.70～10.00

（2006 年考试真题）

9. 在《中国药典》中，测定葡萄糖酸钙含量所使用的滴定液是（   ）。

A. 乙二胺四醋酸二钠滴定液   B. 盐酸滴定液

C. 氢氧化钠滴定液   D. 碘滴定液

E. 硫酸铈滴定液

（2006 年考试真题）

10. 用基准容量分析法标定硫酸滴定液时，已知碳酸钠（Na_2CO_3）的分子量为 106.0，1ml 硫酸滴定液（0.05mol/L）相当于无水碳酸钠的毫克数为（   ）。

A. 106.0   B. 10.60

C. 53.0   D. 5.30

E. 0.530

（2005 年考试真题）

11. 用盐酸滴定液滴定氨水时，使用的指示剂是（   ）。

A. 甲基橙   B. 铬黑 T

C. 酚酞   D. 淀粉

E. 硫酸铁铵

（2004 年考试真题）

12.《中国药典》中，硫酸亚铁片的含量测定（   ）。

A. 用碘滴定液滴定，淀粉作指示剂

B. 用碘滴定液滴定，邻二氮菲作指示剂

C. 用硫酸铈滴定液滴定，淀粉作指示剂

D. 用硫酸铈滴定液滴定，邻二氮菲作指示剂

E. 用 EDTA 滴定液滴定，邻二氮菲作指示剂

（2004 年考试真题）

13. 用氢氧化钠滴定液（0.1000mol/L）滴定 20ml 醋酸溶液（0.1000mol/L），化学计量点的 pH 值为（   ）。

A. 8.72   B. 7.00

C. 5.27   D. 4.30

E. 3.50

（2003 年考试真题）

14. 氢氧化铝的含量测定（   ）。

A. 使用 EDTA 滴定液直接滴定，铬黑 T 作指示剂

B. 使用 EDTA 滴定液直接滴定，二甲酚橙作指示剂

C. 先加入一定量、过量的 EDTA 滴定液，再用锌滴定液回滴，二甲酚橙作指示剂

D. 先加入一定量、过量的 EDTA 滴定液，再用锌滴定液回滴，铬黑 T 作指示剂

E. 用锌滴定液直接滴定，用铬黑 T 作指示剂

（2003 年考试真题）

二、B 型题（配伍选择题）

A. 酚酞　　　　　　　　　　　B. 淀粉

C. 荧光黄　　　　　　　　　　D. 邻二氮菲

E. 铬黑 T

以下滴定方法使用的指示剂是

（2009、2006 年考试真题）

1. 酸碱滴定法（　　）。

2. 沉淀滴定法（　　）。

3. 配位滴定法（　　）。

A. 强碱滴定弱酸　　　　　　　B. 强酸滴定弱碱

C. 强酸滴定强碱　　　　　　　D. 强碱滴定强酸

E. 多元酸的滴定

（2009 年考试真题）

4. （　　）的化学计量点 pH 在 6.24～4.30 之间。

5. （　　）的指示剂用酚酞、百里酚酞。

A. 氢氧化钠滴定液　　　　　　B. 甲醇钠滴定液

C. 碘滴定液　　　　　　　　　D. 硝酸银滴定液

E. 乙二胺四醋酸二钠滴定液

以下容量分析法所使用的滴定液是：

（2008 年考试真题）

6. 酸碱滴定法（　　）。

7. 非水溶液滴定法（　　）。

8. 沉淀滴定法（　　）。

9. 配位滴定法（　　）。

A. 氢氧化钠滴定液　　　　　　B. 硫酸铈滴定液

C. 高氯酸滴定液　　　　　　　D. 碘滴定液

E. 乙二胺四醋酸二钠滴定液

（2007 年考试真题）

10. 酸碱滴定法使用的滴定液是（　　）。

11. 非水溶液滴定法使用的滴定液是（　　）。

12. 配位滴定法使用的滴定液是（　　）。

A. 酸碱滴定法   B. 非水溶液滴定法

C. 沉淀滴定法   D. 氧化还原滴定法

E. 配位滴定法

以下滴定液所适用的方法是

（2005 年考试真题）

13. 乙二胺四醋酸二钠滴定液 （   ）。

14. 硫酸铈滴定液 （   ）。

A. 三氧化二砷   B. 对氨基苯磺酸

C. 无水碳酸钠   D. 重铬酸钾

E. 邻苯二甲酸氢钾

标定下面滴定液所用的基准物质是

（2004 年考试真题）

15. 盐酸滴定液 （   ）。

16. 硫代硫酸钠滴定液 （   ）。

17. 亚硝酸钠滴定液 （   ）。

三、X 型题（多项选择题）

1. 用亚硝酸钠滴定法测定药物的含量，以下叙述正确的有 （   ）。

     A. 基于药物结构中的芳伯氨基   B. 以冰醋酸为溶剂

     C. 加入溴化钾作为催化剂   D. 用永停法指示终点

     E. 用 0.1mol/L 亚硝酸钠滴定液滴定

     （2008 年考试真题）

2. 可使用非水溶液滴定法测定含量的药物有 （   ）。

     A. 盐酸利多卡因   B. 盐酸氯丙嗪

     C. 维生素 B_1 D. 黄体酮

     E. 维生素 A

     （2006 年考试真题）

3. 采用高氯酸滴定液滴定下述药物时，需在滴定前预先加入醋酸汞试液的是 （   ）。

     A. 盐酸麻黄碱   B. 硫酸阿托品

     C. 盐酸吗啡   D. 硝酸士的宁

     E. 氯氮

     （2006 年考试真题）

4. 可使用非水碱量法测定含量的药物有 （   ）。

     A. 对乙酰氨基酚   B. 盐酸氯丙嗪

     C. 地西泮   D. 硫酸阿托品

     E. 维生素 A

     （2005 年考试真题）

5. 下列酸碱指示剂中在酸性区域变色的有（　　　）。
　　A. 溴甲酚绿　　　　　　　　　　　B. 甲基橙
　　C. 甲基红　　　　　　　　　　　　D. 酚酞
　　E. 百里酚酞
　　（2003 年考试真题）

【参考答案及解析】

一、A 型题（最佳选择题）

1.【真题答案】　B

【真题解析】本题考查要点是"换算因数的计算方法"。换算因数是待测组分的分子量（或原子量）与称量形式的分子量的比值。在计算换算因数时，有时必须在待测组分的原子量或分子量和称量形式的分子量上乘以适当系数，使分子分母中所含待测成分的原子数或分子数相等。因此，本题的正确答案为 B。

2.【真题答案】　B

【真题解析】本题考查要点是"亚硝酸钠滴定法的影响因素"。采用亚硝酸钠滴定法滴定时，由于重氮化反应为分子反应，速度较慢。若在滴定时向供试溶液中加入适量溴化钾（《中国药典》规定加入 2g），可加快重氮化反应的速度。因此，本题的正确答案为 B。

3.【真题答案】　B

【真题解析】本题考查要点是"亚硝酸钠滴定液（0.1mol/L）的标定配制"。《中国药典》中规定，亚硝酸钠滴定液（0.1mol/L）的标定配置采用永停滴定法指示终点。因此，本题的正确答案为 B。

4.【真题答案】　D

【真题解析】本题考查要点是"高氯酸滴定液的标定方法"。《中国药典》使用基准邻苯二甲酸氢钾标定高氯酸滴定液，结晶紫为指示剂。因此，本题的正确答案为 D。

5.【真题答案】　E

【真题解析】本题考查要点是"用配位滴定法测定硫酸锌含量时，所使用的指示剂种类"。标定硫酸锌溶液时，精密量取溶液 25ml，加 0.025% 甲基红的乙醇溶液 1 滴，滴加氨试液至溶液显微黄色，加水 25ml，氨 – 氯化铵缓冲液（pH10.0）10ml 与铬黑 T 指示剂少量，用乙二胺四醋酸二钠滴定液（0.05mol/L）滴定至溶液由紫色变为纯蓝色，并将滴定的结果用空白试验校正。因此，本题的正确答案为 E。

6.【真题答案】　C

【真题解析】本题考查要点是"重量分析法中换算因数的概念"。换算因数是待测组分的分子量（或原子量）与称量形式的分子量的比值。因此，本题的正确答案为 C。

7. 【真题答案】 C

【真题解析】本题考查要点是"配位滴定法的应用"。绝大部分金属离子与 EDTA 的配位反应能满足滴定的要求，可采用直接滴定法滴定，如钙盐、镁盐、锌盐、铁盐和铜盐等。因此，本题的正确答案为 C。

8. 【真题答案】 C

【真题解析】本题考查要点是"酸碱突跃的范围"。在计量点附近突变的 pH 值范围为滴定突跃，强酸强碱的滴定突跃范围为 4.30 ~ 9.70。因此，本题的正确答案为 C。

9. 【真题答案】 A

【真题解析】本题考查要点是"配位滴定法的应用"。《中国药典》采用配位滴定法测定葡萄糖酸钙的含量，方法为：取本品 0.5g，精密称定，加水 100ml，微热使溶解，加氢氧化钠试液 15ml 和钙紫红素指示剂 0.1g，用乙二胺四醋酸二钠滴定液（0.05mol/L）滴定至溶液由紫色转变为纯蓝色。因此，本题的正确答案为 A。

10. 【真题答案】 D

【真题解析】本题考查要点是"硫酸滴定的计算"。碳酸钠与硫酸反应摩尔比为 1:1，所以，碳酸钠毫克数 = 1 × 0.05 × 106.0 = 0.530mg。因此，本题的正确答案为 D。

11. 【真题答案】 A

【真题解析】本题考查要点是"酸碱滴定法中指示剂的选用"。盐酸滴定液滴定氨水属于强酸滴定弱碱，终点时溶液 pH 显酸性，应使用酸性区域变色的酸碱指示剂，常用酸碱指示剂有酚酞、甲基橙，前者在碱性区变色，后者在酸性区变色。因此，本题的正确答案为 A。

12. 【真题答案】 D

【真题解析】本题考查要点是"容量分析法中铈量法的应用"。硫酸亚铁片中含有糖类辅料，应采用铈量法滴定，铈量法滴定剂为硫酸铈，指示剂为邻二氮菲。因此，本题的正确答案为 D。

13. 【真题答案】 A

【真题解析】本题考查要点是"酸碱滴定法中化学计量点的计算"。化学计量点时是醋酸钠溶液，溶液 pH 由 Ac^- 的 K_b 和 C_b 决定，由于溶液体积增加一倍，$C_b = 0.5$，$[OH^-] = (K_b × C_b)^{1/2} = (K_w × C_b/K_a)^{1/2}$，经计算，pOH = 5.28，pH = 8.72。因此，本题的正确答案为 A。

14. 【真题答案】 C

【真题解析】本题考查要点是"配位滴定法的应用"。铝离子与 EDTA 配合速度很慢，且对二甲酚橙有封闭作用，因此用剩余滴定法：加入定量过量 EDTA，再用铜离子或锌离子滴定过量的 EDTA。因此，本题的正确答案为 C。

二、B 型题（配伍选择题）

1～3.【真题答案】　A、C、E

【真题解析】本组题考查要点是"滴定法中指示剂的选择"。酚酞常用于强酸强碱滴定；淀粉常用于碘量法（氧化还原滴定）；荧光黄作为吸附指示剂用于沉淀滴定法；邻二氮菲常用于氧化还原滴定中的铈量法；铬黑 T 常用于配位滴定法。

4～5.【真题答案】　B、A

【真题解析】本题考查要点是"酸碱滴定法的基本原理"。强碱滴定弱酸的滴定突跃范围较小，pH 值范在 7.75～9.70 之间，宜选择在碱性范围内变色的指示剂，如酚酞或百里酚酞等；强酸滴定弱碱的突跃范围 pH 值为 6.24～4.30，在酸性区域范围内，指示剂只能选甲基红或溴甲酚绿等，不能选酚酞；强酸滴定强碱、强碱滴定强酸可选用酚酞、甲基红、甲基橙等作指示剂；多元酸的滴定有两个突跃，但范围较小，可选择甲基橙和酚酞的混合指示剂来判断终点。

6～9.【真题答案】　A、B、D、E

【真题解析】本组题考查要点是"容量分析的滴定方法"。酸碱滴定法用氢氧化钠滴定液直接滴定；非水溶液滴定法包括非水碱量法和非水酸量法，非水碱量法通常是以冰醋酸为溶剂，高氯酸为滴定液，非水酸量法通常是以甲醇钠为滴定液，麝香草酚蓝作指示剂，二甲基甲酰胺等为溶剂；沉淀滴定法常用的滴定液有硝酸银滴定液和硫氰酸铵滴定液；配位滴定法主要用于金属离子的测定，目前多采用以氨羧配位剂为滴定液的配位滴定法，应用最广的氨羧配位剂为乙二胺四醋酸。

10～12.【真题答案】　A、C、E

【真题解析】本组题考查要点是"不同滴定分析法所使用的滴定液种类"。酸碱滴定法常用盐酸、硫酸、氢氧化钠滴定液；非水溶液滴定法常用高氯酸滴定液、甲醇钠滴定液；配位滴定法常用乙二胺四醋酸二钠滴定液。

13～14.【真题答案】　E、D

【真题解析】本组题考查要点是"药物滴定的相关知识"。乙二胺四醋酸二钠可以与金属离子形成多基配位体的配合物，一般情况下配位比为 1:1，用于配位滴定法；硫酸铈中铈离子 Ce^{4+} 可以与还原剂作用被还原成 Ce^{3+}，属于氧化还原滴定法。

15～17.【真题答案】　C、D、B

【真题解析】本组题考查要点是"常用滴定液的标定方法"。《中国药典》规定：三氧化二砷标定硫酸铈；无水碳酸钠标定盐酸滴定液；重铬酸钾标定硫代硫酸钠滴定液；对氨基苯磺酸标定亚硝酸钠滴定液；邻苯二甲酸氢钾标定高氯酸。

三、X 型题（多项选择题）

1.【真题答案】　ACDE

【真题解析】本题考查要点是"亚硝酸钠滴定法的应用"。亚硝酸钠滴定法是利用亚硝酸钠滴定液在盐酸溶液中与芳伯氨基化合物发生重氮化反应，定量生成重氮盐，来测定药物含量的方法。亚硝酸钠滴定法多使用盐酸作为溶剂，加入溴化钾作为催化剂，用永停法指示终点。用亚硝酸钠滴定法测定药物的含量时一般多采用 0.1mol/L 亚硝酸钠滴定液滴定。因此，本题的正确答案为 ACDE。

2.【真题答案】 ABC

【真题解析】本题考查要点是"非水滴定法在药物含量测定中的应用"。在非水溶剂（有机溶剂与不含水的无机溶剂）中进行滴定分析的方法称为非水滴定法。非水滴定法包括非水碱量法和非水酸量法。《中国药典》规定以非水滴定法测定含量的药物包括：盐酸利多卡因、肾上腺素、地西泮、麻黄碱、吗啡、维生素 B_1、氯丙嗪等。因此，本题的正确答案为 ABC。

3.【真题答案】 AC

【真题解析】本题考查要点是"非水滴定法的应用"。用高氯酸滴定有机碱的氢卤酸盐时，由于氢卤酸的酸性较强，使滴定反应不完全，故而加入一定量的醋酸汞试液，使形成难电离的卤化汞将氢卤酸盐转化成可滴定的醋酸盐。因此，本题的正确答案为 AC。

4.【真题答案】 BCD

【真题解析】本题考查要点是"非水滴定法在测定药物含量中的应用"。对乙酰氨基酚用可见－紫外分光光度法进行含量测定；盐酸氯丙嗪、地西泮、硫酸阿托品都是碱性药物，或游离或成碱，可以用非水滴定法滴定；维生素 A 用三点校正法。因此，本题的正确答案为 BCD。

5.【真题答案】 ABC

【真题解析】本题考查要点是"常用指示剂的变色范围"。变色 pH 范围：溴甲酚绿，3.8～5.4；甲基橙，3.1～4.4；甲基红，4.4～6.2；酚酞，8～10；百里酚酞，9.4～10.6。因此，本题的正确答案为 ABC。

第五单元 分光光度法

【大纲复习要点】

小单元	细目	要点
（一）紫外－可见分光光度法	1. 紫外－可见吸收光谱和光的吸收定律	（1）紫外－可见吸收光谱的产生 （2）光的吸收定律和吸收系数
	2. 紫外－可见分光光度计	（1）紫外－可见分光光度计的基本结构 （2）仪器校正、检定的方法和要求
	3. 吸光度的测定	吸光度测定的方法和要求
	4. 应用	在鉴别、检查和含量测定中的应用

续 表

小单元	细 目	要 点
（二）荧光分析法	1. 荧光光谱	荧光的产生及影响荧光强度的因素
	2. 荧光分光光度计	荧光分光光度计的基本结构
	3. 应用	在鉴别和含量测定中的应用
（三）红外分光光度法	1. 红外光谱	红外光谱的产生及其特点
	2. 红外光谱仪	（1）红外光谱仪的类型和基本结构 （2）仪器校正、检定的方法和要求
	3. 红外光谱与物质结构的关系	典型基团的特征吸收
	4. 应用	在鉴别和检查中的应用

【历年真题】

一、A 型题（最佳选择题）

1. 药物中无效或低效晶型的检查方法是（　　）。
   A. 熔点测定法　　　　　　　　B. 旋光度测定法
   C. 紫外分光光度法　　　　　　D. 红外分光光度法
   E. 高效液相色谱法
   （2008 年考试真题）

2. 在紫外－可见分光光度法中，与溶液浓度和液层厚度成正比的是（　　）。
   A. 透光率　　　　　　　　　　B. 测定波长
   C. 狭缝宽度　　　　　　　　　D. 吸光度
   E. 吸收系数
   （2007 年考试真题）

3. 按《中国药典》的规定，红外光谱仪校正的项目有（　　）。
   A. 波数的准确性和杂散光　　　B. 波数的准确性和分辨率
   C. 检测灵敏度和杂散光　　　　D. 检测灵敏度和分辨率
   E. 杂散光和分辨率
   （2007 年考试真题）

4. 用紫外分光光度法测定吸光度时，进行空白校正的目的是（　　）。
   A. 消除药物中的杂质对测定结果的影响　B. 消除溶剂和吸收池对测定结果的影响
   C. 消除温度对测定结果的影响　　　　　D. 消除非单色光对测定结果的影响
   E. 消除仪器的波动对测定结果的影响
   （2006 年考试真题）

5. 采用紫外分光光度法测定氯氮䓬片的含量时，在 308nm 处测得供试品溶液的吸收度为 0.638，已知氯氮䓬在 308nm 处的吸收系数（$E_{1cm}^{1\%}$）为 319，则供试品溶液的浓度为（　　）。

A. 0.005g/100ml　　　　　　B. 0.005g/ml

C. 0.02g/100ml　　　　　　 D. 0.002g/ml

E. 0.002g/100ml

（2005 年考试真题）

6. 在紫外分光光度法中，供试品溶液的浓度应使吸收度的范围在（　　）。

A. 0.1 ~ 0.3　　　　　　　　B. 0.3 ~ 0.5

C. 0.3 ~ 0.7　　　　　　　　D. 0.5 ~ 0.9

E. 0.1 ~ 0.9

（2004 年考试真题）

二、B 型题（配伍选择题）

A. 透光率　　　　　　　　　B. 波长

C. 吸光度　　　　　　　　　D. 吸收系数

E. 液层厚度

用吸收系数法测定药物的含量时，计算公式 C（浓度）$= A/(E_{1cm}^{1\%} \cdot L)$ 中各个符号代表的是：

（2008 年考试真题）

1. A（　　）。

2. $E_{1cm}^{1\%}$（　　）。

3. L（　　）。

A. 氨基的 ν_{N-H}　　　　　B. 苯环的 $\nu_{C=C}$

C. 羰基的 $\nu_{C=O}$　　　　　D. 酯基的 ν_{C-O}

E. 甲基的 ν_{C-H}

用红外光谱法鉴别盐酸普鲁卡因，以下吸收峰的归属是

（2005 年考试真题）

4. $3315cm^{-1}$，$3200cm^{-1}$（　　）。

5. $1692cm^{-1}$（　　）。

6. $1604cm^{-1}$，$1520cm^{-1}$（　　）。

7. $1271cm^{-1}$，$1170cm^{-1}$，$1115cm^{-1}$（　　）。

A. $3750 \sim 3000cm^{-1}$　　　B. $2400 \sim 2100cm^{-1}$

C. $1900 \sim 1650cm^{-1}$　　　D. $1300 \sim 1000cm^{-1}$

E. $1000 \sim 650cm^{-1}$

红外吸收光谱主要特征峰的波数是

（2004 年考试真题）

8. ν_{O-H}（　　）。

9. $\nu_{C=O}$（　　）。

10. ν_{C-O} （　　）。

A. $3300 \sim 2300\text{cm}^{-1}$　　　　　B. $1760 \sim 1695\text{cm}^{-1}$

C. $1610 \sim 1580\text{cm}^{-1}$　　　　　D. $1310 \sim 1190\text{cm}^{-1}$

E. 750cm^{-1}

阿司匹林红外吸收光谱中主要特征峰的波数是

（2003 年考试真题）

11. 羟基 ν_{OH} （　　）。

12. 羰基 $\nu_{C=O}$ （　　）。

13. 苯环 $\nu_{C=C}$ （　　）。

三、X 型题 （多项选择题）

与红外分光光度法有关的术语有（　　　）。

A. 波数　　　　　　　　　　B. 校正因子

C. 分离度　　　　　　　　　D. 伸缩振动

E. 指纹区

（2006 年考试真题）

【参考答案及解析】

一、A 型题 （最佳选择题）

1. 【真题答案】　D

【真题解析】本题考查要点是"红外分光光度法的应用"。《中国药典》主要应用红外光谱对无效或低效晶型进行检查，依据是药物及其同质异晶杂质在特定波数处的吸收有显著差异。因此，本题的正确答案为 D。

2. 【真题答案】　D

【真题解析】本题考查要点是"紫外－可见分光光度法的原理"。分子对特定波长光的吸收程度除了与分子的结构有关外，还与被测物质溶液的浓度有关。单色光穿过吸光物质溶液时，在一定的浓度范围内，被该物质吸收的光量与该物质溶液的浓度和液层的厚度（光路长度）成正比。因此，本题的正确答案为 D。

3. 【真题答案】　B

【真题解析】本题考查要点是"红外光谱仪的校正项目"。《中国药典》规定，无论使用色散型红外分光光度计还是傅立叶变换红外光谱仪，必须对仪器进行校正，以确保测定波数的准确性和仪器的分辨率符合要求。因此，本题的正确答案为 B。

4. 【真题答案】　B

【真题解析】本题考查要点是"紫外分光光度法测定吸光度时进行空白校正的目的"。作空白试验校正吸光度的测定实际上是透光率的测定，透过光强度的减弱不仅是供试品吸收所致，还与溶剂和容器的吸收、光的散射和界面反射等有关。因此测定吸光度时均应采用空白校正的方法，以扣除其他因素的影响。将配制溶液用溶剂（空白溶液）装入与样品池相同（或配对）的吸收池里，置入光路中，调节仪器，使吸光度为 0，或透光率为 100%，然后测定样品溶液的吸光度，此时的吸光度即为供试品的吸光度。因此，本题的正确答案为 B。

5.【真题答案】 E

【真题解析】本题考查要点是"紫外分光光度法在含量测定中的应用"。

$$A = E_{1cm}^{1\%} \times C \times L$$

式中 A——吸收度；

$E_{1cm}^{1\%}$——吸收系数；

C——溶液浓度（g/100ml）；

L——光路（吸收池）长度（1cm）。

供试品溶液的浓度 $= A/(E_{1cm}^{1\%} \times 1) = 0.638/(319 \times 1) = 0.002$g/100ml。因此，本题的正确答案为 E。

6.【真题答案】 C

【真题解析】本题考查要点是"吸光度的测定"。在紫外分光光度法中，《中国药典》对吸光度的测定有一定的要求，供试品溶液浓度的选择主要考虑应使吸光度在 0.3 ~ 0.7 范围内，因在此范围内吸光度测定的相对误差较小。应根据药物的吸收系数，将样品溶液配制为适宜的浓度。因此，本题的正确答案为 C。

二、B 型题（配伍选择题）

1 ~ 3.【真题答案】 C、D、E

【真题解析】本组题考查要点是"吸收系数法测定药物含量的计算公式"。

$$A = -\lg \frac{I}{I_0} = -\lg T = E \times C \times L$$

式中 A——吸光度；

T——透光率；

E——吸收系数；

C——被测物质溶液的浓度；

L——液层厚度。

吸收系数 E 是物质的物理常数，随浓度 C 单位的不同，吸收系数 E 有不同的意义和表示方法。当 C 以"mol/L"为单位时，E 称为摩尔吸收系数，用 E 表示；当 C 用"g/100ml"为单位时，E 称为比吸收系数，用 $E_{1cm}^{1\%}$ 表示。

4 ~ 7.【真题答案】 A、C、B、D

【真题解析】本组题考查要点是"红外光谱的应用"。盐酸普鲁卡因的结构含苯环、酯基、氨基。苯环的特征吸收有：约 1600cm^{-1}、1500cm^{-1}（$\nu_{C=C}$）；酯基特征吸收：约 1700cm^{-1}（$\nu_{C=O}$）、1271cm^{-1}、1170cm^{-1}、1115cm^{-1}（ν_{C-O}）；氨基特征吸收：3315cm^{-1}、

$3200cm^{-1}$（ν_{N-H}）。

8~10.【真题答案】　A、C、D

【真题解析】本组题考查要点是"常见官能团的红外吸收"。羟基的红外吸收光谱主要特征峰在 $3750\sim3000cm^{-1}$；羰基的特征峰在 $1900\sim1650cm^{-1}$；酯、醚、羧酸中 C－O 键的特征峰在 $1300\sim1000cm^{-1}$。

11~13.【真题答案】　A、B、C

【真题解析】本组题考查要点是"阿司匹林的红外吸收特征"。阿司匹林的结构含苯环、羧基，邻位苯环的特征吸收：$750cm^{-1}$（δ_{C-H}）左右；羟基 $3300\sim2300cm^{-1}$（ν_{O-H}），$1310\sim1190cm^{-1}$（ν_{C-O}，酯基），$1760\sim1695cm^{-1}$（$\nu_{C=O}$），$1610\sim1580cm^{-1}$（$\nu_{C=C}$，苯环）。

三、X型题（多项选择题）

【真题答案】　ADE

【真题解析】本题考查要点是"红外分光光度法有关的术语"。红外分光光度法有关的术语包括：特征区、指纹区、波数、伸缩振动等。校正因子与分离度是色谱法的有关术语。因此，本题的正确答案为 ADE。

第六单元　色　谱　法

【大纲复习要点】

小单元	细　目	要　点
（一）薄层色谱法	1. 操作方法	（1）常用的固定相 （2）薄层板的制备 （3）点样、展开、检视的方法和要求
	2. 色谱系统适用性试验	检测灵敏度、比移值和分离效能
	3. 应用	在鉴别和杂质检查中的应用
（二）高效液相色谱法	1. 常用术语	分配系数、容量因子、保留时间、死时间、峰面积、峰宽
	2. 高效液相色谱仪	（1）仪器的基本结构 （2）检测器的类型和适用范围
	3. 吸附色谱法	（1）分离机理 （2）常用的固定相和流动相
	4. 分配色谱法	（1）正相色谱法和反相色谱法 （2）常用的固定相和流动相
	5. 色谱系统适用性试验	色谱柱的理论板数、分离度、重复性和拖尾因子及其计算
	6. 应用	在鉴别、杂质检查和含量测定中的应用

续 表

小单元	细 目	要 点
（三）气相色谱法	1. 气相色谱仪	（1）仪器的基本结构 （2）进样方式、检测器的类型和适用范围 （3）常用的流动相、固定相和载体
	2. 色谱系统适用性试验	色谱柱的理论板数、分离度、重复性和拖尾因子及其计算
	3. 应用	在鉴别、杂质检查和含量测定中的应用
（四）电泳法	1. 常用术语	迁移速度、淌度、电渗流
	2. 各类电泳方法	纸电泳法、醋酸纤维素薄膜电泳法、琼脂糖凝胶电泳法、聚丙烯酰胺凝胶电泳法、SDS - 聚丙烯酰胺凝胶电泳法及其应用
	3. 毛细管电泳法	特点和分离模式

【历年真题】

一、A 型题 （最佳选择题）

1. 下列关于薄层色谱法点样的说法错误的是 （　　）。

    A. 样点直径以 2~4mm 为宜

    B. 点样基线距底边 2.0cm

    C. 点间距离为 2~3cm

    D. 点样时勿损伤薄层表面

    E. 点间距离可视斑点扩散情况以不影响检出为宜

（2009 年考试真题）

2. 硅胶薄层板使用前在 110℃加热 30 分钟，这一过程称为 （　　）。

    A. 去活化   B. 活化

    C. 再生   D. 饱和

    E. 平衡

（2008 年考试真题）

3. 在高效液相色谱的测定方法中，公式 C_X （含量） $= C_R \dfrac{A_X}{A_R}$ 适用的方法是 （　　）。

    A. 内标法   B. 外标法

    C. 主成分自身对照法   D. 标准加入法

    E. 面积归一化法

（2007 年考试真题）

4. 在反相高效液相色谱法中，常用的固定相是 （　　）。

    A. 硅胶   B. 氧化铝

    C. 十八烷基硅烷键合硅胶   D. 甲醇

E. 水

（2006 年考试真题）

5. 以硅胶为固定相的薄层色谱通常属于（　　）。

A. 分配色谱　　　　　　　　　B. 吸附色谱

C. 离子抑制色谱　　　　　　　D. 离子交换色谱

E. 离子对色谱

（2005 年考试真题）

6. 用酸度计测定溶液的酸度，若溶液的 pH 值为 4 左右，对酸度计进行校正时需选用的标准缓冲液是（　　）。

A. 邻苯二甲酸氢钾标准缓冲液（pH4.00）

B. 磷酸盐标准缓冲液（pH6.86）

C. 邻苯二甲酸氢钾标准缓冲液（pH4.00）和磷酸盐标准缓冲液（pH6.86）

D. 磷酸盐标准缓冲液（pH6.86）和硼砂标准缓冲液（pH9.18）

E. 草酸三氢钾标准缓冲液（pH1.68）和磷酸盐标准缓冲液（pH6.86）

（2005 年考试真题）

7. 《中国药典》中，薄层色谱法在检查中主要应用于（　　）。

A. 一般杂质检查　　　　　　　B. 水分的测定

C. 有机溶剂残留量的测定　　　D. 溶液颜色的检查

E. 有关物质的检查

（2004 年考试真题）

8. 色谱法用于定量的参数是（　　）。

A. 峰面积　　　　　　　　　　B. 保留时间

C. 保留体积　　　　　　　　　D. 峰宽

E. 死时间

（2004 年考试真题）

9. 在差示扫描量热法的分析过程中（　　）。

A. 样品的质量与参比物质的质量相同

B. 样品的温度与参比物质的温度相同

C. 样品吸收的热量与参比物质吸收的热量相同

D. 样品的熔点与参比物质的熔点相同

E. 不需要参比物质

（2004 年考试真题）

二、B 型题（配伍选择题）

A. 硅胶 G　　　　　　　　　　B. 硅胶 H

C. 硅胶 GF_{254}　　　　　　　　D. 硅胶 HF_{254}

E. 硅胶 GF_{366}

（2009 年考试真题）

1. 含黏合剂煅石膏和荧光剂的硅胶常用的吸附剂为（　　）。
2. 含黏合剂煅石膏的硅胶常用的吸附剂为（　　）。
3. 不含黏合剂的硅胶常用的吸附剂为（　　）。

  A. 色谱峰高或峰面积   B. 死时间
  C. 色谱峰保留时间   D. 色谱峰宽
  E. 色谱基线
（2009 年考试真题）

4. 用于定量的参数是（　　）。
5. 用于衡量柱效的参数是（　　）。

  A. 分配系数   B. 容量因子
  C. 保留时间   D. 峰宽
  E. 半高峰宽

色谱柱理论板数的计算公式，$n = 5.54\left(t_R / W_{h/2}\right)^2$ 中，以下符号代表的量是
（2007、2005 年考试真题）

6. t_R（　　）。
7. $W_{h/2}$（　　）。

  A. 0.3～0.7   B. ＞1.5
  C. ≤2.0%   D. ≤0.1%
  E. 0.95～1.05

在高效液相色谱法的系统适用性试验中，除另有规定外
（2006 年考试真题）

8. 定量分析时，对分离度的要求是（　　）。
9. 在重复性试验中，对峰面积测量值的 RSD 的要求是（　　）。
10. 用峰高法定量时，对拖尾因子的要求是（　　）。

  A. 气相色谱法   B. 高效液相色谱法
  C. 十八烷基硅烷键合硅胶 D. 红外分光光度法
  E. 差示扫描量热法

以下缩写是指
（2005 年考试真题）

11. IR（　　）。
12. HPLC（　　）。
13. DSC（　　）。

A. 色谱峰高或峰面积　　　　B. 死时间

C. 色谱峰保留时间　　　　　D. 色谱峰宽

E. 色谱基线

（2003 年考试真题）

14. 用于定性的参数是（　　　）。

15. 用于定量的参数是（　　　）。

16. 用于衡量柱效的参数是（　　　）。

三、X 型题 （多项选择题）

1. 薄层色谱系统适用性试验的内容有（　　　）。

   A. 检测灵敏度　　　　　　B. 精密度

   C. 比移值　　　　　　　　D. 拖尾因子

   E. 分离效能

（2007 年考试真题）

2. 高效液相色谱法的系统适用性试验内容包括（　　　）。

   A. 理论塔板数　　　　　　B. 重复性

   C. 拖尾因子　　　　　　　D. 分离度

   E. 保留值

（2004 年考试真题）

3. 高效液相色谱仪的组成部分包括（　　　）。

   A. 热导检测器　　　　　　B. 六通进样阀

   C. 紫外检测器　　　　　　D. 高压输液泵

   E. 色谱柱

（2004 年考试真题）

4. 薄层色谱法的固定相有（　　　）。

   A. 硅胶 H　　　　　　　　B. 硅胶 G

   C. 氧化铝　　　　　　　　D. 滤纸

   E. 聚酰胺

（2004 年考试真题）

5. 薄层色谱法常用的吸附剂有（　　　）。

   A. 硅胶　　　　　　　　　B. 聚乙二醇

   C. 氧化铝　　　　　　　　D. 硅氧烷

   E. 鲨鱼烷

（2003 年考试真题）

【参考答案及解析】

一、A 型题（最佳选择题）

1.【真题答案】 C

【真题解析】本题考查要点是"薄层色谱法的操作方法"。除另有规定外，用点样器点样于薄层板上，一般为圆点，点样基线距底边 2.0cm，样点直径为 2～4mm，点间距离可视斑点扩散情况以不影响检出为宜，一般为 1.0～2.0cm。点样时必须注意勿损伤薄层板表面。因此，本题的正确答案为 C。

2.【真题答案】 B

【真题解析】本题考查要点是"活化的定义"。在 105℃～110℃加热 30 分钟，使硅胶吸附力增强，这一过程称为"活化"。因此，本题的正确答案为 B。

3.【真题答案】 B

【真题解析】本题考查要点是"高效液相色谱法的应用"。外标法测定供试品中某个杂质的含量，按各品种项下的规定，精密称（量）取对照品和供试品，配制成溶液，分别精密取一定量，注入仪器，记录色谱图。测量对照品溶液和供试品溶液中待测杂质的峰面积（或峰高），按公式 C_X（含量）$= C_R \dfrac{A_X}{A_R}$ 计算含量。因此，本题的正确答案为 B。

4.【真题答案】 C

【真题解析】本题考查要点是"高效液相色谱法"。反相高效液相色谱法中的固定相采用非极性物质，常用十八烷基键合硅胶。因此，本题的正确答案为 C。

5.【真题答案】 B

【真题解析】本题考查要点是"色谱法的分类方法"。固定相为固体（吸附剂）的色谱法称为吸附色谱法，系利用被分离组分在吸附剂上的吸附能力不同，用溶剂或气体洗脱使组分分离。硅胶作为固定相的薄层色谱，硅胶在此是吸附剂，不同组分与吸附剂硅胶和展开剂之间的吸附、解吸能力不同而达到分离。因此，本题的正确答案为 B。

6.【真题答案】 C

【真题解析】本题考查要点是"pH 值测定法的注意事项"。《中国药典》2010 年版附录"Ⅵ pH 值测定法"：测定前，按各品种项下的规定，选择两种 pH 值约相差 3 个 pH 单位的标准缓冲液，并使供试液的 pH 值处于二者之间。因此，本题的正确答案为 C。

7.【真题答案】 E

【真题解析】本题考查要点是"薄层色谱法的应用"。薄层色谱法系将供试品溶液点样于涂布有固定相的薄层板上，经展开、检视后所得的色谱图，与适宜的对照物按同法操作所得的色谱图进行比较，主要用于药品的鉴别或杂质（有关物质）检查。因此，本题的正确答案为 E。

8.【真题答案】 A

【真题解析】本题考查要点是"色谱法的常用术语"。每一个组分的色谱峰可用三项参数说明：峰高或峰面积（用于定量）；峰位（用保留值表示，用于定性）；峰宽（用于衡量柱效）。因此，本题的正确答案为 A。

9.【真题答案】 B

【真题解析】本题考查要点是"差示扫描量热法的相关知识"。差示扫描量热法是测量维持样品与参比物质的温度相同，系统所需输给待测物质和参比物质的能量差随温度变化的热分析技术。因此，本题的正确答案为 B。

二、B 型题（配伍选择题）

1~3.【真题答案】 C、A、B

【真题解析】本组题考查要点是"常用的固定相种类"。硅胶 G 系指含有黏合剂（煅石膏，12%~14%）的硅胶；硅胶 H 系指不含黏合剂的硅胶；硅胶 GF_{254} 同时含有黏合剂和荧光剂的硅胶；硅胶 HF_{254} 系指不含黏合剂但有荧光剂的硅胶；硅胶 GF_{366} 不是薄层色谱法中常用的固定相。

4~5.【真题答案】 A、D

【真题解析】本组题考查要点是"高效液相色谱法的基本概念"。色谱峰高或峰面积用于定量；分配系数为零的组分的保留时间称为死时间，是流动相充满输液系统管路、色谱柱空隙及检测池所需的时间；从进样开始到某个组分色谱峰顶点的时间间隔称为该组分的保留时间；色谱峰宽用于衡量柱效；色谱图中无色谱峰的部分，称为基线，基线反映色谱系统（主要是检测器）的噪音水平，稳定的基线应是一条平行于时间轴的直线。

6~7.【真题答案】 C、E

【真题解析】本组题考查要点是"色谱柱理论板数的计算公式"。t_R 代表保留时间；$W_{h/2}$ 为半高峰宽。

8~10.【真题答案】 B、C、E

【真题解析】本组题考查要点是"高效液相色谱法的系统适用性试验指标要求"。定量分析时反应大于 1.5；重复性试验中峰面积测量值的相对标准偏差及其校正因子均应不大于 2.0%，峰高法定量时拖尾因子应在 0.95~1.05 之间。

11~13.【真题答案】 D、B、E

【真题解析】本组题考查要点是"英文缩写"。气相色谱法：gas chromatography，GC；高效液相色谱法：high performance liquid chromatography，HPLC；十八烷基硅烷键合硅胶：Octadecylsilane，ODS 或 C18；红外分光光度法：infrared spectrometry，IR；差示扫描量热法：differential scanning calorimetry，DSC。

14~16.【真题答案】 C、A、D

【真题解析】本组题考查要点是"高效液相色谱法的基本原理"。色谱峰高或峰面积用于定量；死时间指分配系数为零的组分的保留时间，是流动相充满输液系统管路、色谱柱空隙及检测池所需的时间；保留时间指从进样开始到某个组分色谱峰顶点的时间间隔；色谱峰宽指通过色谱峰两侧的拐点作切线，在基线上的截距，用于衡量柱效；基线用来反映色谱图中无色谱峰部分的色谱系统（主要是检测器）的噪音水平，稳定的基线应是一条平行于时间轴的直线。

三、X 型题（多项选择题）

1. 【真题答案】　ACE

【真题解析】本题考查要点是"色谱系统适用性试验的内容"。色谱系统适用性试验按各品种项下要求，对检测方法进行系统适用性试验，使斑点的检测灵敏度、比移值和分离效能符合规定。因此，本题的正确答案为 ACE。

2. 【真题答案】　ABCD

【真题解析】本题考查要点是"高效液相色谱系统适用性试验的内容"。其色谱系统适用性试验通常包括：理论板数、分离度、重复性和拖尾因子等四个指标。因此，本题的正确答案为 ABCD。

3. 【真题答案】　BCDE

【真题解析】本题考查要点是"高效液相色谱仪的基本结构"。高效液相色谱仪的基本结构包括：高压输液泵、色谱柱、进样阀、检测器。因此，本题的正确答案为 BCDE。

4. 【真题答案】　ABCE

【真题解析】本题考查要点是"薄层色谱法常用的固定相"。薄层色谱法常用的固定相包括硅胶（硅胶 G 和硅胶 H 分别是含和不含黏合剂的硅胶）、氧化铝、聚酰胺等。因此，本题的正确答案为 ABCE。

5. 【真题答案】　AC

【真题解析】本题考查要点是"薄层色谱法常用的吸附剂种类"。薄层色谱法常用吸附剂有硅胶、氧化铝、聚酰胺等。聚乙二醇、硅氧烷和鲨鱼烷是气相色谱法常用的固定液。因此，本题的正确答案为 AC。

第七单元　药物的杂质检查

【大纲复习要点】

小单元	细　目	要　点
（一）杂质和杂质的限量检查	1. 杂质	杂质的来源和分类
	2. 杂质的限量检查	（1）杂质限量及杂质限量检查 （2）杂质限量的计算

续　表

小单元	细　目	要　点
（二）一般杂质的检查方法	1. 氯化物检查法	检查方法和注意事项
	2. 硫酸盐检查法	检查方法和注意事项
	3. 铁盐检查法	检查方法和注意事项
	4. 重金属检查法	检查方法和适用范围
	5. 砷盐检查法	检查方法和注意事项
	6. 干燥失重测定法	测定方法和适用范围
	7. 炽灼残渣检查法	检查方法和注意事项
	8. 易炭化物检查法	检查方法
	9. 残留溶剂测定法	常见残留溶剂的分类及其检查方法
	10. 溶液颜色检查法	检查方法
	11. 澄清度检查法	检查方法

【历年真题】

一、A 型题（最佳选择题）

1. 对于熔点低，受热不稳定及水分难去除的药物，其干燥失重的测定应使用（　　）。
   A. 常压恒温干燥法
   B. 干燥剂干燥法
   C. 减压干燥法
   D. 气相色谱法
   E. 高效液相色谱法
   （2008、2005 年考试真题）

2. 检查溴化钠中的砷盐，规定含砷量不得过 0.0004%，取标准砷溶液 2.0ml（每 1ml 相当于 1μg 的 As）制备标准砷斑，应取供试品（　　）。
   A. 0.1g
   B. 0.2g
   C. 0.5g
   D. 1.0g
   E. 2.0g
   （2007 年考试真题）

3. 重金属检查法的第一法使用的试剂有（　　）。
   A. 硝酸银试液和稀硝酸
   B. 25% 氯化钡溶液和稀盐酸
   C. 锌粒和盐酸
   D. 硫代乙酰胺试液和醋酸盐缓冲液（pH3.5）
   E. 硫化钠试液和氢氧化钠试液
   （2007 年考试真题）

4. 检查药物中的残留溶剂，各国药典均采用（　　）。

　　A. 重量法　　　　　　　　　　　B. 紫外－可见分光光度法

　　C. 薄层色谱法　　　　　　　　　D. 气相色谱法

　　E. 高效液相色谱法

　　（2007 年考试真题）

5. 适用于贵重药物和空气中易氧化药物干燥失重测定的方法是（　　）。

　　A. 差示热分析法　　　　　　　　B. 热重分析法

　　C. 差示扫描量热法　　　　　　　D. X 射线粉末衍射法

　　E. 电泳法

　　（2006 年考试真题）

6. 检查某药物中的重金属，称取供试品 2.0g，依法检查，与标准铅溶液（每 1ml 相当 10μg 的 Pb）2ml 用同法制成的对照液比较，不得更深。重金属的限量是（　　）。

　　A. 0.01%　　　　　　　　　　　B. 0.005%

　　C. 0.002%　　　　　　　　　　D. 0.001%

　　E. 0.005%

　　（2006 年考试真题）

7. 检查某药物中的氯化物，称取供试品 0.50g，依法检查，与标准氯化钠溶液（0.01mgCl⁻/ml）5ml 制成的对照液比较，不得更浓，则氯化物的限量为（　　）。

　　A. 0.001%　　　　　　　　　　B. 0.005%

　　C. 0.01%　　　　　　　　　　　D. 0.05%

　　E. 0.1%

　　（2005 年考试真题）

8.《中国药典》规定，药物中有机溶剂苯的残留量不得超过（　　）。

　　A. 0.2%　　　　　　　　　　　　B. 0.02%

　　C. 0.002%　　　　　　　　　　D. 0.0002%

　　E. 0.00002%

　　（2005 年考试真题）

9. 砷盐检查法中，醋酸铅棉花的作用是（　　）。

　　A. 消除铅对检查的干扰　　　　　B. 消除锑对检查的干扰

　　C. 消除铁对检查的干扰　　　　　D. 消除氯化氢气体对检查的干扰

　　E. 消除硫化物对检查的干扰

　　（2004 年考试真题）

10. 检查某药物中的重金属，称取样品 1.0g，依法检查标准铅溶液（10μgPb/ml）1.0ml 在相同条件下制成的对照溶液比较，不得更深。重金属的限量为（　　）。

　　A. 百万分之一　　　　　　　　　B. 百万分之十

　　C. 百万分之二十　　　　　　　　D. 0.01%

　　E. 0.1%

　　（2004 年考试真题）

11.《中国药典》检查药物中的残留有机溶剂采用的方法是（　　）。

    A. 干燥失重测定法 　　　　　　　B. 比色法

    C. 高效液相色谱法 　　　　　　　D. 薄层色谱法

    E. 气相色谱法

    （2003 年考试真题）

12. 检查某药物中的砷盐，称取样品 2.0g，依法检查，与标准砷溶液 2.0ml（$1\mu gAs/ml$）在相同条件下制成的砷斑比较，不得更深。砷盐的限量是（　　）。

    A. 百万分之一 　　　　　　　　　B. 百万分之二

    C. 百万分之十 　　　　　　　　　D. 0.01%

    E. 0.1%

    （2003 年考试真题）

13.《中国药典》检查对氨基水杨酸钠中的间氨基酚，采用的滴定液是（　　）。

    A. 氢氧化钠滴定液 　　　　　　　B. 盐酸滴定液

    C. 高氯酸滴定液 　　　　　　　　D. 亚硝酸钠滴定液

    E. 乙二胺四醋酸滴定液

    （2003 年考试真题）

二、B 型题（配伍选择题）

    A. 25% 氯化钡溶液 　　　　　　　B. 硝酸银试液

    C. 硫酸 　　　　　　　　　　　　D. 硝酸

    E. 碘化钾试液

    以下杂质检查项目所使用的试剂是：

    （2008 年考试真题）

1. 炽灼残渣（　　）。

2. 易炭化物（　　）。

3. 砷盐（　　）。

    A. 硫氰酸铵 　　　　　　　　　　B. 硫酸

    C. 硫代乙酰胺 　　　　　　　　　D. 氯化钡

    E. 硝酸银

    检查以下杂质应使用的试剂是

    （2006 年考试真题）

4. 铁盐（　　）。

5. 重金属（　　）。

6. 氯化物（　　）。

7. 易炭化物（　　）。

A. 比色法　　　　　　　　　　　B. 薄层色谱法

C. 比浊法　　　　　　　　　　　D. 紫外分光光度法

E. 旋光度法

以下药物中特殊杂质的检查方法是

（2006 年考试真题）

8. 硫酸阿托品中莨菪碱的检查（　　　）。

9. 肾上腺素中酮体的检查（　　　）。

10. 硫酸奎宁中其他金鸡纳碱的检查（　　　）。

A. 有关物质　　　　　　　　　　B. 其他甾体

C. 硒　　　　　　　　　　　　　D. 铁和铜

E. 生育酚

以下药物中需检查的特殊杂质是

（2006 年考试真题）

11. 维生素 C（　　　）。

12. 维生素 E（　　　）。

A. 氯化物　　　　　　　　　　　B. 硫酸盐

C. 铁盐　　　　　　　　　　　　D. 砷盐

E. 澄清度

以下方法所检查的杂质是

（2005 年考试真题）

13. 在盐酸溶液中，与硫氰酸铵试液反应，生成红色产物（　　　）。

14. 在盐酸溶液中，与氯化钡溶液反应，形成白色浑浊液（　　　）。

A. 配制成 50mg/ml 的溶液，测定旋光度，不得过 −0.4°

B. 配制成 2.0mg/ml 的溶液，在 310nm 处测定，吸收度不得大于 0.05

C. 供试品溶液加稀盐酸 5ml 与三氯化铁试液 2 滴，不得显红色

D. 供试品加硝酸与水的混合溶液，除黄色外不得显红色或淡红棕色

E. 薄层色谱法

以下药物的特殊杂质检查方法是

（2005 年考试真题）

15. 盐酸吗啡中的罂粟酸（　　　）。

16. 硝酸士的宁中的马钱子碱（　　　）。

17. 硫酸奎宁中的其他金鸡纳碱（　　　）。

18. 硫酸阿托品中的莨菪碱（　　　）。

A. 在盐酸酸性条件下检查   B. 在硝酸酸性条件下检查

C. 在醋酸盐缓冲液（pH3.5）中检查   D. 在硫酸酸性条件下检查

E. 在磷酸盐缓冲液（pH6.8）中检查

以下杂质检查的条件是

（2004 年考试真题）

19. 氯化物（　　）。

20. 硫酸盐（　　）。

21. 铁盐（　　）。

22. 重金属（　　）。

A. DTA   B. DSC

C. TGA   D. ODS

E. RSD

（2003 年考试真题）

23. 热重分析法的缩写是（　　）。

24. 差示热分析法的缩写是（　　）。

25. 差示扫描量热法的缩写是（　　）。

A. 不溶性杂质   B. 遇硫酸易炭化的杂质

C. 水分及其他挥发性物质   D. 有色杂质

E. 硫酸盐杂质

（2003 年考试真题）

26. 易炭化物检查法是检查（　　）。

27. 干燥失重测定法是测定（　　）。

28. 澄清度检查法是检查（　　）。

29. 溶液颜色检查法是检查（　　）。

三、X 型题（多项选择题）

1. 药物中的杂质，一般来源于（　　）。

A. 合成药物的生产过程

B. 提取分离过程

C. 药物制剂在生产过程中，由于药物稳定性差，发生降解反应

D. 在供应过程受所处条件（光、湿度、温度等）影响

E. 临床使用方法不当

（2009 年考试真题）

2. 在残留溶剂测定法中，属第一类溶剂的有（　　）。

A. 苯   B. 乙腈

C. 甲醇   D. 丙酮

E. 四氯化碳

（2008 年考试真题）

3. 重金属检查法（第一法）所使用的试剂有（   ）。

A. 盐酸
B. 醋酸盐缓冲液（pH3.5）
C. 碘化钾试液
D. 硫代乙酰胺试液
E. 硫化钠试液

（2008、2005 年考试真题）

4.《中国药典》铁盐检查法使用的试剂有（   ）。

A. 盐酸
B. 醋酸
C. 过硫酸铵
D. 硫氰酸铵
E. 氯化亚锡

（2007 年考试真题）

5. 用古蔡法检查砷盐时，所用的试剂有（   ）。

A. 锌粒
B. 盐酸
C. 碘化钾
D. 氯化亚锡
E. 溴化汞

（2006 年考试真题）

6. 验证杂质限量检查方法需考查的指标有（   ）。

A. 准确度
B. 专属性
C. 检测限
D. 定量限
E. 线性

（2003 年考试真题）

7. 氯化物检查法中使用的试剂有（   ）。

A. 稀硝酸
B. 25%氯化钡溶液
C. 硫代乙酰胺试液
D. 碘化钾试液
E. 硝酸银试液

（2003 年考试真题）

【参考答案及解析】

一、A 型题（最佳选择题）

1.【真题答案】 C

【真题解析】本题考查要点是"干燥失重测定法的应用"。常压恒温干燥法将供试品置已在相同条件下干燥至恒重的扁形称量瓶内，精密称定，于烘箱内在规定温度下干燥至恒重；干燥剂干燥法是将供试品置于干燥器内，利用器内放置的干燥剂，吸收供试品中的水分，干燥至恒重。本法适用于受热易分解或挥发的药物。减压干燥法是指在减压下干燥的方法。在减压条件下，可降低干燥温度和缩短干燥时间，故适用于熔点低，受热不稳定及水分难驱除的药物。气相色谱法系采用气体流动相（载气）流经装有填充剂的色谱柱进行分离测定的色谱方法。高效液相色谱法系采用高压输液泵将规定的流动相泵入装有填充剂的色谱柱进行分离测定的色谱方法。因此，本题的正确答案为C。

2.【真题答案】 C

【真题解析】本题考查要点是"杂质限量的计算"。设供试品 x g，则有 $x \times 0.0004\% = 2 \times 10^{-6}$，解得 $x = 0.5$（g）。因此，本题的正确答案为C。

3.【真题答案】 D

【真题解析】本题考查要点是"重金属检查法"。第一法又称硫代乙酰胺法，方法为：取各药品项下规定量的供试品，加醋酸盐缓冲液（pH3.5）2ml 与水适量使成 25ml，加硫代乙酰胺试液 2ml，放置 2 分钟后，与标准重金属溶液一定量按同法制成的对照液比较，以判断供试品中重金属离子是否超过了限量。因此，本题的正确答案为D。

4.【真题答案】 D

【真题解析】本题考查要点是"残留溶剂测定法"。目前各国药典均采用气相色谱法检查药物中的残留溶剂。因此，本题的正确答案为D。

5.【真题答案】 B

【真题解析】本题考查要点是"干燥失重测定法"。热重分析法是在程序控制温度下，测量物质的质量与温度关系的方法，适用于结晶水的测定，也适用于贵重药物或在空气中易氧化药物干燥失重的测定。因此，本题的正确答案为B。

6.【真题答案】 D

【真题解析】本题考查要点是"杂质限量计算的方法"。

$$重金属限量 = \frac{10 \times 10^{-6} \times 2}{2.0} \times 100\% = 0.001\%$$

因此，本题的正确答案为D。

7.【真题答案】 C

【真题解析】本题考查要点是"杂质限量的计算"。氯化物限量 = 0.01 × 5/（0.5 × 1000）= 0.01%。因此，本题的正确答案为C。

8.【真题答案】 D

【真题解析】本题考查要点是"残留溶剂测定标准"。《中国药典》2010 年版规定在测定有机溶剂苯的残留量时，可采用溶液直接进样法或者顶空进样法，用甲苯作为内标物质，其限量为 0.0002%。因此，本题的正确答案为D。

9.【真题答案】 E

【真题解析】本题考查要点是"砷盐检查法中的古蔡法"。因为供试品和锌粒中可能含有微量硫化物，在酸性溶液中产生硫化氢气体，与溴化汞作用产生硫化汞色斑，干扰砷盐检查，醋酸铅棉花的作用是吸收硫化氢气体，消除干扰。因此，本题的正确答案为E。

10.【真题答案】　　B

【真题解析】本题考查要点是"杂质限量的计算"。根据杂质限量计算公式：杂质限量 $=\dfrac{\text{杂质的最大允许量}}{\text{供试品量}} \times 100\%$，而杂质最大允许量通常由标准溶液的体积与浓度的乘积求得，根据题意，药物中重金属限量 $=\dfrac{10 \times 10^{-6} \times 1.0}{1.0} \times 100\% = 0.001\%$（百万分之十）。因此，本题的正确答案为 B。

11.【真题答案】　　E

【真题解析】本题考查要点是"药物杂质的检测"。残留溶剂的分类药品中的残留溶剂是指在原料药或辅料的生产中，以及在制剂制备过程中使用的，但在工艺过程中未能完全除去的有机溶剂。目前各国药典均采用气相色谱法检查药物中的残留溶剂。因此，本题的正确答案为 E。

12.【真题答案】　　A

【真题解析】本题考查要点是"杂质限量的计算"。砷盐的含量 $= CV/m = 1\mu g/ml \times 2.0ml/2.0g = 1\mu g/g =$ 百万分之一。因此，本题的正确答案为 A。

13.【真题答案】　　B

【真题解析】本题考查要点是"对氨基水杨酸钠特殊杂质的检查"。对氨基水杨酸钠不溶于乙醚，而间氨基酚溶于乙醚，利用此性质将二者分离。间氨基酚中的氨基可与盐酸作用，以此作为滴定反应，控制间氨基酚的含量。因此，本题的正确答案为 B。

二、B 型题（配伍选择题）

1～3.【真题答案】　　C、C、E

【真题解析】本组题考查要点是"药物的杂质检查方法"。炽灼残渣检查方法为：取规定量的供试品，置已炽灼至恒重的坩埚中，精密称定，先在电炉上缓缓炽灼至炭化，放冷至室温，加硫酸 0.5～1ml 使湿润，低温加热至硫酸蒸气除尽后，再将坩埚置高温电炉中，在 700℃～800℃炽灼至恒重，根据遗留残渣的量和供试品的量，计算炽灼残渣的百分率；易炭化物检查时一般将一定量的供试品加入 5ml 硫酸中，振摇溶解后，静置 15 分钟，与规定标准比色液比较，不得更深；古蔡法检查砷的原理是利用金属锌与酸作用产生新生态的氢，与药物中微量砷盐反应，生成具有挥发性的砷化氢气体，遇溴化汞试纸，产生黄色至棕色的砷斑，与一定量标准砷溶液在相同条件下所生成的砷斑比较，来判断药物中砷盐的含量，砷斑在制备时需加入碘化钾试液和酸性氯化亚锡试液。

4～7.【真题答案】　　A、C、E、B

【真题解析】本组题考查要点是"一般杂质的检查方法"。铁盐与硫氰酸铵生成红色产物；硫代乙酰胺法即重金属检查第一法，与重金属反应生成黄到棕黑色的碳化物混悬液；《中国药典》的氯化物检查法是利用 Cl^- 在硝酸酸性溶液中与硝酸银试液作用，生成氯化银的白色浑浊液；易炭化物指遇硫酸易炭化或易氧化而呈色的微量有机杂质，以硫酸呈色法可简便地控制其总量。

8～10.【真题答案】　E、D、B

【真题解析】本组题考查要点是"药物中特殊杂质的检查方法"。阿托品为莨菪碱的外消旋体，莨菪碱为左旋体，故而可用旋光度法检查；肾上腺素中酮体在 310nm 处有最大吸收，肾上腺素却无，故可用紫外分光光度法检查；硫酸奎宁中其他金鸡纳碱的检查《中国药典》规定用薄层色谱法。

11～12.【真题答案】　D、E

【真题解析】本组题考查要点是"维生素中特殊杂质的检查方法"。《中国药典》规定以原子吸收分光光度法检查维生素 C 中的铁盐和铜盐；维生素 E 中的生育酚为合成时乙酰化不完全引入，可用铈量法检查。

13～14.【真题答案】　C、B

【真题解析】本组题考查要点是"一般杂质的检查方法"。盐酸酸性条件下，铁盐可以与硫氰酸铵生成红色可溶性硫氰酸铁配位离子，药典以此方法检查微量铁盐；盐酸酸性条件下，硫酸盐可以与氯化钡溶液反应，生成硫酸钡白色浑浊液，药典以此方法检查微量硫酸盐杂质。

15～18.【真题答案】　C、D、E、A

【真题解析】本组题考查要点是"药物中特殊杂质的检查方法"。吗啡与三氯化铁反应显蓝色，而罂粟酸与三氯化铁反应显红色，利用显色不同而检查吗啡中罂粟酸杂质。马钱子生物碱属于吲哚类，主要为士的宁（蕃木鳖碱）和马钱子碱。士的宁与硝酸作用呈淡黄色，马钱子碱与浓硝酸接触呈深红色。可利用此反应检查士的宁中有无马钱子碱。硫酸奎宁中的其他金鸡纳碱检查，由于没有合适对照品，采用薄层色谱法高低浓度对比法进行检查。东莨菪碱含不对称碳原子，为左旋体，而阿托品是外消旋体，无旋光性，可根据此性质检查阿托品中的莨菪碱。

19～22.【真题答案】　B、A、A、C

【真题解析】本组题考查要点是"常见杂质的检查方法"。氯化物的检查是在硝酸酸性条件下加硝酸银试液与之作用；硫酸盐的检查是在盐酸酸性条件下加氯化钡试液与之作用；铁盐的检查是在盐酸酸性条件下加硫氰酸铵试液与之作用；重金属的检查是在醋酸酸性条件下加硫代乙酰胺试液与之作用。

23～25.【真题答案】　C、A、B

【真题解析】本组题考查要点是"干燥失重检测方法的英文缩写"。DTA：differential thermal analysis，差示热分析法；DSC：differential scanning calorimetry，差示扫描量热法；TGA：Thermogravimetric analysis，热重分析法；ODS：Octadecylsilane，十八烷基；RSD：relative standard deviation，相对标准偏差。

26～29.【真题答案】　B、C、A、D

【真题解析】本组题考查要点是"杂质的检查方法"。易炭化物检查法是检查药物中遇硫酸易炭化或易氧化而呈色的微量有机杂质；干燥失重检查法主要检查药物中的水分，也包括其他挥发性物质如残留的有机溶剂等；澄清度检查是检查药物中的微量不溶性杂质，用作注射剂的原料药，一般应作此项检查；溶液颜色检查法是控制药物中有色杂质含量的方法。

三、X 型题（多项选择题）

1. 【真题答案】 ABCD

【真题解析】本题考查要点是"药物中杂质的来源"。杂质是影响药品纯度的物质，药物中的杂质主要有两个来源：一是在生产过程中引入的，二是在贮藏过程中产生的。例如在合成药物的生产过程中，未反应完全的原料、反应的中间体和副产物，在精制时未完全除去，就会成为产品中的杂质。从植物原料中提取分离药物时，由于植物中常含有与药物结构、性质类似的物质，在提取过程中分离不完全，也可能引入产品中。药物在制成制剂的过程中，也可能产生新的杂质。此外，药品在贮藏过程中，尤其是贮藏保管不善，或贮藏时间过长，在外界条件如温度、湿度、日光、空气的影响下，或因微生物的作用，可能发生水解、氧化、分解、异构化、晶型转变、聚合、潮解和发霉等变化，使药物中产生有关的杂质。因此，本题的正确答案为 ABCD。

2. 【真题答案】 AE

【真题解析】本题考查要点是"残留溶剂的分类"。第一类溶剂是应该避免使用的溶剂，一般为致癌物或危害环境的物质。第一类溶剂共有 5 种，分别为：苯、四氯化碳、1,2 - 二氯乙烷、1,1 - 二氯乙烯、1,1,1 - 三氯乙烷。因此，本题的正确答案为 AE。

3. 【真题答案】 BD

【真题解析】本题考查要点是"重金属检查法的应用"。重金属检查法（第一法）又称硫代乙酰胺法，方法为：取各药品项下规定量的供试品，加醋酸盐缓冲液（pH3.5）2ml 与水适量使成 25ml，加硫代乙酰胺试液 2ml，放置 2 分钟后，与标准铅溶液一定量按同法制成的对照液比较，以判断供试品中重金属离子是否超过了限量。因此，本题的正确答案为 BD。

4. 【真题答案】 ACD

【真题解析】本题考查要点是"铁盐检查法使用的试剂"。《中国药典》采用硫氰酸盐法检查药物中的铁盐杂质。其原理为铁盐在盐酸酸性溶液中与硫氰酸铵生成红色可溶性硫氰酸铁配位离子，与一定量标准铁溶液用同法处理后所呈的颜色进行比较，来判断供试品中的铁盐是否超过限量。检查方法为：取规定量的供试品，加水溶解使成 25ml，移置 50ml 纳氏比色管中，加稀盐酸 4ml 与过硫酸铵 50mg，加水稀释至约 35ml 后，加 30% 硫氰酸铵溶液 3ml，再加水适量使成 50ml，如显色，立即与标准铁溶液一定量按相同方法制成的对照溶液进行比较，即得。因此，本题的正确答案为 ACD。

5. 【真题答案】 ABCDE

【真题解析】本题考查要点是"古蔡法的应用"。古蔡法检查砷的原理是利用金属锌与酸作用产生新生态的氢，与药物中微量砷盐反应，生成具有挥发性的砷化氢气体，遇溴化汞试纸，产生黄色至棕色的砷斑，与一定量标准砷溶液在相同条件下所生成的砷斑比较，来判断药物中砷盐的含量。碘化钾和氯化亚锡的主要作用是还原五价的砷成三价的砷。因此，本题的正确答案为 ABCDE。

6.【真题答案】 BC

【真题解析】本题考查要点是"验证杂质限量检查方法需考查的指标"。验证杂质限量检查方法需考查的指标通常包括专属性、检测限和耐用性。因此，本题的正确答案为BC。

7.【真题答案】 AE

【真题解析】本题考查要点是"氯化物检查方法"。《中国药典》的氯化物检查法是利用 Cl⁻ 在硝酸酸性溶液中与硝酸银试液作用，生成氯化银的白色浑浊液。因此，本题的正确答案为AE。

第八单元　常用药物的分析

【大纲复习要点】

小单元	细　目	要　点
（一）芳酸及其酯类药物的分析	1. 阿司匹林	（1）阿司匹林的鉴别方法、杂质检查项目和方法、含量测定方法 （2）阿司匹林片和阿司匹林肠溶片的检查项目和方法、含量测定方法
	2. 布洛芬	（1）布洛芬的鉴别方法、杂质检查项目和方法、含量测定方法 （2）布洛芬片和布洛芬缓释胶囊的检查项目和方法、含量测定方法
	3. 丙磺舒	丙磺舒的鉴别方法、杂质检查项目和含量测定方法
（二）胺类药物的分析	1. 盐酸普鲁卡因	（1）盐酸普鲁卡因的鉴别方法、杂质检查项目和方法、含量测定方法 （2）盐酸普鲁卡因注射液特殊杂质的检查项目和方法、含量测定方法
	2. 盐酸利多卡因	盐酸利多卡因的鉴别方法、杂质检查项目和含量测定方法
	3. 对乙酰氨基酚	（1）对乙酰氨基酚的鉴别方法、杂质检查项目和方法、含量测定方法 （2）对乙酰氨基酚制剂的检查项目和方法、含量测定方法
	4. 肾上腺素	（1）肾上腺素的鉴别方法、杂质检查项目和方法、含量测定方法 （2）盐酸肾上腺素注射液的检查项目和方法、含量测定方法

小单元	细 目	要 点
（三）巴比妥类药物的分析	1. 苯巴比妥	（1）苯巴比妥的鉴别方法、杂质检查项目和方法、含量测定方法 （2）苯巴比妥片的检查项目和方法、含量测定方法
	2. 司可巴比妥钠	司可巴比妥钠的鉴别方法、杂质检查项目和方法、含量测定方法
	3. 注射用硫喷妥钠	注射用硫喷妥钠的鉴别方法、检查项目和方法、含量测定方法
（四）磺胺类药物的分析	1. 磺胺甲噁唑	（1）磺胺甲噁唑的鉴别方法、杂质检查项目和方法、含量测定方法 （2）磺胺甲噁唑片的检查项目和方法、含量测定方法 （3）复方磺胺甲噁唑片的鉴别、检查和含量测定方法
	2. 磺胺嘧啶	（1）磺胺嘧啶的鉴别方法、杂质检查项目和含量测定方法 （2）磺胺嘧啶片的检查项目和方法、含量测定方法
（五）杂环类药物的分析	1. 异烟肼	异烟肼的鉴别方法、杂质检查项目和方法、含量测定方法
	2. 硝苯地平	硝苯地平的鉴别方法、杂质检查项目和方法、含量测定方法
	3. 诺氟沙星	（1）诺氟沙星的鉴别方法、杂质检查项目和方法、含量测定方法 （2）诺氟沙星制剂的检查项目和方法、含量测定方法
	4. 盐酸氯丙嗪	（1）盐酸氯丙嗪的鉴别方法、杂质检查项目和方法、含量测定方法 （2）盐酸氯丙嗪片、盐酸氯丙嗪注射液的含量测定方法
	5. 奋乃静	（1）奋乃静的鉴别方法、杂质检查项目和方法、含量测定方法 （2）奋乃静片、奋乃静注射液的含量测定方法
	6. 地西泮	（1）地西泮的鉴别方法、杂质检查项目和方法、含量测定方法 （2）地西泮片、地西泮注射液的检查项目和方法、含量测定方法
	7. 奥沙西泮	（1）奥沙西泮的鉴别方法、杂质检查项目和含量测定方法 （2）奥沙西泮片的检查项目和方法、含量测定方法

续 表

小单元	细 目	要 点
（六）生物碱类药物的分析	1. 盐酸麻黄碱	（1）盐酸麻黄碱的鉴别方法、杂质检查项目和方法、含量测定方法 （2）盐酸麻黄碱制剂的含量测定方法
	2. 硫酸阿托品	硫酸阿托品的鉴别方法、杂质检查项目和方法、含量测定方法
	3. 盐酸吗啡	（1）盐酸吗啡的鉴别方法、杂质检查项目和方法、含量测定方法 （2）盐酸吗啡片的检查项目和方法、含量测定方法
	4. 硫酸奎宁	硫酸奎宁的鉴别方法、杂质检查项目和方法、含量测定方法
	5. 硝酸士的宁	（1）硝酸士的宁的鉴别方法、杂质检查项目和方法、含量测定方法 （2）硝酸士的宁注射液的含量测定方法
（七）糖类药物的分析	1. 葡萄糖	（1）葡萄糖物理常数的测定、鉴别的方法、杂质检查的项目和方法 （2）葡萄糖注射液的鉴别、检查和含量测定方法
	2. 右旋糖酐 20	（1）右旋糖酐 20 物理常数的测定、鉴别的方法、杂质检查的项目和方法、分子量与分子量分布的测定方法 （2）右旋糖酐 20 氯化钠注射液的鉴别、检查和含量测定方法
（八）甾体激素类药物的分析	1. 醋酸地塞米松	（1）醋酸地塞米松的鉴别方法、杂质检查项目和方法、含量测定方法 （2）醋酸地塞米松片、醋酸地塞米松注射液的检查项目和方法、含量测定方法
	2. 丙酸睾酮	丙酸睾酮的鉴别方法、杂质检查项目和方法、含量测定方法
	3. 黄体酮	黄体酮的鉴别方法、杂质检查项目和方法、含量测定方法
	4. 雌二醇	（1）雌二醇的鉴别方法、杂质检查项目和方法、含量测定方法 （2）雌二醇缓释贴片的检查项目和方法、含量测定方法

续　表

小单元	细　目	要　点
（九）维生素类药物的分析	1. 维生素 B_1	（1）维生素 B_1 的鉴别方法、杂质检查项目和方法、含量测定方法 （2）维生素 B_1 片、维生素 B_1 注射液的含量测定方法
	2. 维生素 C	（1）维生素 C 的鉴别方法、杂质检查项目和方法、含量测定方法 （2）维生素 C 片、维生素 C 注射液的鉴别、检查和含量测定方法
	3. 维生素 E	维生素 E 物理常数的测定、鉴别的方法、杂质检查的项目和方法、含量测定的方法
	4. 维生素 K_1	（1）维生素 K_1 物理常数的测定、鉴别的方法、杂质检查的项目和方法、含量测定方法 （2）维生素 K_1 注射液的含量测定方法
（十）抗生素类药物的分析	1. 抗生素类药物分析的特点	（1）特点 （2）检查的项目 （3）含量和效价测定的方法
	2. 青霉素钠和青霉素钾	（1）青霉素钠和青霉素钾的鉴别方法、杂质检查项目和方法、含量测定方法、贮藏条件 （2）注射用青霉素钠、注射用青霉素钾的鉴别、检查和含量测定方法
	3. 阿莫西林	（1）阿莫西林的鉴别方法、杂质检查项目和方法、含量测定方法、贮藏条件 （2）阿莫西林片、阿莫西林胶囊的鉴别、检查和含量测定方法
	4. 头孢羟氨苄	（1）头孢羟氨苄的鉴别方法、杂质检查项目和方法、含量测定方法 （2）头孢羟氨苄制剂的鉴别、检查和含量测定方法
	5. 硫酸庆大霉素	（1）硫酸庆大霉素的鉴别方法、杂质检查项目和方法、C 组分的检查方法、含量测定方法 （2）硫酸庆大霉素制剂的鉴别、检查和含量测定方法
	6. 盐酸四环素	（1）盐酸四环素的鉴别方法、杂质检查项目和方法、含量测定方法 （2）盐酸四环素制剂的鉴别、检查和含量测定方法
	7. 罗红霉素	（1）罗红霉素的鉴别方法、杂质检查项目和方法、含量测定方法 （2）罗红霉素制剂的鉴别、检查和含量测定方法

【历年真题】

一、A 型题（最佳选择题）

1. 由于庆大霉素结构中有 α-羟基胺，类似于 α-氨基酸，可以和茚三酮试液反应，生成紫蓝色缩合物，因此《中国药典》常用（   ）来鉴别硫酸庆大霉素。

   A. 三氯化铁反应
   B. 硫色素反应
   C. 茚三酮反应
   D. 与碱性酒石酸铜试液反应
   E. 双缩脲反应

   （2009 年考试真题）

2. 阿司匹林含量测定的方法为（   ）。

   A. 用氢氧化钠滴定液滴定，用溴甲酚绿作指示剂
   B. 用氢氧化钠滴定液滴定，用酚酞作指示剂
   C. 用硫酸滴定液滴定，用甲基红作指示剂
   D. 用高氯酸滴定液滴定，用结晶紫作指示剂
   E. 用碘滴定液滴定，用淀粉作指示剂

   （2008 年考试真题）

3. 磺胺甲噁唑片含量测定使用的滴定液是（   ）。

   A. 硫酸铈滴定液
   B. 硝酸银滴定液
   C. 氢氧化钠滴定液
   D. 亚硝酸钠滴定液
   E. 碘滴定液

   （2007 年考试真题）

4. 右旋糖酐 20 分子量与分子量分布的测定，《中国药典》采用的方法是（   ）。

   A. 非水溶液滴定法
   B. 分子排阻色谱法
   C. 气相色谱法
   D. 氧化还原滴定法
   E. 离子交换色谱法

   （2007 年考试真题）

5. 检查阿司匹林中的游离水杨酸应使用的试剂是（   ）。

   A. 氯化钡
   B. 硝酸银
   C. 溴化汞
   D. 硫代乙酰胺
   E. 硫酸铁铵

   （2006 年考试真题）

6. 盐酸氯丙嗪和奋乃静均需检查溶液的颜色，此项目检查的杂质是（   ）。

   A. 因被氧化而产生的杂质
   B. 因被还原而产生的杂质
   C. 因聚合而产生的杂质
   D. 重金属
   E. 铁盐

   （2006 年考试真题）

7. 供试品与硝酸共热，得黄色产物，放冷后加醇制氢氧化钾少许，即显深紫色。此反

应可鉴别的药物是（　　）。

  A. 盐酸麻黄碱   B. 硫酸阿托品

  C. 盐酸吗啡   D. 硫酸奎宁

  E. 硝酸士的宁

  （2006 年考试真题）

8. 取供试品，加氢氧化钠试液溶解后，加铁氰化钾试液和正丁醇，振摇，放置分层后醇层显强烈的蓝色荧光，加酸使成酸性，荧光消失，再加碱使成碱性，荧光又出现。此反应可鉴别的药物是（　　）。

  A. 维生素 A   B. 维生素 B_1

  C. 维生素 C   D. 青霉素钠

  E. 硫酸链霉素

  （2006 年考试真题）

9. 在《中国药典》中，盐酸美他环素含量测定的方法为（　　）。

  A. 碘量法   B. 汞量法

  C. 酸碱滴定法   D. 紫外分光光度法

  E. 高效液相色谱法

  （2006 年考试真题）

10. 检查硫酸庆大霉素 C 组分的方法是（　　）。

  A. 气相色谱法   B. 高效液相色谱法

  C. 薄层色谱法   D. 红外分光光度法

  E. 紫外分光光度法

  （2006 年考试真题）

11. 在用双相滴定法测定苯甲酸钠的含量时，用乙醚萃取的物质是（　　）。

  A. 苯甲酸钠   B. 苯甲酸

  C. 甲基橙   D. 盐酸

  E. 氯化钠

  （2005 年考试真题）

12. 尼可刹米用氢氧化钠试液溶解后，加热，逸出的气体为（　　）。

  A. 醋酸   B. 硫化氢

  C. 氨   D. 二乙胺

  E. 二氧化碳

  （2005 年考试真题）

13. 葡萄糖注射液中的特殊杂质是（　　）。

  A. 对氨基酚   B. 还原糖

  C. 去甲基安定   D. 颠茄碱

  E. 5 - 羟甲基糠醛

  （2005 年考试真题）

14. 用反相高效液相色谱法测定盐酸肾上腺素注射液的含量，所采用的流动相系统是（　　）。

   A. 甲醇－水　　　　　　　　　　B. 乙腈－水

   C. 庚烷磺酸钠溶液－甲醇　　　　D. 磷酸二氢钾溶液－甲醇

   E. 冰醋酸－甲醇－水

   （2004 年考试真题）

15. 检查对乙酰氨基酚中的对氨基酚杂质，使用的试剂是（　　）。

   A. 三氯化铁　　　　　　　　　　B. 硫酸铜

   C. 硫酸铁铵　　　　　　　　　　D. 亚硝基铁氰化钠

   E. 三硝基苯酚

   （2004 年考试真题）

16. 《中国药典》中，测定磺胺甲噁唑原料药含量的方法是（　　）。

   A. 用亚硝酸钠滴定液滴定的容量分析法

   B. 用氢氧化钠滴定液滴定的容量分析法

   C. 用高氯酸滴定液滴定的容量分析法

   D. 气相色谱法

   E. 高效液相色谱法

   （2004 年考试真题）

17. 奋乃静的含量测定（　　）。

   A. 原料药采用非水溶液滴定法，片剂采用紫外分光光度法

   B. 原料药采用紫外分光光度法，片剂采用非水溶液滴定法

   C. 原料药采用非水溶液滴定法，片剂采用荧光分析法

   D. 原料药采用紫外分光光度法，片剂采用高效液相色谱法

   E. 原料药和片剂均采用高效液相色谱法

   （2004 年考试真题）

18. 乳糖中特殊杂质蛋白质的检查所使用的试液是（　　）。

   A. 硝酸银试液　　　　　　　　　B. 硝酸汞试液

   C. 醋酸铅试液　　　　　　　　　D. 硫酸铜试液

   E. 硫酸钠试液

   （2004 年考试真题）

19. 《中国药典》中，检查维生素 E 的生育酚杂质所采用的检查方法是（　　）。

   A. 薄层色谱法　　　　　　　　　B. 纸色谱法

   C. 碘量法　　　　　　　　　　　D. 铈量法

   E. 紫外分光光度法

   （2004 年考试真题）

20. 可用坂口反应进行鉴别的药物是（　　）。

   A. 氨苄西林　　　　　　　　　　B. 头孢羟氨苄

   C. 硫酸庆大霉素　　　　　　　　D. 硫酸链霉素

E. 盐酸美他环素

（2004 年考试真题）

21. 用制备衍生物测熔点的方法鉴别盐酸丁卡因，加入的试液是（　　）。

A. 三硝基苯酚　　　　　　　　　B. 硫酸铜

C. 硫氰酸铵　　　　　　　　　　D. 三氯化铁

E. 亚硝基铁氰化钠

（2003 年考试真题）

22. 《中国药典》用银量法测定苯巴比妥的含量，指示终点的方法是（　　）。

A. 铬酸钾法　　　　　　　　　　B. 铁铵矾指示剂法

C. 吸附指示剂法　　　　　　　　D. 电位法

E. 永停法

（2003 年考试真题）

23. 精密称取供试品约 0.5g，加冰醋酸与醋酐各 10ml，加结晶紫指示液 1~2 滴，用高氯酸滴定液（0.1mol/L）滴定。用此方法测定含量的药物是（　　）。

A. 磺胺嘧啶　　　　　　　　　　B. 硫酸阿托品

C. 盐酸麻黄碱　　　　　　　　　D. 丙酸睾酮

E. 罗红霉素

（2003 年考试真题）

24. 洋地黄毒苷片的含量测定，《中国药典》采用的方法是（　　）。

A. 比色法　　　　　　　　　　　B. 紫外分光光度法

C. 红外分光光度法　　　　　　　D. 荧光分析法

E. 高效液相色谱法

（2003 年考试真题）

25. 《中国药典》检查维生素 C 中的铁盐和铜盐，采用的方法是（　　）。

A. 沉淀滴定法　　　　　　　　　B. 比色法

C. 氧化还原滴定法　　　　　　　D. 紫外分光光度法

E. 原子吸收分光光度法

（2003 年考试真题）

26. 硫酸链霉素中链霉糖特有的鉴别反应是（　　）。

A. 坂口反应　　　　　　　　　　B. 茚三酮反应

C. 羟肟酸铁反应　　　　　　　　D. 硫色素反应

E. 麦芽酚反应

（2003 年考试真题）

二、B 型题（配伍选择题）

A. 高效液相色谱法　　　　　　　B. 两步滴定法

C. 双相滴定法　　　　　　　　　D. 亚硝酸钠法

E. 中和法

（2009 年考试真题）

1. 阿司匹林的分析方法为（　　）。
2. 阿司匹林栓的分析方法为（　　）。
3. 阿司匹林片的分析方法为（　　）。

    A. 薄层色谱法　　　　　　　　B. 高效液相色谱法
    C. 紫外分光光度法　　　　　　D. 气相色谱法
    E. 分子排阻色谱法

（2009 年考试真题）

4. 阿莫西林中有关杂质的检查采用（　　）。
5. 阿莫西林中阿莫西林聚合物的检查采用（　　）。

    A. 葡萄糖　　　　　　　　　　B. 磺胺嘧啶
    C. 硫酸阿托品　　　　　　　　D. 奥沙西泮
    E. 丙磺舒

以下反应所鉴别的药物是：

（2008 年考试真题）

6. 水解后的重氮化–偶合反应（　　）。
7. 重氮化–偶合反应（　　）。
8. 三氯化铁试液反应（　　）。
9. 碱性酒石酸铜试液反应（　　）。

    A. 布洛芬　　　　　　　　　　B. 盐酸普鲁卡因
    C. 苯巴比妥　　　　　　　　　D. 司可巴比妥钠
    E. 硫喷妥钠

以下方法所鉴别的药物是：

（2008 年考试真题）

10. 供试品经亚硝化反应后显橙黄色，随即转为橙红色（　　）。
11. 取供试品水溶液，加碘试液后所显棕黄色在 5 分钟内消失（　　）。

    A. 紫外分光光度法　　　　　　B. 热重分析法
    C. 薄层色谱法　　　　　　　　D. 分子排阻色谱法
    E. 气相色谱法

以下药物中杂质的检查方法是：

（2008 年考试真题）

12. 盐酸普鲁卡因注射液中的对氨基苯甲酸（　　）。
13. 葡萄糖注射液中的 5–羟甲基糠醛（　　）。

14. 注射用青霉素钠中的青霉素聚合物（　　　）。

    A. 硫酸阿托品中的莨菪碱   B. 硝酸士的宁中的马钱子碱
    C. 盐酸吗啡中的罂粟酸   D. 硫酸奎宁中的其他生物碱
    E. 盐酸麻黄碱中的有关物质
以下方法检查的杂质是：
（2008 年考试真题）

15. 旋光度测定法（　　　）。
16. 在硝酸与水的混合液中反应的方法（　　　）。
17. 在酸性溶液中，与三氯化铁试液反应的方法（　　　）。

    A. 亚硝酸钠滴定法   B. 硝酸银滴定法
    C. 紫外分光光度法   D. 荧光分析法
    E. 高效液相色谱法
以下药物的含量测定方法为：
（2008 年考试真题）

18. 磺胺甲噁唑（　　　）。
19. 复方磺胺甲噁唑片（　　　）。

    A. 高氯酸滴定液   B. 溴酸钾滴定液
    C. 硫酸铈滴定液   D. 硫代硫酸钠滴定液
    E. 乙二胺四醋酸二钠滴定液
以下药物含量测定使用的滴定液是：
（2008 年考试真题）

20. 硝苯地平（　　　）。
21. 异烟肼（　　　）。
22. 盐酸氯丙嗪（　　　）。
23. 地西泮（　　　）。

    A. 3500cm^{-1} B. 2970cm^{-1}
    C. 1700cm^{-1} D. 1615cm^{-1}
    E. 870cm^{-1}
黄体酮的红外吸收光谱中，以下吸收峰的波数是
（2008 年考试真题）

24. 20 位酮 $\nu_{C=O}$（　　　）。
25. 4 位烯 $\nu_{C=C}$（　　　）。

    A. 维生素 K_1 的含量测定   B. 硝酸士的宁的含量测定

  C. 阿莫西林的含量测定　　　　　　　D. 维生素 C 的含量测定

  E. 硫酸庆大霉素 C 组分的检查

《中国药典》应用以下色谱条件测定的项目是：

（2008 年考试真题）

  26. 使用十八烷基硅烷键合硅胶为填充剂，以 0.05mol/L 磷酸二氢钾溶液（pH5.0）– 乙腈（97.5：2.5）为流动相，检测波长为 254nm（　　）。

  27. 使用十八烷基硅烷键合硅胶为填充剂，以 0.2mol/L 三氟醋酸 – 甲醇（92:8）为流动相，用蒸发光散射检测器检测（　　）。

  A. 丙酮　　　　　　　　　　　　　　B. 乙醚

  C. 冰醋酸　　　　　　　　　　　　　D. N，N – 二甲基甲酰胺

  E. 甲醇

以下药物含量测定所用的溶剂为

（2007 年考试真题）

  28. 硝酸士的宁（　　）。

  29. 奋乃静（　　）。

  30. 苯巴比妥（　　）。

  A. 以中性乙醇为溶剂，酚酞作指示剂，用氢氧化钠滴定液滴定

  B. 以中性乙醇为溶剂，甲基红作指示剂，用硫酸滴定液滴定

  C. 以中性乙醇为溶剂，酚酞作指示剂，用氢氧化钠滴定液中和后，加入定量过量的氢氧化钠滴定液，在水浴上加热 15 分钟，放冷，用硫酸滴定液回滴

  D. 以磷酸盐缓冲液为溶剂，在 222nm 的波长处测定吸光度，按吸收系数（$E_{1cm}^{1\%}$）为 449 计算

  E. 以十八烷基硅烷键合硅胶为固定相，醋酸盐缓冲液 – 乙腈（40:60）为流动相，检测波长为 263nm，用外标法测定

下列药物的含量测定方法为

（2007 年考试真题）

  31. 阿司匹林（　　）。

  32. 阿司匹林片（　　）。

  33. 布洛芬（　　）。

  34. 布洛芬片（　　）。

  A. 对乙酰氨基酚　　　　　　　　　　B. 盐酸普鲁卡因

  C. 盐酸利多卡因　　　　　　　　　　D. 诺氟沙星

  E. 盐酸氯丙嗪

以下方法鉴别的药物是

（2007 年考试真题）

35. 取供试品约0.1g，加稀盐酸5ml，在水浴上加热40分钟，取0.5ml，加亚硝酸钠试液5滴和碱性β－萘酚试液2ml，摇匀，即显红色（　　）。

36. 取供试品约50mg，加稀盐酸1ml使溶解，加亚硝酸钠试液数滴和碱性β－萘酚试液数滴，生成橙色或猩红色沉淀（　　）。

37. 取供试品0.2g，加水20ml使溶解，分取10ml，加三硝基苯酚试液10ml，即生成沉淀，滤过，沉淀用水洗涤，在105℃干燥后，测定熔点为228℃～232℃（　　）。

A. 中性或碱性物质　　　　　　　　B. 酮体
C. 对氨基苯甲酸　　　　　　　　　D. 亚硫酸盐和可溶性淀粉
E. 其他生物碱
下列药物的杂质检查项目是
（2007年考试真题）

38. 盐酸普鲁卡因注射液（　　）。

39. 肾上腺素（　　）。

40. 司可巴比妥钠（　　）。

41. 葡萄糖（　　）。

A. 盐酸四环素　　　　　　　　　　B. 地西泮
C. 硝苯地平　　　　　　　　　　　D. 异烟肼
E. 硫酸庆大霉素
在《中国药典》中，使用以下含量测定方法的药物是
（2007年考试真题）

42. 溴酸钾法（　　）。

43. 抗生素微生物检定法（　　）。

44. 高效液相色谱法（　　）。

45. 铈量法（　　）。

A. 加水与0.4%氢氧化钠溶液使溶解，加硫酸铜试液1滴，即生成草绿色沉淀
B. 加水1ml溶解后，加硝酸5滴，即显红色，渐变为淡黄色
C. 加甲醛－硫酸试液1滴，即显紫堇色
D. 加硫酸1滴溶解后，加重铬酸钾的结晶1小粒，周围即显紫色
E. 加水5ml溶解后，缓缓滴入微温的碱性酒石酸铜试液中，即生成红色沉淀
以下药物的鉴别方法是
（2007年考试真题）

46. 葡萄糖（　　）。

47. 盐酸吗啡（　　）。

48. 磺胺甲噁唑（　　）。

A. 酮 $\nu_{C=O}$　　　　　　　　　B. 烯 $\nu_{C=C}$

C. 烷基 ν_{C-H}　　　　　　　　D. 羟基 ν_{O-H}

E. 烯 $\nu_{=C-H}$

在丙酸睾酮的红外吸收光谱中

（2007 年考试真题）

49. 1672cm^{-1}（　　）。

50. 1615cm^{-1}（　　）。

A. 炽灼残渣　　　　　　　　　　B. 酸度

C. 生育酚　　　　　　　　　　　D. 正己烷

E. 溶液的澄清度

以下维生素 E 检查方法所对应的检查项目是

（2007 年考试真题）

51. 取供试品 1.0g，加乙醇和乙醚各 15ml，用氢氧化钠滴定液（0.1mol/L）滴定，消耗氢氧化钠滴定液不得超过 0.5ml（　　）。

52. 取供试品 0.10g，加无水乙醇 5ml 溶解后，加二苯胺试液 1 滴，用硫酸铈滴定液（0.01mol/L）滴定，不得超过 1.0ml（　　）。

A. 荧光分析法　　　　　　　　　B. 紫外分光光度法

C. 酸性染料比色法　　　　　　　D. 四氮唑比色法

E. 高效液相色谱法

（2007 年考试真题）

53. 醋酸地塞米松的含量测定方法是（　　）。

54. 醋酸地塞米松注射液的含量测定方法是（　　）。

A. 加碘试液，试液的棕黄色消失

B. 加硫酸与亚硝酸钠，即显橙黄色，随即转为橙红色

C. 加氢氧化钠试液溶解后，加醋酸铅试液，生成白色沉淀，加热后，沉淀转为黑色

D. 加硫酸铜试液，即生成草绿色沉淀

E. 加三氯化铁试液，显紫色

以下药物的鉴别试验是

（2006 年考试真题）

55. 苯巴比妥（　　）。

56. 司可巴比妥钠（　　）。

57. 硫喷妥钠（　　）。

A. 亚硝酸钠滴定法　　　　　　　B. 碘量法

C. 汞量法　　　　　　　　　　　D. 高效液相色谱法

E. 旋光度法

以下药物的含量测定方法是

（2006 年考试真题）

58. 葡萄糖注射液 （　　）。

59. 盐酸肾上腺素注射液 （　　）。

A. 高氯酸滴定液　　　　　　　B. 亚硝酸钠滴定液

C. 氢氧化钠滴定液　　　　　　D. 盐酸滴定液

E. 硝酸银滴定液

以下药物含量测定所使用的滴定液是

（2006 年考试真题）

60. 阿司匹林 （　　）。

61. 盐酸普鲁卡因 （　　）。

62. 苯巴比妥 （　　）。

63. 地西泮 （　　）。

A. 在稀盐酸溶液中，用亚硝酸钠滴定液滴定，永停法指示终点

B. 在碳酸钠溶液中，用硝酸银滴定液滴定，电位法指示终点

C. 用 0.4% 的氢氧化钠溶液溶解，在 304nm 处测定吸收度

D. 用中性乙醇溶解，用氢氧化钠滴定液滴定，酚酞作指示剂

E. 用冰醋酸溶解，用高氯酸滴定液滴定

以下药物的含量测定方法为

（2005 年考试真题）

64. 磺胺甲噁唑 （　　）。

65. 阿司匹林 （　　）。

66. 苯巴比妥 （　　）。

A. 火焰反应，火焰显紫色

B. 供试品的吡啶溶液加铜吡啶试液 1 滴，即显紫色

C. 供试品溶液加硝酸，即显红色，渐变为黄色

D. 制备衍生物测其熔点，应为 174℃ ~ 178℃

E. 供试品溶液与三氯化铁试液作用，即显紫色

以下药物的鉴别反应为

（2005 年考试真题）

67. 盐酸去氧肾上腺素 （　　）。

68. 盐酸氯丙嗪 （　　）。

69. 青霉素 V 钾 （　　）。

A. 供试品在碱性条件下水解后，用乙醚萃取，分取乙醚液，加 2,2′ - 联吡啶溶液

和三氯化铁溶液，显血红色

B. 取供试品的氯仿溶液，加25％的三氯化锑氯仿溶液，即显蓝色，渐变为紫红色

C. 显氯化物的鉴别反应

D. 显钠盐的鉴别反应

E. 取供试品溶液，加二氯靛酚钠试液，试液的红色即消失

以下药物的鉴别反应为

（2005年考试真题）

70. 维生素 A（　　）。

71. 维生素 B_1（　　）。

72. 维生素 C（　　）。

73. 维生素 E（　　）。

A. 在酸性条件下，和亚硝酸钠与 β－萘酚反应，显橙红色

B. 在碳酸钠试液中，与硫酸铜反应，生成蓝紫色配合物

C. 与硝酸反应，显黄色

D. 加入三氯化铁试液，显紫红色

E. 加入三氯化铁试液，生成赭色沉淀

以下药物的鉴别反应是

（2004年考试真题）

74. 盐酸普鲁卡因（　　）。

75. 盐酸利多卡因（　　）。

76. 苯甲酸（　　）。

A. 利用药物的阳离子（BH^+）与溴甲酚绿阴离子（In^-）结合成离子对进行测定

B. 样品加冰醋酸10ml和醋酸汞试液4ml后，用高氯酸滴定液滴定

C. 用氯仿提取出药物，加适量醋酐，再用高氯酸滴定液滴定

D. 样品加冰醋酸与醋酐各10ml后，用高氯酸滴定液滴定

E. 样品加水制成每1ml约含16μg的溶液，在254nm处测定

（2004年考试真题）

77. 盐酸吗啡原料药的含量测定（　　）。

78. 硫酸阿托品原料药的含量测定（　　）。

79. 硫酸阿托品片的含量测定（　　）。

A. 加热的碱性酒石酸铜试液，生成红色沉淀

B. 加乙醇制氢氧化钾溶液，加热水解后，测定析出物的熔点，应为150℃～156℃

C. 加亚硝基铁氰化钠细粉、碳酸钠及醋酸铵，显蓝紫色

D. 加硝酸银试液，生成白色沉淀

E. 与茚三酮试液反应，显蓝紫色

以下药物的鉴别反应是

（2004 年考试真题）

80. 丙酸睾酮（　　）。

81. 炔雌醇（　　）。

82. 醋酸地塞米松（　　）。

83. 黄体酮（　　）。

A. 三点校正的紫外分光光度法　　　B. 高效液相色谱法

C. 四氮唑比色法　　　　　　　　　D. 气相色谱法

E. 双相滴定法

下列药物的含量测定方法为

（2004 年考试真题）

84. 氨苄西林（　　）。

85. 维生素 E（　　）。

86. 维生素 A（　　）。

87. 醋酸地塞米松注射液（　　）。

A. 与碱性酒石酸铜试液反应生成红色沉淀

B. 用醇制氢氧化钾水解后测定熔点进行鉴别

C. 与亚硝基铁氰化钠反应显蓝紫色

D. 与硝酸银试液反应生成白色沉淀

E. 与铜吡啶试液反应显绿色

以下药物的鉴别反应是

（2003 年考试真题）

88. 醋酸地塞米松（　　）。

89. 黄体酮（　　）。

A. 淀粉指示剂　　　　　　　　　　B. 喹哪啶红 – 亚甲蓝混合指示剂

C. 二苯胺指示剂　　　　　　　　　D. 邻二氮菲指示剂

E. 酚酞指示剂

（2003 年考试真题）

90. 非水滴定法测定维生素 B_1 原料药的含量，应选（　　）。

91. 碘量法测定维生素 C 的含量，应选（　　）。

A. 比色法　　　　　　　　　　　　B. 比浊法

C. 在 490nm 处测定吸收度的方法　　D. 高效液相色谱法

E. 薄层色谱法

（2003 年考试真题）

92. 检查盐酸美他环素中的差向异构体、脱水美他环素及其他杂质，采用（　　）。

93. 检查盐酸美他环素中的土霉素，采用（　　）。

　　A. 硫酸铜　　　　　　　　　　　　B. 溴水和氨试液
　　C. 发烟硝酸和醇制氢氧化钾　　　　D. 甲醛硫酸试液
　　E. 重铬酸钾
　　以下药物特征鉴别反应所采用的试剂是
　　（2003 年考试真题）

94. 盐酸麻黄碱（　　）。

95. 硫酸阿托品（　　）。

96. 盐酸吗啡（　　）。

　　A. 非水滴定法　　　　　　　　　　B. 双相滴定法
　　C. 溴量法　　　　　　　　　　　　D. 亚硝酸钠滴定法
　　E. 沉淀滴定法
　　以下药物的含量测定方法为
　　（2003 年考试真题）

97. 肾上腺素（　　）。

98. 盐酸去氧肾上腺素（　　）。

99. 对氨基水杨酸钠（　　）。

100. 苯甲酸钠（　　）。

　　A. 取供试品 0.1g，加水与 0.4% 氢氧化钠溶液各 3ml，加硫酸铜试液 1 滴，生成
　　　草绿色沉淀
　　B. 取供试品适量，加水溶解后，加溴化氰试液和苯胺溶液渐显黄色
　　C. 取供试品 10mg，加水 1ml 溶解后，加硝酸 5 滴，即显红色，渐变淡黄色
　　D. 取供试品适量，加硫酸溶解后，在 365nm 的紫外光下显黄绿色荧光
　　E. 取供试品，加香草醛试液，生成黄色结晶，结晶的熔点为 228℃ ~231℃
　　以下药物的鉴别反应是
　　（2003 年考试真题）

101. 盐酸氯丙嗪（　　）。

102. 地西泮（　　）。

103. 磺胺甲噁唑（　　）。

104. 尼可刹米（　　）。

三、X 型题（多项选择题）

1. 阿司匹林的鉴别试验有（　　）。
　　A. 丙烯醛反应　　　　　　　　　　B. 三氯化铁反应

C. 重氮化 – 偶合反应　　　　　　D. 硫色素反应

E. 水解产物的反应

(2009 年考试真题)

2. 盐酸四环素的检查项目有（　　）。

A. 聚合物　　　　　　　　　　　B. 生育酚

C. 酮体　　　　　　　　　　　　D. 有关物质

E. 杂质吸光度

(2008 年考试真题)

3. 盐酸吗啡的检查项目有（　　）。

A. 其他金鸡纳碱　　　　　　　　B. 阿扑吗啡

C. 罂粟酸　　　　　　　　　　　D. 莨菪碱

E. 其他生物碱

(2007 年考试真题)

4. 黄体酮的鉴别方法有 (　　)。

A. 与三氯化铁的反应　　　　　　B. 与亚硝酸钠的反应

C. 与亚硝基铁氰化钠的反应　　　D. 与异烟肼的反应

E. 红外分光光度法

(2007 年考试真题)

5. 关于维生素 C 注射液的含量测定，叙述正确的有（　　）。

A. 以中性乙醇作溶剂　　　　　　B. 滴定前先加入丙酮

C. 用碘滴定液滴定　　　　　　　D. 用淀粉作指示剂

E. 维生素 C 的含量应为标示量的 99.0% ~ 101.0%

(2007 年考试真题)

6. 硫酸奎宁的鉴别试验有（　　）。

A. 在稀硫酸溶液中显蓝色荧光

B. 在稀氢氧化钠溶液中显蓝色荧光

C. 在微酸性水溶液中加溴试液和氨溶液即显翠绿色

D. 加入硫酸铜试液和 20% 的氢氧化钠溶液，显蓝紫色

E. 加入氯化钡试液，即生成白色沉淀；分离，沉淀在盐酸和硝酸中均不溶解

(2007 年考试真题)

7. 关于青霉素钠中青霉素聚合物的检查，叙述正确的有（　　）。

A. 因为聚合物杂质可引起过敏反应　　B. 用葡聚糖凝胶 G – 10 为固定相

C. 以青霉素对照品作为对照　　　　　D. 检测波长为 254nm

E. 聚合物杂质的限量为 5.0%

(2007 年考试真题)

8. 磺胺嘧啶的鉴别方法有（　　）。

A. 取铂丝，用盐酸湿润后，蘸取供试品，在无色火焰中燃烧，火焰呈现鲜黄色

B. 与香草醛反应，生成黄色产物，熔点为 228℃ ~ 231℃

C. 加稀盐酸和亚硝酸钠试液，再滴加碱性 β－萘酚试液，生成橙黄色至猩红色沉淀

D. 加水与 0.4% 的氢氧化钠试液使样品溶解，加硫酸铜试液 1 滴，生成黄绿色沉淀，放置后变为紫色

E. 加水溶解后，加硝酸，即显红色，渐变为淡黄色

（2006 年考试真题）

9. 葡萄糖的杂质检查项目有（　　　）。

    A. 溶液的澄清度与颜色　　　　　　　　B. 还原糖

    C. 亚硫酸盐和可溶性淀粉　　　　　　　D. 蛋白质

    E. 乙醇溶液的澄清度

（2006 年考试真题）

10. 异烟肼的鉴别方法有（　　　）。

    A. 与硫酸铜试液反应，生成草绿色沉淀

    B. 与香草醛反应生成黄色结晶，熔点为 228℃～231℃

    C. 与氨制硝酸银试液反应，产生气泡与黑色沉淀

    D. 在酸性条件下加热后，加亚硝酸钠和碱性 β－萘酚溶液，产生红色沉淀

    E. 红外光谱法

（2005 年考试真题）

11. 采用比色法测定醋酸地塞米松注射液的含量，使用的试剂有（　　　）。

    A. 亚硝基铁氰化钠　　　　　　　　　　B. 硫酸

    C. 氯化三苯四氮唑　　　　　　　　　　D. 氢氧化四甲基铵

    E. 二苯胺

（2005 年考试真题）

12. 《中国药典》规定，用原子吸收分光光度法检查维生素 C 中的（　　　）。

    A. 铁盐　　　　　　　　　　　　　　　B. 汞盐

    C. 铜盐　　　　　　　　　　　　　　　D. 砷盐

    E. 锌盐

（2005 年考试真题）

13. 用麦芽酚反应鉴别硫酸链霉素时，所用的试剂有（　　　）。

    A. 氢氧化钠试液　　　　　　　　　　　B. 硫酸铁铵溶液

    C. 硝酸　　　　　　　　　　　　　　　D. 硝酸银试液

    E. 碱性酒石酸铜试液

（2005 年考试真题）

14. 盐酸美他环素"杂质的吸收"的检查项目主要是控制（　　　）。

    A. 土霉素　　　　　　　　　　　　　　B. 水分

    C. 差向异构体　　　　　　　　　　　　D. 脱水美他环素

    E. 氯化物

（2005 年考试真题）

15. 可用于苯巴比妥的鉴别方法有（　　　）。

A. 加硝酸铅试液，生成白色沉淀

B. 加铜吡啶试液，生成紫色沉淀

C. 加硫酸与亚硝酸钠，混合，即显橙黄色

D. 加碘试液，可使碘试液褪色

E. 加碳酸钠试液成碱性，加硝酸银试液，产生白色沉淀

（2004 年考试真题）

16. 采用碘量法测定维生素 C 含量的正确叙述有（　　）。

A. 采用碘量法是因为维生素 C 具有还原性

B. 用新沸过的冷水和稀醋酸溶解样品

C. 用碘滴定液滴定

D. 用酚酞作指示剂

E. 碘量法还用于测定维生素 C 注射液的含量

（2004 年考试真题）

17. 《中国药典》采用原子吸收分光光度法检查维生素 C 中的金属盐有（　　）。

A. 铁盐　　　　　　　　　　　B. 铜盐

C. 汞盐　　　　　　　　　　　D. 砷盐

E. 锌盐

（2003 年考试真题）

18. 葡萄糖的特殊杂质检查项目有（　　）。

A. 亚硫酸盐和可溶性淀粉　　　　B. 有关物质

C. 蛋白质　　　　　　　　　　D. 乙醇溶液的澄清度

E. 钙盐

（2003 年考试真题）

19. 用汞量法测定青霉素钠的含量，以下叙述中正确的有（　　）。

A. 首先加氢氧化钠溶液使青霉素钠降解　　B. 用硝酸汞滴定液滴定

C. 用醋酸汞滴定液滴定　　　　　　　　　D. 用铬酸钾指示终点

E. 用电位法指示终点

（2003 年考试真题）

【参考答案及解析】

一、A 型题（最佳选择题）

1. 【真题答案】　C

【真题解析】本题考查要点是"硫酸庆大霉素的分析"。庆大霉素结构中有 α-羟基胺，类似于 α-氨基酸，可以和茚三酮试液反应，生成紫蓝色缩合物，《中国药典》采用此法进行鉴别。方法为：取本品约 5mg，加水 1ml 溶解后，加 0.1% 的茚三酮的水饱和正丁醇溶液 1ml 与吡啶 0.5ml，在水浴中加热 5 分钟，即显紫蓝色。因此，本题的正确答案为 C。

2. 【真题答案】 B

【真题解析】本题考查要点是"阿司匹林含量测定的方法"。《中国药典》采用酸碱滴定法测定阿司匹林含量。阿司匹林为有机酸，显弱酸性，用氢氧化钠滴定时，化学计量点偏碱性，故指示剂选用在碱性区变色的酚酞。因此，本题的正确答案为B。

3. 【真题答案】 D

【真题解析】本题考查要点是"磺胺甲噁唑片含量测定方法"。磺胺甲噁唑片的含量测定方法与原料药相同，即采用亚硝酸钠滴定法测定。方法为：取本品10片，精密称定，研细，精密称取适量（约相当于磺胺嘧啶0.5g)，按照磺胺甲噁唑片含量测定项下方法测定。因此，本题的正确答案为D。

4. 【真题答案】 B

【真题解析】本题考查要点是"右旋糖酐20分子量与分子量分布的测定"。右旋糖酐20为生物大分子聚合物，具有分子大小不均一的特点，控制其分子量与分子量分布是质量控制的关键指标。《中国药典》的检查方法为：取本品适量，加流动相制成每1ml中约含10mg的溶液，振摇，室温放置过夜，作为供试品溶液。另取4～5个已知分子量的右旋糖酐对照品，同法制成每1ml中各含10mg的溶液，作为对照品溶液。照分子排阻色谱法，用多糖测定用凝胶柱，以0.71%硫酸钠溶液（内含0.02%叠氮化钠）为流动相，柱温35℃，流速为每分钟0.5ml，示差折光检测器检测。因此，本题的正确答案为B。

5. 【真题答案】 E

【真题解析】本题考查要点是"阿司匹林的杂质检查"。《中国药典》采用三氯化铁显色反应检查阿司匹林中的游离水杨酸。方法是于供试品溶液中加入稀硫酸铁铵溶液，水杨酸具有酚羟基，遇硫酸铁铵生成紫堇色配合物；阿司匹林因分子结构中无游离酚羟基，不与高铁离子反应，不干扰检查。因此，本题的正确答案为E。

6. 【真题答案】 A

【真题解析】本题考查要点是"吩噻嗪类药物的检查"。盐酸氯丙嗪和奋乃静均为吩噻嗪类药物，其杂蒽环上硫原子具还原性，易被氧化而产生有色杂质。因此，本题的正确答案为A。

7. 【真题答案】 B

【真题解析】本题考查要点是"硫酸阿托品的鉴定"。硫酸阿托品为酯类生物碱，易水解成莨菪酸，莨菪酸与发烟硝酸共热，生成黄色的三硝基（或二硝基）衍生物，然后与醇制氢氧化钾溶液或固体氢氧化钾作用，转变成醌型产物，呈深紫色。因此，本题的正确答案为B。

8. 【真题答案】 B

【真题解析】本题考查要点是"维生素B_1的鉴别方法"。维生素B_1又称盐酸硫胺，是由氨基嘧啶环和噻唑环通过亚甲基连接而成的季铵化合物，噻唑环上季铵氮原子及嘧啶环上氮原子具有碱性，药物为它们的盐酸盐。维生素B_1的硫色素反应鉴别方法为：取供试品约5mg，加氢氧化钠试液2.5ml溶解后，加铁氰化钾试液0.5ml与正丁醇5ml，强力振摇2分钟，放置使分层，上面的醇层显强烈的蓝色荧光；加酸使成酸性，荧光即消失；再加碱使成碱性，荧光又显出。因此，本题的正确答案为B。

9. 【真题答案】　E

【真题解析】本题考查要点是"四环素的含量测定"。《中国药典》规定四环素原料药及注射用四环素采用 HPLC 测定含量，而四环素片和四环素胶囊采用 UV 法测 A_{276} 来确定含量。因此，本题的正确答案为 E。

10. 【真题答案】　B

【真题解析】本题考查要点是"硫酸庆大霉素的检查方法"。《中国药典》规定硫酸庆大霉素 C 组分用 HPLC 检查。因此，本题的正确答案为 B。

11. 【真题答案】　B

【真题解析】本题考查要点是"苯甲酸钠含量测定方法"。苯甲酸钠为芳酸碱金属盐，可用盐酸滴定，但产生的苯甲酸不溶于水，使滴定突跃不明显。因此，加入与水不相混溶的有机溶剂，将产生的苯甲酸萃取到有机层，使滴定反应完全，并降低其解离。因此，本题的正确答案为 B。

12. 【真题答案】　D

【真题解析】本题考查要点是"尼可刹米的鉴别反应"。尼可刹米结构中含有酰胺基团，遇碱水解，产生二乙胺，能使湿润的红色石蕊试纸变蓝。《中国药典》就是采用这种方法鉴别尼可刹米。因此，本题的正确答案为 D。

13. 【真题答案】　E

【真题解析】本题考查要点是"药物的相关物质检查"。特殊杂质是指个别药物的生产和贮存中引入的杂质。对氨基酚是对乙酰氨基酚的特殊杂质；还原糖是葡萄糖酸钙的特殊杂质；去甲基安定是安定（地西泮）的特殊杂质；颠茄碱是氢溴酸东莨菪碱的特殊杂质；葡萄糖水溶液在弱酸性时较稳定，但在高温加热灭菌时，葡萄糖易分解产生 5 - 羟甲基糠醛、乙酰丙酸与甲酸。因此，本题的正确答案为 E。

14. 【真题答案】　C

【真题解析】本题考查要点是"肾上腺素注射液含量测定"。盐酸肾上腺素为水溶性、强极性物质，在普通反相色谱条件下色谱峰不够理想，常采用反相离子对色谱法，在流动相中添加反离子和缓冲盐，常用阴离子有烷基磺酸盐，如庚烷磺酸钠等。因此，本题的正确答案为 C。

15. 【真题答案】　D

【真题解析】本题考查要点是"对乙酰氨基酚的杂质检查"。对乙酰氨基酚在合成过程中由于乙酰化不完全，或因贮藏不当发生水解，均可引入对氨基酚。《中国药典》利用对氨基酚能与亚硝基铁氰化钠在碱性条件下生成蓝色配合物，而对乙酰氨基酚无此反应的特点，进行限量检查。因此，本题的正确答案为 D。

16. 【真题答案】　A

【真题解析】本题考查要点是"磺胺甲噁唑的含量测定"。磺胺甲噁唑含芳伯氨基，可与亚硝酸钠滴定液在盐酸溶液中发生重氮化反应，《中国药典》利用此性质采用亚硝酸钠滴定法测定磺胺甲噁唑原料药含量。因此，本题的正确答案为 A。

17.【真题答案】　A

【真题解析】本题考查要点是"奋乃静的含量测定"。奋乃静侧链哌嗪环上的氮原子具有碱性，《中国药典》采用非水滴定法测定含量，而对于其片剂则采用紫外分光光度法测定含量。因此，本题的正确答案为A。

18.【真题答案】　B

【真题解析】本题考查要点是"乳糖的杂质检查"。蛋白质遇硝酸汞试液可产生白色絮状沉淀，药典利用此性质检查乳糖中蛋白质的限量。因此，本题的正确答案为B。

19.【真题答案】　D

【真题解析】本题考查要点是"维生素E的杂质检查"。维生素E在合成时乙酰化不完全，可能引入生育酚；在贮存过程中，酯键易水解，也会生成生育酚。《中国药典》利用生育酚的还原性，采用铈量法进行检查。因此，本题的正确答案为D。

20.【真题答案】　D

【真题解析】本题考查要点是"坂口反应的应用"。坂口反应是链霉素的特殊鉴别反应，链霉素经碱水解后产生链霉胍，链霉胍与8－羟基喹啉、次溴酸钠反应，生成橙红色。因此，本题的正确答案为D。

21.【真题答案】　C

【真题解析】本题考查要点是"丁卡因的鉴别方法"。盐酸丁卡因在5%醋酸溶液中，与25%硫氰酸铵反应，析出硫氰酸盐白色结晶，滤过，洗涤，干燥，测定熔点228℃～232℃。因此，本题的正确答案为C。

22.【真题答案】　D

【真题解析】本题考查要点是"苯巴比妥含量测定方法"。巴比妥类药物在合适的碱性溶液中，可与银离子定量成盐。在滴定过程中，巴比妥类药物首先形成可溶性的一银盐，当被测定的巴比妥类药物完全形成一银盐后，稍过量的银离子就与巴比妥类药物形成难溶性的二银盐沉淀，使溶液变浑浊，以显示终点。但是这种显示终点方法不灵敏，故采用银－玻璃电极系统电位法指示终点。因此，本题的正确答案为D。

23.【真题答案】　B

【真题解析】本题考查要点是"药物含量测定方法"。硫酸是二元酸，在水溶液中能完成二级解离，生成 SO_4^{2-}，但在非水介质中，只显示一元酸解离，即只供给一个 H^+，所以硫酸盐类药物在冰醋酸中，只能滴定至硫酸氢盐，因此可以用高氯酸直接滴定。磺胺嘧啶采用 $NaNO_2$ 滴定法测定含量，永停法指示终点，盐酸麻黄碱虽然也采用 $HClO_4$ 直接滴定，但滴定前需预加入 $Hg(Ac)_2$ 的冰醋酸溶液以消除氢卤酸对滴定的干扰，丙酸睾酮采用内标法反相 HPLC 测定含量，罗红霉素专用外标法反相 HPLC 测含量。因此，本题的正确答案为B。

24.【真题答案】　D

【真题解析】本题考查要点是"洋地黄毒苷片的含量测定"。将洋地黄毒苷片研细，精密称取适量，用甲醇－水提取，过滤，加入抗坏血酸的甲醇溶液和过氧化氢溶液，盐酸稀释，荧光法测定。因此，本题的正确答案为 D。

25.【真题答案】　E

【真题解析】本题考查要点是"维生素 C 中铁盐和铜盐的测定"。《中国药典》规定用原子吸收分光光度法检查维生素 C 中铁盐和铜盐。因此，本题的正确答案为 E。

26.【真题答案】　E

【真题解析】本题考查要点是"硫酸链霉素特殊杂质的鉴别"。链霉素在碱性条件下，链霉糖经分子重排形成六元环，消除 N－甲基葡萄糖胺和链霉胍，生成麦芽酚，与高铁离子在微酸性溶液中形成紫红色配位化合物，称为麦芽酚反应。因此，本题的正确答案为 E。

二、B 型题（配伍选择题）

1~3.【真题答案】　E、A、B

【真题解析】本组题考查要点是"阿司匹林及其制剂的分析方法"。《中国药典》采用酸碱滴定法（中和法）测定阿司匹林含量；《中国药典》采用"高效液相色谱法"测定阿司匹林栓的含量；《中国药典》采用"两步滴定法"测定阿司匹林片的含量。

4~5.【真题答案】　B、E

【真题解析】本组题考查要点是"阿莫西林的分析方法"。阿莫西林中的有关物质主要是其降解产物，《中国药典》采用高效液相色谱法检查；阿莫西林也需检查聚合物，《中国药典》采用分子排阻色谱法检查，方法与青霉素钠类似。

6~9.【真题答案】　D、B、E、A

【真题解析】本组题考查要点是"药物的鉴别方法"。水解后的重氮化－偶合反应：奥沙西泮在盐酸酸性条件下加热煮沸，可水解生成二苯甲酮衍生物。该衍生物具有芳伯氨基，能与亚硝酸钠溶液和碱性 β－萘酚试液发生重氮化－偶合反应，产生橙红色沉淀；重氮化－偶合反应：磺胺嘧啶在结构上与磺胺甲噁唑的差别在于取代基是嘧啶环，具有相同的芳香伯氨基的重氮化及重氮化－偶合反应和磺酰胺基与重金属离子的反应；三氯化铁试液反应：丙磺舒具有羧基，在中性溶液中，可与三氯化铁成盐，形成米黄色沉淀；碱性酒石酸铜试液反应：葡萄糖注射液的分析采用与碱性酒石酸铜试液反应的方法进行鉴别。

10~11.【真题答案】　C、D

【真题解析】本组题考查要点是"药物的鉴别方法"。苯巴比妥在硫酸存在下与亚硝酸钠作用生成橙黄色产物，随即转为橙红色，可用于区别苯巴比妥与其他不含苯环的巴比妥类药物；司可巴比妥钠结构中含烯丙基，可与碘试液发生加成反应，使碘试液的棕黄色消失。方法：取供试品 0.1g，加水 10ml 溶解后，加碘试液 2ml，所显棕黄色在 5 分钟内消失。

12~14.【真题答案】　C、A、D

【真题解析】本组题考查要点是"药物中杂质的检查方法"。《中国药典》规定，采用薄层色谱法检查盐酸普鲁卡因注射液中的对氨基苯甲酸；葡萄糖注射液中的 5－羟甲基糠醛对人体横纹肌及内脏有损害，采用紫外分光光度法对其进行检查；注射用青霉素钠中的青霉素聚合物，《中国药典》采用分子排阻色谱法检查聚合物类杂质。

15~17.【真题答案】　A、B、C

【真题解析】本组题考查要点是"药物的杂质检查方法"。阿托品为莨菪碱的外消旋体，莨菪碱因消旋不完全而引入。莨菪碱具有旋光性，为左旋体，《中国药典》规定对其进行检查，方法如下：取本品，按干燥品计算，加水制成每1ml中含50mg的溶液，依法测定，旋光度不得过 −0.4°。已知莨菪碱的比旋度为 −32.5°，本法控制莨菪碱的限量为24.6%；硝酸士的宁中的马钱子碱经硝酸与水的等容混合液作用后，得红色或淡红棕色的硝化产物。取本品0.1g，加硝酸与水的混合液1ml，除黄色外，不得显红色或淡红棕色；盐酸吗啡阿片中含有罂粟酸，在提取吗啡时，可能引入。罂粟酸在微酸性溶液中遇三氯化铁生成红色的罂粟酸铁。检查方法为：取本品0.15g，加水5ml溶解后，加稀盐酸5ml与三氯化铁试液2滴，不得显红色；硫酸奎宁中的其他生物碱：在制备硫酸奎宁过程中，可能存在有金鸡纳的其他生物碱，《中国药典》采用薄层色谱法进行检查；盐酸麻黄碱的检查项目有"溶液的澄清度"、"酸碱度"、"硫酸盐"、"干燥失重"、"炽灼残渣"和"重金属"等。

18~19.【真题答案】　A、E

【真题解析】本组题考查要点是"药物的含量测定方法"。磺胺甲噁唑具有芳伯氨基，可用亚硝酸钠滴定法测定含量，《中国药典》采用永停滴定法指示终点；制剂中的磺胺甲噁唑含量可不经分离用亚硝酸钠滴定法直接测定，但甲氧苄啶含量的测定受磺胺甲噁唑的干扰，若采用非水溶液滴定法测定，由于磺胺甲噁唑也具有弱碱性，可干扰测定。由于两个药物的紫外光吸收图谱彼此重叠，采用紫外－可见分光光度法测定时，制剂中两个组分亦彼此有干扰，需采用计算分光光度法（双波长法），但双波长法的重现性较差。因此，《中国药典》采用高效液相色谱法测定复方磺胺唑片的含量。

20~23.【真题答案】　C、B、A、A

【真题解析】本组题考查要点是"药物含量的测定方法"。硝苯地平具有还原性，可在酸性溶液中以邻二氮菲为指示剂，用铈量法直接滴定；异烟肼分子中的酰肼基具有还原性，可采用氧化还原滴定法测定其含量，《中国药典》采用溴酸钾法测定；盐酸氯丙嗪侧链上脂氨基具有碱性，《中国药典》采用非水溶液滴定法测定含量，用高氯酸滴定液（0.1mol/L）滴定；地西泮二氮杂䓬环上的氮原子有弱碱性，故原料药采用非水溶液滴定法测定，用高氯酸滴定液（0.1moL/L）滴定至溶液显绿色。

24~25.【真题答案】　C、D

【真题解析】本组题考查要点是"黄体酮的鉴别方法－红外光谱法"。《中国药典》采用红外光谱法鉴别。要求本品的红外吸收图谱应与对照的图谱一致，其主要特征峰有：

波数（cm^{-1}）	归属	波数（cm^{-1}）	归属
1700	20 位酮 $\nu_{C=O}$	1615	4 位烯 $\nu_{C=O}$
1665	3 位酮 $\nu_{C=O}$	870	烯 γ_{C-H}

26~27.【真题答案】　C、E

【真题解析】本组题考查要点是"使用色谱法测定药物含量的方法"。《中国药典》采用高效液相色谱法测定维生素 K_1 的含量，测定方法为：色谱条件与系统适用性试验：用硅胶为填充剂，以石油醚（60℃～90℃）－正戊醇（2000∶2.5）为流动相，检测波长为 254nm。《中国药典》采用非水溶液滴定法测定硝酸士的宁的含量。滴定产物硝酸在冰醋酸介质中虽为弱酸，但它具有氧化性，可以破坏指示剂。故采用电位法指示终点。硝酸士的宁的含量测定方法如下：取本品约 0.3g，精密称定，加冰醋酸 20ml，振摇使溶解，用高氯酸滴定液（0.1mol/L）滴定，以电位法（玻璃－饱和甘汞电极系统）指示终点。《中国药典》采用高效液相色谱法测定阿莫西林的含量，方法为：色谱条件与系统适用性试验：用十八烷基硅烷键合硅胶为填充剂，以 0.05mol/L 磷酸二氢钾溶液（用 2mol/L 氢氧化钠溶液调节 pH 值至 5.0）－乙腈（97.5∶2.5）为流动相，流速为每分钟约 1ml，检测波长为 254nm。维生素 C 具有还原性，《中国药典》采用碘量法测定维生素 C 的含量。测定方法为：取供试品约 0.2g，精密称定，加新沸过的冷水 100ml 与稀醋酸 10ml 使溶解，加淀粉指示液 1ml，立即用碘滴定液（0.05mol/L）滴定，至溶液显蓝色并在 30 秒钟内不褪色，《中国药典》对硫酸庆大霉素 C 组分的检查方法：色谱条件与系统适用性试验：用十八烷基硅烷键合硅胶为填充剂（pH 值范围 0.8～8.0），以 0.2mol/L 三氟醋酸－甲醇（92∶8）为流动相，流速为每分钟 0.6ml。

28～30.【真题答案】 C、C、E

【真题解析】 本组题考查要点是"重点药物的分析方法"。士的宁的分析方法参见 B 型题 26～27 解析。奋乃静侧链哌嗪环上的氮原子有碱性，《中国药典》采用非水溶液滴定法测定其含量，方法为：取本品约 0.15g，精密称定，加冰醋酸 20ml 溶解后，加结晶紫指示液 1 滴，用高氯酸滴定液（0.1mol/L）滴定，至溶液显蓝绿色，并将滴定的结果用空白试验校正。《中国药典》采用银量法测定苯巴比妥的含量，以电位法指示终点。方法：取供试品约 0.2g，精密称定，加甲醇 40ml 使溶解，再加新制的 3% 无水碳酸钠溶液 15ml，用硝酸银滴定液（0.1mol/L）滴定。

31～34.【真题答案】 A、C、A、A

【真题解析】 本组题考查要点是"芳酸及其酯类药物的分析"。《中国药典》采用酸碱滴定法测定阿司匹林含量。方法：取供试品约 0.4g，精密称定，加中性乙醇（对酚酞指示液显中性）20ml 溶解后，加酚酞指示液 3 滴，用氢氧化钠滴定液（0.1mol/L）滴定，每 1ml 氢氧化钠滴定液（0.1mol/L）相当于 18.02mg 的阿司匹林（$C_9H_8O_4$）。由于阿司匹林片剂中加入了少量的酒石酸或枸橼酸（作为稳定剂）以及制剂工艺中可能产生的水杨酸、醋酸均可消耗碱滴定液，使测定结果偏高，因此《中国药典》采用"两步滴定法"测定阿司匹林片和阿司匹林肠溶片的含量。"两步滴定法"系指测定过程分为两步进行，即：中和，水解与测定。①中和。精密称取片粉适量（约相当于阿司匹林 0.3g），加入中性乙醇（对酚酞指示剂显中性）20ml 溶解后，以酚酞为指示剂，滴加氢氧化钠滴定液（0.1mol/L）至溶液显粉红色。此时中和了供试品中存在的酸性附加剂和降解产物，同时阿司匹林也被中和为钠盐。②水解与测定。在中和后的滴定液中，加入定量过量的氢氧化钠滴定液（0.1mol/L）40ml，置水浴上加热 15 分钟（使酯键水解），迅速放冷至室温，再用硫酸滴定液（0.05mol/L）回滴定（滴定剩余的氢氧化钠滴定液），并将滴定的结果用空白试验校正。利用布洛芬游离羧基的酸性，以酸碱滴定法测定含量。方法如下：取本品约 0.5g，精密称定，加中性乙醇（对酚酞指示液显中性）50ml 溶解后，加酚酞指示液 3 滴，用氢氧化钠滴定液（0.1mol/L）滴定。每 1ml 氢氧化钠滴定液（0.1mol/L）相当于 20.63mg 的布洛芬（$C_{13}H_{18}O_2$）。酸碱滴定法用于布洛芬片的测定。方法如下：取本品 20 片，除去包衣后，精密称定，研细，精密称取适量（约相当于布洛芬 0.5g），加中性乙醇（对酚酞指示液显中性）20ml，振摇使布洛芬溶解，用垂熔玻璃漏斗滤过，容器与滤器用中性乙醇洗涤 4 次，每次 10ml，洗液与滤液合并，加酚酞指示液 5 滴，用氢氧化钠滴定液（0.1mol/L）滴定。每 1ml 氢氧化钠滴定液（0.1mol/L）相当于 20.63mg 的布洛芬（$C_{13}H_{18}O_2$）。选项 E 叙述的内容为布洛芬胶囊的测定方法。

35～37.【真题答案】　A、B、C

【真题解析】 本组题考查要点是"药物的鉴别方法"。取供试品约 0.1g，加稀盐酸 5ml，置水浴中加热 40 分钟，放冷。取 0.5ml，滴加亚硝酸钠试液 5 滴，摇匀，用水 3ml 稀释后，加碱性 β－萘酚试液 2ml，振摇，即显红色。该反应为芳香第一胺的鉴别反应。对乙酰氨基酚在盐酸酸性介质中受热，可水解生成芳香第一胺。芳香第一胺反应：此反应又称重氮化－偶合反应，用于鉴别芳香第一胺（即芳伯氨基），收载于《中国药典》附录"一般鉴别试验"项下。盐酸普鲁卡因具有芳伯氨基，在盐酸介质中与亚硝酸钠作用，生成重氮盐，重氮化盐进一步与 β－萘酚偶合，生成有色偶氮合物。方法：取供试品约 50mg，加稀盐酸 1ml，必要时缓缓煮沸使溶解，放冷，加 0.1mol/L 亚硝酸钠溶液数滴，滴加碱性 β－萘酚试液数滴，生成橙色或猩红色的沉淀。制备衍生物测定熔点是国内外药典常采用的鉴别方法之一。利多卡因与生物碱沉淀剂三硝基苯酚反应，生成难溶于水的三硝基苯酚利多卡因，沉淀经滤过、水洗，在 105℃干燥后，测定熔点应为 228℃～232℃，熔融同时分解。

38～41.【真题答案】　C、B、A、D

【真题解析】 本组题考查要点是"药物的杂质检查方法"。盐酸普鲁卡因注射液在制备的过程中，受灭菌温度、时间等因素的影响，酯结构水解生成对氨基苯甲酸和二乙氨基乙醇。对氨基苯甲酸随贮存时间的延长或受热，还可能进一步脱羧转化为苯胺，进而被氧化为有色物使注射液变黄、疗效下降、毒性增加。因此，《中国药典》规定，采用薄层色谱法检查盐酸普鲁卡因注射液中的对氨基苯甲酸。肾上腺素在生产中由其酮体经氢化还原制得。若氢化不完全，则易引入酮体杂质。《中国药典》规定，需对酮体进行限量检查。检查原理是利用酮体在 310nm 波长有最大吸收，而肾上腺素主成分在此波长几乎无吸收，因此通过限制在 310nm 波长处的吸光度值，即可达到限制相应酮体含量的目的。《中国药典》规定，本品除检查"干燥失重"和"重金属"外，需检查"溶液的澄清度"和"中性或碱性物质"，以限制相关杂质的含量。在用硫酸水解淀粉制备葡萄糖的过程中，由于部分硫酸被还原，可能产生亚硫酸盐，而可溶性淀粉则是生产中过程产生的中间体。检查方法为：取本品 1.0g，加水 10ml 溶解后，加碘试液 1 滴，应即显黄色。

42～45.【真题答案】　D、E、A、C

【真题解析】 本组题考查要点是"药物的含量测定方法"。《中国药典》采用高效液相色谱法测定盐酸四环素的含量。高效液相色谱法分离效能高，可有效地分离异构体、降解产物等杂质，使测定结果更加准确。地西泮二氮杂䓬环上的氮原子有弱碱性，故原料药采用非水溶液滴定法测定。硝苯地平具有还原性，可在酸性溶液中以邻二氮菲为指示剂，用铈量法直接滴定。异烟肼分子中的酰肼基具有还原性，可采用氧化还原滴定法测定其含量，《中国药典》采用溴酸钾法测定。硫酸庆大霉素制剂的含量测定均采用抗生素微生物检定法。《中国药典》规定，以上五种制剂的含量均应为标示量的 90.0% ~ 110.0%。

46 ~ 48. 【真题答案】　E、C、A

【真题解析】本组题考查要点是"药物的鉴别方法"。葡萄糖的醛基具有还原性，在碱性条件下可将铜离子还原成氧化亚铜，生成红色的氧化亚铜沉淀。取本品约 0.2g，加水 5ml 溶解后，缓缓滴入微温的碱性酒石酸铜试液中，即生成红色的氧化亚铜沉淀。与甲醛－硫酸试液的反应（Marquis 反应）：Marquis 反应系含酚羟基的异喹啉类生物碱的专属鉴别反应。该类药物遇甲醛－硫酸试液可形成具有醌式结构的有色化合物。方法为：取本品约 1mg，加甲醛－硫酸试液（Marquis 试液）1 滴，即显紫堇色。取磺胺甲噁唑约 0.1g，加水与 0.4% 氢氧化钠溶液各 3ml，振摇使溶解，滤过，取滤液，加硫酸铜试液 1 滴，即生成草绿色沉淀。

49 ~ 50. 【真题答案】　A、B

【真题解析】本组题考查要点是"红外光谱在药物鉴别中的应用"。《中国药典》采用红外光谱法鉴别丙酸睾酮。要求本品的红外吸收图谱应与对照的图谱一致，其主要特征峰如下：

波数（cm^{-1}）	归属	波数（cm^{-1}）	归属
1734	酯 $\nu_{C=O}$	1242，1080	酯 ν_{C-O}
1672	酮 $\nu_{C=O}$	870	烯 γ_{C-H}
1615	烯 $\nu_{C=C}$		

51 ~ 52. 【真题答案】　B、C

【真题解析】本组题考查要点是"维生素 E 的检查方法"。

维生素 E 的检查如下：

①酸度。取乙醇和乙醚各 15ml，加酚酞指示液 0.5ml，滴加氢氧化钠滴定液至微粉红色。取本品 1.0g，用上述溶剂溶解后，用氢氧化钠滴定液（0.1mol/L）滴定，消耗的氢氧化钠滴定液不得过 0.5ml。即每 1g 中，酸性杂质的量不得超过 0.05mmol。

②生育酚。维生素 E 在合成时乙酰化不完全，可能引入生育酚；在贮存过程中，酯键易水解，也会生成生育酚。《中国药典》利用生育酚的还原性，采用铈量法进行检查。检查方法：取供试品 0.10g，加无水乙醇 5ml 溶解后，加二苯胺试液 1 滴，用硫酸铈滴定液（0.01mol/L）滴定，消耗硫酸铈滴定液（0.01mol/L）不得超过 1.0ml。每 1ml 硫酸铈滴定液（0.01mol/L）相当于 2.154mg 的生育酚。按以上方法检查，维生素 E 中生育酚的限量为 2.15%。

③正己烷的检查。天然的维生素 E 需检查残留溶剂正己烷，采用气相色谱法进行检查。使用 HP－5 毛细管柱（5% 苯基，95% 甲基聚硅氧烷），氢火焰离子化检测器（FID）检测。精密称取供试品适量，加二甲基甲酰胺溶解并定量稀释制成每 1ml 中约含 50mg 的溶液，作

为供试品溶液；另取正己烷适量，加二甲基甲酰胺定量稀释制成每1ml中约含10μg的溶液，作为对照品溶液；在以上色谱条件下，分别取供试品溶液和对照品溶液进样，测定峰面积值，按外标法计算供试品中正己烷的含量，应符合规定。《中国药典》2010年版附录"残留溶剂测定法"规定，正己烷属第二类溶剂，其限度为0.029%。

53～54.【真题答案】 E、D

【真题解析】本组题考查要点是"激素类药物含量的测定方法"。《中国药典》测定醋酸地塞米松采用高效液相色谱法，以甲睾酮为内标，按峰面积计算含量。醋酸地塞米松注射液采用四氮唑比色法测定含量。由于皮质激素类药物的 $C_{17}-\alpha-$ 醇酮基有还原性，在强碱性条件下可将四氮唑盐，如氯化三苯四氮唑（TTC）还原成红色的三苯甲䐶，三苯甲䐶在485nm处有最大吸收，可用比色法测定含量。

55～57.【真题答案】 B、A、C

【真题解析】本组题考查要点是"巴比妥类药物的分析方法"。B项反应可用于区分苯巴比妥与其他不含苯环的巴比妥类药物（也可用甲醛硫酸反应生成玫瑰红色产生区别）；司可巴比妥中含有烯丙基，可与A项中碘试液发生加成反应而使其褪色；硫喷妥钠含有硫元素，可发生C项反应，而D项为一非常强的干扰项。

58～59.【真题答案】 E、D

【真题解析】本组题考查要点是"药物含量的测定方法"。《中国药典》规定，盐酸肾上腺素注射液以反相高效液相色谱法测含量，加入反相离子对庚烷磺酸钠；葡萄糖具旋光性，故以旋光度法测其注射液含量。

60～63.【真题答案】 C、B、E、A

【真题解析】本组题考查要点是"药物含量测定的方法"。阿司匹林含游离羧基，故可用氢氧化钠直接滴定；苯巴比妥与硝酸银可生成二银盐沉淀；地西泮显弱碱性，故原料药采用非水滴定法测含量；盐酸普鲁卡因具有游离芳伯胺基，可与亚硝酸钠发生重氮化偶合反应。

64～66.【真题答案】 A、D、B

【真题解析】本组题考查要点是"药物的含量测定方法"。磺胺甲噁唑属于芳伯胺，亚硝酸钠在稀盐酸溶液中形成亚硝酸，与芳伯胺作用生成芳伯胺的重氮盐，与芳伯胺作用生成亚硝基化反应，可用此反应对磺胺甲噁唑进行含量测定；阿司匹林含游离羧基，可采用碱滴定液直接滴定；巴比妥类药物分子中含丙二酰脲或酰亚胺，在碳酸钠溶液中，生成钠盐而溶解，与硝酸银先生成可溶性一银盐，硝酸银过量后，生成难溶性二银盐白色沉淀，可用于巴比妥类药物鉴别和含量测定。

67～69.【真题答案】 E、C、A

【真题解析】本组题考查要点是"药物的鉴别方法"。肾上腺素和盐酸去氧肾上腺素分子中含酚羟基，酚羟基可与 Fe^{3+} 离子络合显色，因此可将供试品溶液与三氯化铁试液作用，即显紫色；吩噻嗪类药物可被不同氧化剂氧化而显色，氯丙嗪可与硝酸作用，显红色，渐变淡黄色；《中国药典》2010版中，青霉素V钾的鉴别项为钾的焰色反应。

70~73.【真题答案】 B、C、E、A

【真题解析】本组题考查要点是"维生素的鉴别方法"。维生素 A 和氯化锑中存在的亲电试剂氯化高锑作用形成不稳定的蓝色碳正离子，渐变紫红色，反应需要无水、无醇。维生素 B_1 含氯离子，显氯化物鉴别反应。维生素 C 有酸性和很强的还原性。二氯靛酚是一染料，氧化型在酸性介质中显红色，在碱性介质为蓝色，被维生素 C 还原后红色消失。维生素 E 在碱性条件下，水解生成游离的生育酚，生育酚经乙醚提取后，可被 $FeCl_3$ 氧化成对 - 生育醌，同时 Fe^{3+} 被还原成 Fe^{2+}，Fe^{2+} 与联吡啶生成红色的配位离子。

74~76.【真题答案】 A、B、E

【真题解析】本组题考查要点是"胺类药物的特征鉴别反应"。盐酸普鲁卡因含芳伯氨基，具有重氮化偶合反应，在酸性条件下与亚硝酸钠作用生成重氮盐，与碱性 β - 萘酚反应，生成偶氮染料，显橙红色；盐酸利多卡因虽然含有芳酰胺结构，但两侧甲基的空间位阻关系，不太活泼，但其在碳酸钠试液中可与硫酸铜反应，生成蓝紫色配合物；苯甲酸在中性溶液中与三氯化铁试液反应，生成赭色沉淀。

77~79.【真题答案】 B、D、A

【真题解析】本组题考查要点是"生物碱类药物的含量测定"。生物碱类药物含量测定方法有非水碱量法，酸性染料比色法，前者主要用于原料药物的测定，后者灵敏度和专属性较前者高，可用于制剂的测定。盐酸吗啡采用非水法测定含量时，滴定前必须先加适量醋酸汞试液，以消除盐酸根的影响；硫酸阿托品采用非水法测定含量时，可直接滴定。《中国药典》对硫酸阿托品原料采用非水滴定法，其片剂含量很低，且辅料也可能有干扰，故采用酸性染料比色法测定含量。

80~83.【真题答案】 B、D、A、C

【真题解析】本组题考查要点是"甾体类激素药物的分析方法"。丙酸睾酮、炔雌醇、醋酸地塞米松、黄体酮均为甾体激素类药物。丙酸睾酮无特征基团，鉴别试验可采用碱水解后测定水解物睾酮的熔点；炔雌醇含 C_{17} - 乙炔基，可与硝酸银反应生成白色的炔银沉淀；醋酸地塞米松含有 C_{17} - 醇酮基，具有还原性，可与斐林试剂（碱性酒石酸铜试液）反应生成红色氧化亚铜沉淀；黄体酮含有 C_{17} - 甲酮基，与亚硝基铁氰化钠反应生成蓝紫色是其特征反应。

84~87.【真题答案】 B、D、A、C

【真题解析】本组题考查要点是"药物的含量测定方法"。三点校正的紫外分光光度法是维生素 A 含量测定的方法；四氮唑比色法主要用于皮质激素类甾体药物制剂的含量测定；气相色谱法是维生素 E 的含量测定方法；双相滴定法主要用于有机酸碱金属盐的测定；氨苄西林的含量测定可选择高效液相色谱法。

88~89.【真题答案】 A、C

【真题解析】本组题考查要点是"甾体类药物的鉴别方法"。

甾体类药物的鉴别：

（1）与强酸（硫酸、盐酸、磷酸、高氯酸等）的显色反应。

（2）官能团反应

①$C_{17}-\alpha-$醇酮基的显色反应，$\alpha-$醇酮基有还原性，能与碱性酒石酸酮试液（斐林试液）、氨制硝酸银试液（多伦试液）、四氮唑试液反应而显色。

②酮基显色反应，药物分子中的酮基可以与肼类试剂反应生成黄色的腙。

③甲酮基的显色反应，药物分子中有甲酮基及活泼亚甲基时，能与亚硝基铁氰化钠、间二硝基酚等反应显色。

90~91.【真题答案】　B、A

【真题解析】本组题考查要点是"维生素含量的测定方法"。维生素 B_1 为有机碱的盐酸盐，《中国药典》采用非水溶液滴定法测定维生素 B_1 原料药的含量。以冰醋酸为溶剂，用高氯酸滴定液（0.1mol/L）滴定，喹哪啶红-亚甲蓝混合指示剂指示终点。维生素 C 具有还原性，《中国药典》采用碘量法测定维生素 C 的含量。测定方法为：取供试品约 0.2g，精密称定，加新沸过的冷水 100ml 与稀醋酸 10ml 使溶解，加淀粉指示液 1ml，立即用碘滴定液（0.05mol/L）滴定，至溶液显蓝色并在 30 秒钟内不褪色。

92~93.【真题答案】　A、D

【真题解析】本组题考查要点是"四环素类药物中杂质的检查方法"。四环素类药物的异构体、降解产物（差向异构体、脱水产物）颜色较深，可用比色法检查，《中国药典》2010 年版规定，盐酸美他环素中土霉素检查用高效液相色谱法。

94~96.【真题答案】　A、C、D

【真题解析】本组题考查要点是"生物碱类药物的特征鉴别方法"。双缩脲反应：为芳环侧链上具有氨基醇结构的特征反应。反应机理：盐酸麻黄碱在碱性条下与硫酸铜反应，Cu^{2+} 与仲胺基形成紫堇色配位化合物，无水铜配位化合物 $(C_{10}H_{15}NO)_2CuO$ 及含有 2 个结晶水的铜配位化合物 $(C_{10}H_{15}NO)2CuO \cdot 2H_2O$ 进入乙醚层显紫红色，而含有 4 个结晶水的铜配位化合物 $(C_{10}H_{15}NO)2CuO \cdot 4H_2O$ 则溶于水层呈蓝色。托烷生物碱的反应：系托烷类生物碱的专属鉴别反应。反应机理为：硫酸阿托品为酯类生物碱，易水解成莨菪酸，莨菪酸与发烟硝酸共热，生成黄色的三硝基（或二硝基）衍生物，然后与醇制氢氧化钾溶液或固体氢氧化钾作用，转变成醌型产物，呈深紫色。盐酸吗啡与甲醛-硫酸试液的反应：系含酚羟基的异喹啉类生物碱的专属鉴别反应。该类药物遇甲醛-硫酸试液可形成具有醌式结构的有色化合物。方法为：取本品约 1mg，加甲醛-硫酸试液 1 滴，即显紫堇色。

97~100.【真题答案】　A、C、D、B

【真题解析】本组题考查要点是"药物含量的测定方法"。肾上腺素的烃胺侧链具有弱碱性，《中国药典》采用非水溶液滴定法测定含量。方法：取供试品约 0.15g，精密称定，加冰醋酸 10ml，振摇使溶解，加结晶紫指示液 1 滴，用高氯酸滴定液（0.1mol/L）滴定至溶液显蓝绿色，并将滴定结果用空白试验校正。每 1ml 高氯酸滴定液（0.1mol/L）相当于 18.32mg 的肾上腺素 $(C_9H_{13}NO_3)$。盐酸去氧肾上腺素：药物分子中的苯酚结构，在酸性溶液中酚羟基的邻、对位活泼氢能与过量的溴定量地发生溴代反应，再以碘量法测定多余的溴，根据消耗的硫代硫酸钠的量来计算。对氨基水杨酸钠：具有芳伯氨基，能在盐酸存在下与亚硝酸钠定量地发生重氮化反应，生成重氮盐，可采用亚硝酸钠滴定法，永停法指示终点测定。苯甲酸钠：苯甲酸钠为芳酸碱金属盐，易溶于水，其水溶液呈碱性，可用盐酸滴定液滴定，但在滴定过程中析出的游离酸不溶于水，并且使滴定终点的 pH 突跃不明显，不利于终点的判断。利用苯甲酸能溶于有机溶剂的性质，在水相中加入与水不相容的有机溶剂，并置于分液漏斗中进行滴定反应，将滴定过程中产生的苯甲酸不断萃取入有机溶剂层中，减少苯甲酸在水中的浓度，使滴定反应完全，终点清晰。

101～104.【真题答案】　C、D、A、B

【真题解析】本组题考查要点是"药物的鉴别反应"。盐酸氯丙嗪可被硫酸、硝酸等氧化剂氧化呈色，用于鉴别。《中国药典》的鉴别方法为：取供试品 10mg，加水 1ml 溶解后，加硝酸 5 滴，即显红色，渐变淡黄色；地西泮加硫酸溶解后，在紫外光灯（365nm）下检视，显黄绿色荧光，可供鉴别；磺胺甲噁唑与硫酸铜反应生成难溶性沉淀，鉴别方法为：取供试品约 0.1g，加水与 0.4% 氢氧化钠溶液各 3ml，振摇使溶解，滤过，取滤液，加硫酸铜试液 1 滴，即生成草绿色沉淀；尼可刹米中的吡啶环与溴化氰和芳伯胺作用，生成有色的戊烯二醛衍生物。

三、X 型题（多项选择题）

1.【真题答案】　BE

【真题解析】本题考查要点是"阿司匹林的鉴别方法"。

阿司匹林的鉴别方法包括：

①三氯化铁反应。取供试品约 0.1g，加水 10ml，煮沸，放冷，加三氯化铁试液 1 滴，即显紫堇色。阿司匹林分子结构中无游离的酚羟基，不能直接与三氯化铁试液反应，酯键受热水解后生成水杨酸。水杨酸含有游离酚羟基，可在中性或弱酸性（pH 值为 4～6）条件下，与三氯化铁试液反应，生成紫堇色配位化合物。

②水解反应。取供试品约 0.5g，加碳酸钠试液 10ml，煮沸 2 分钟后，放冷，加过量的稀硫酸，即析出白色沉淀，并发生醋酸的臭气。阿司匹林在碱性溶液中加热，水解生成水杨酸钠及醋酸钠，加稀硫酸后生成水杨酸和醋酸，水杨酸不溶于水而析出白色沉淀，醋酸气味特臭。

③红外光谱法。阿司匹林分子中含有羧基、酯基及邻位取代苯环，它们都可在红外光谱中产生特征吸收峰。

因此，本题的正确答案为 BE。

2.【真题答案】　DE

【真题解析】本题考查要点是"盐酸四环素的检查项目"。

盐酸四环素的检查项目包括：

①有关物质。本品中的有关物质主要是差向四环素、脱水四环素、差向脱水四环素和金霉素等。《中国药典》采用高效液相色谱法检查。

②杂质吸光度。检查杂质吸光度主要是为了控制本品中的差向异构体、脱水四环素以及中性降解产物的量。

因此，本题的正确答案为 DE。

3.【真题答案】　BCE

【真题解析】本题考查要点是"盐酸吗啡的检查项目"。

盐酸吗啡的检查项目如下：

①阿扑吗啡。吗啡在酸性溶液中加热，可以脱水，经分子重排，生成阿扑吗啡。如含有阿扑吗啡，其水溶液在碳酸氢钠碱性条件下，经碘试液氧化，生成水溶性绿色化合物，此产物能溶于乙醚，显深宝石红色，水层仍显绿色。规定50mg药物经检查醚层和水层均不得显色。

②罂粟酸的检查。阿片中含有罂粟酸，在提取吗啡时，可能引入。罂粟酸在微酸性溶液中遇三氯化铁生成红色的罂粟酸铁。检查方法为：取本品0.15g，加水5ml溶解后，加稀盐酸5ml与三氯化铁试液2滴，不得显红色。

③其他生物碱。其他生物碱是指除吗啡以外，在提取过程中可能带入的可待因、蒂巴因、罂粟碱、那可汀等生物碱。《中国药典》采用薄层色谱法检查。

因此，本题的正确答案为BCE。

4.【真题答案】　CDE

【真题解析】本题考查要点是"黄体酮的鉴别方法"。

黄体酮的鉴别方法包括：

①与亚硝基铁氰化钠的反应。取本品约5mg，置小试管中，加甲醇0.2ml溶解后，加亚硝基铁氰化钠的细粉约3mg、碳酸钠及醋酸铵各约50mg，摇匀，放置10～30分钟，应显蓝紫色。

②与异烟肼的反应。取本品约0.5mg，置小试管中，加异烟肼约1mg与甲醇1ml溶解后，加稀盐酸1滴，即显黄色。

③红外光谱法。《中国药典》采用红外光谱法鉴别。要求本品的红外吸收图谱应与对照品的图谱一致。

因此，本题的正确答案为CDE。

5.【真题答案】　BCD

【真题解析】本题考查要点是"维生素C注射液的含量测定方法"。维生素C注射液采用碘量法测定含量，方法为：精密量取供试品适量（约相当于维生素C 0.2g），加水15ml与丙酮2ml，摇匀，放置5分钟，加稀醋酸4ml与淀粉指示液1ml，用碘滴定液（0.05mol/L）滴定，至溶液显蓝色并在30秒钟内不褪。每1ml碘滴定液（0.05mol/L）相当于8.806mg的维生素C（$C_6H_8O_6$）。测定时加入2ml丙酮是为了消除注射液内含有的抗氧剂亚硫酸氢钠对测定的影响。亚硫酸氢钠可以和丙酮发生加成反应而被消耗除去。《中国药典》要求维生素C注射液的含量应为标示量的93.0%～107.0%。因此，本题的正确答案为BCD。

6.【真题答案】　ACE

【真题解析】本题考查要点是"硫酸奎宁的鉴别试验"。

硫酸奎宁的鉴别试验包括：

①产生荧光的反应。系利用硫酸奎宁在稀硫酸溶液中显蓝色荧光的特点。取本品约20mg，加水20ml溶解后，分取溶液10ml，加稀硫酸使成酸性，即显蓝色荧光。

②绿奎宁反应。奎宁为6位含氧喹啉衍生物，可以发生绿奎宁反应，该反应为硫酸奎宁的专属鉴别反应。反应在微酸性水溶液中进行，加溴试液和氨溶液，即显翠绿色。

③硫酸盐的鉴别。本品的水溶液显硫酸盐的鉴别反应。照《中国药典》附录"一般鉴别试验"中"硫酸盐"的鉴别方法试验。

④红外光谱法。本品的红外吸收图谱应与对照的图谱一致。

因此，本题的正确答案为ACE。

7.【真题答案】 ABCD

【真题解析】本题考查要点是"青霉素聚合物的检查"。青霉素类药物引起的过敏性休克反应与药物中的高分子杂质有关。针对高分子杂质与药物的分子量不同，《中国药典》采用分子排阻色谱法检查聚合物类杂质。以葡聚糖凝胶 G – 10（40～120μm）为填充剂，玻璃柱内径 1.0～1.4cm，柱高度 30～40cm。以 pH7.0 的 0.1mol/L 磷酸盐缓冲液为流动相 A，以水为流动相 B；流速为每分钟 1.5ml；检测波长为254nm。取青霉素对照品约20mg，精密称定，加水溶解并定量稀释制成每 1ml 中约含 0.1mg 的溶液。测定方法：取本品约 0.4g，精密称定，置 10ml 量瓶中，加水使溶解并稀释至刻度，摇匀，立即精密量取 100～200μl，注入色谱仪，以流动相 A 为流动相进行测定，记录色谱图；另精密量取对照溶液 200μl，注入色谱仪，以流动相 B 为流动相，同法测定。按外标法以峰面积计算，含青霉素聚合物以青霉素计不得过 0.08%。因此，本题的正确答案为 ABCD。

8.【真题答案】 CD

【真题解析】本题考查要点是"磺胺嘧啶的鉴别方法"。磺胺嘧啶的鉴别方法包括：与硫酸铜试液的反应、红外光谱法、芳香第一胺的反应。选项 A 为钠盐的焰色反应；选项 B 为异烟肼的鉴别方法之一；选项 E 为盐酸氯丙嗪的鉴别反应。因此，本题的正确答案为 CD。

9.【真题答案】 ACDE

【真题解析】本题考查要点是"葡萄糖的杂质检查项目"。葡萄糖的杂质检查项目包括：酸度、溶液的澄清度与颜色、乙醇溶液的澄清度、亚硫酸盐和可溶性淀粉、蛋白质。因此，本题的正确答案为 ACDE。

10.【真题答案】 BCE

【真题解析】本题考查要点是"异烟肼的鉴别方法"。

异烟肼的鉴别方法包括：

①制备衍生物测定熔点。异烟肼的酰肼基可以和含羰基的试剂如香草醛发生缩合反应，生成异烟腙衍生物，然后测定其熔点。方法为：取本品约 0.1g，加水 5ml 溶解后，加 10% 香草醛的乙醇溶液 1ml，摇匀，微热，放冷，即析出黄色结晶，滤过，用稀乙醇重结晶，在 105℃ 干燥后，测定熔点，其熔点为228℃～231℃，熔融时同时分解。

②与氨制硝酸银试液的反应。异烟肼的酰肼基具有还原性，可还原硝酸银中的 Ag^+ 成单质银。方法为：取本品约 10mg，置试管中，加水 2ml 溶解后，加氨制硝酸银试液 1ml，即发生气泡与黑色浑浊，并在试管壁上生成银镜。

③红外分光光度法。《中国药典》采用红外分光光度法鉴别本品，要求本品的红外光吸收图谱应与对照品的图谱一致。

因此，本题的正确答案为BCE。

11.【真题答案】 CD

【真题解析】本题考查要点是"地塞米松注射液的含量测定"。皮质激素 $C_{17}-\alpha-$醇酮基有还原性，在强碱性溶液中能将四氮唑盐定量还原为有色甲臜，所用强碱为氢氧化四甲基铵，四氮唑盐为氯化三苯四氮唑。因此，本题的正确答案为CD。

12.【真题答案】 AC

【真题解析】本题考查要点是"维生素C的杂质检查"。由于微量的铁盐和铜盐会加速维生素C的氧化、分解，《中国药典》在维生素C项下设立了铁和铜的检查项目，采用原子吸收分光光度法进行检查。因此，本题的正确答案为AC。

13.【真题答案】 AB

【真题解析】本题考查要点是"硫酸链霉素的鉴别方法"。链霉素在碱性溶液中，链霉糖经分子重排形成六元环，消除 N-甲基葡萄糖胺和链霉胍，生成麦芽酚，与高铁离子在微酸性溶液中形成紫红色配位化合物，需要碱和高铁离子。因此，本题的正确答案为AB。

14.【真题答案】 CD

【真题解析】本题考查要点是"四环素类药物杂质的检查"。四环素类药物的异构体、降解产物（差向异构体、脱水产物）颜色较深，在530nm波长处有较强吸收，通过控制样品在530nm处的吸光度，达到控制此类杂质的目的。因此，本题的正确答案为CD。

15.【真题答案】 BCE

【真题解析】本题考查要点是"苯巴比妥的鉴别方法"。苯巴比妥的鉴别方法包括：与亚硝酸钠-硫酸的反应（苯环上的亚硝化反应，产物显橙黄色，随即转为橙红色）、与甲醛-硫酸的反应（接界面显玫瑰红色）、红外光谱法、丙二酰脲类的鉴别反应（银盐反应：碳酸钠溶液中与硝酸银反应，生成白色沉淀；铜盐反应：与吡啶铜试液反应，产生紫色沉淀）。因此，本题的正确答案为BCE。

16.【真题答案】 ABCE

【真题解析】本题考查要点是"维生素C含量测定的方法"。维生素C具有还原性，《中国药典》采用碘量法测定维生素C的含量。测定方法为：取供试品约0.2g，精密称定，加新沸过的冷水100ml与稀醋酸10ml使溶解，加淀粉指示液1ml，立即用碘滴定液（0.05mol/L）滴定，至溶液显蓝色并在30秒钟内不褪色。维生素C注射液也采用碘量法测定含量。因此，本题的正确答案为ABCE。

17.【真题答案】 AB

【真题解析】本题考查要点是"维生素C的杂质检查方法"。由于微量的铁盐和铜盐会加速维生素C的氧化、分解，《中国药典》在维生素C项下设立了铁和铜的检查项目，采用原子吸收分光光度法进行检查。因此，本题的正确答案为AB。

18.【真题答案】 ACD

【真题解析】本题考查要点是"葡萄糖的特殊杂质检查项目"。葡萄糖的特殊杂质检查项目包括酸度、溶液的澄清度与颜色、乙醇溶液的澄清度、亚硫酸盐和可溶性淀粉、蛋白质。因此，本题的正确答案为 ACD。

19. 【真题答案】 ABE

【真题解析】本题考查要点是"用汞量法测定青霉素含量的相关知识"。青霉素类药物碱水解产物与汞离子形成稳定的配合物。电位配位滴定法利用此性质，先用氢氧化钠使药物水解，再用硝酸汞滴定，电位法指示终点。为消除样品中原来存在的降解杂质的干扰，采取两次滴定法，水解后滴定（总量）和直接滴定（降解杂质），分别计算含量，相减即为样品含量。但是由于青霉素类药物不稳定，药物中存在降解产物等杂质，使用容量法不能有效地排除杂质的干扰，因此《中国药典》2010 年版已采用高效液相色谱法测定本类药物的含量。因此，本题的正确答案为 ABE。

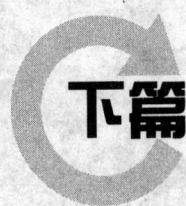

下篇 模拟试卷

模拟试卷（一）

药理学部分

一、A 型题（最佳选择题。共 24 题，每题 1 分。每题的备选答案中只有一个最佳答案）

1. 多巴胺对心血管系统和肾脏的作用是（　　）。
   A. 不影响肾血管和肾血流
   B. 小剂量使外周和肾血管收缩
   C. 小剂量使外周和肾血管扩张
   D. 大剂量使外周血管收缩、肾血管扩张
   E. 大剂量使外周血管扩张、肾血管收缩

2. 下列选项中，不属于水合氯醛临床应用的有（　　）。
   A. 顽固性失眠
   B. 小儿高热惊厥
   C. 破伤风病人惊厥
   D. 溃疡病伴焦虑不安
   E. 子痫病人的烦躁惊厥

3. 下列雌激素中，可用作复方口服避孕药成分之一的是（　　）。
   A. 炔诺酮
   B. 炔雌醇
   C. 雌二醇
   D. 尼尔雌醇
   E. 己烯雌酚

4. 麻黄碱与肾上腺素比较，其作用特点是（　　）。
   A. 松弛支气管平滑肌作用强而短暂
   B. 升压作用弱而短暂，有舒张平滑肌作用
   C. 升压作用弱而持久，有中枢神经兴奋作用
   D. 口服给药可避免产生耐受性及中枢兴奋作用
   E. 升压作用较强而短暂，有中枢神经兴奋作用

5. 下列药物中，主要经肝代谢的是（　　）。
   A. 地高辛
   B. 毛花苷 C
   C. 毒毛花苷 K
   D. 洋地黄毒苷
   E. 去乙酰毛花苷丙

6. H_2 受体阻断药临床主要用于（　　）。
   A. 止吐
   B. 镇静
   C. 抗过敏
   D. 治疗晕动病

    E. 治疗消化道溃疡

7. 环磷酰胺抗肿瘤作用的特点包括（　　　）。

    A. 干扰有丝分裂　　　　　　　　　B. 干扰转录过程

    C. 在体内外均有活性　　　　　　　D. 在体外有抑杀癌细胞作用

    E. 在体内代谢为醛磷酰胺后有抗肿瘤作用

8. 地高辛的作用机制系通过抑制（　　　）起作用。

    A. 磷酸二酯酶　　　　　　　　　　B. 腺苷酸环化酶

    C. 鸟苷酸环化酶　　　　　　　　　D. Na^+,K^+-ATP 酶

    E. 血管紧张素 I 转化酶

9. 抑制排卵的避孕药较常见的不良反应包括（　　　）。

    A. 乳房肿块　　　　　　　　　　　B. 肾功能损害

    C. 多毛、痤疮　　　　　　　　　　D. 子宫不规则出血

    E. 增加哺乳期妇女的乳汁分泌

10. 阿司匹林通过抑制（　　　）而发挥解热镇痛作用。

    A. 磷脂酶　　　　　　　　　　　　B. 环加氧酶

    C. 脂蛋白酶　　　　　　　　　　　D. 单胺氧化酶

    E. 脂肪氧合酶

11. 药物副作用是指（　　　）。

    A. 药物蓄积过多引起的反应

    B. 过量药物引起的肝、肾功能障碍

    C. 极少数人对药物特别敏感产生的反应

    D. 在治疗剂量时，机体出现与治疗目的无关的不适反应

    E. 停药后血药浓度已降至阈浓度以下时产生的不适反应

12. 按一级动力学消除的药物，达到稳态血药浓度的时间长短取决于（　　　）。

    A. 半衰期　　　　　　　　　　　　B. 分布速度

    C. 给药途径　　　　　　　　　　　D. 剂量大小

    E. 生物利用度

13. 下列镇痛药中，为阿片受体部分激动剂的是（　　　）。

    A. 美沙酮　　　　　　　　　　　　B. 安那度

    C. 芬太尼　　　　　　　　　　　　D. 纳洛酮

    E. 喷他佐辛

14. 地塞米松的药理作用特点是（　　　）。

    A. 无抗炎作用　　　　　　　　　　B. 有抗炎作用但无水盐代谢作用

    C. 有强抗炎作用和弱水盐代谢作用　D. 有弱抗炎作用和弱水盐代谢作用

    E. 有弱抗炎作用和强水盐代谢作用

15. 静注时可产生短暂升压作用的抗高血压药是（　　　）。

    A. 可乐定　　　　　　　　　　　　B. 胍乙啶

    C. 利舍平　　　　　　　　　　　　D. 硝普钠

E. 硝苯地平

16. 药动学是研究（　　）。

    A. 合理用药的方案　　　　　　　　B. 药物对机体的作用

    C. 药物如何影响机体　　　　　　　D. 机体如何对药物进行处置

    E. 药物在体内外发生动力学变化的原因和规律

17. 半数有效量是指（　　）。

    A. 常用治疗量的一半　　　　　　　B. 产生最大效应所需剂量的一半

    C. 产生等效反应所需剂量的一半　　D. 一半动物产生毒性反应的剂量

    E. 引起 50% 阳性反应（质反应）或 50% 最大效应（量反应）的浓度或剂量

18. 下列选项中，能减弱心肌收缩力、延长 APD 和 ERP 的药物是（　　）。

    A. 奎尼丁　　　　　　　　　　　　B. 恩卡尼

    C. 美西律　　　　　　　　　　　　D. 苯妥英钠

    E. 利多卡因

19. β 受体激动剂的效应是（　　）。

    A. 瞳孔缩小　　　　　　　　　　　B. 糖原合成

    C. 心脏兴奋　　　　　　　　　　　D. 骨骼肌血管收缩

    E. 支气管平滑肌收缩

20. 下列选项中，主要用于控制疟疾复发和传播的药物是（　　）。

    A. 奎宁　　　　　　　　　　　　　B. 氯喹

    C. 伯氨喹　　　　　　　　　　　　D. 青蒿素

    E. 乙胺嘧啶

21. 延长局麻药作用时间的常用方法有（　　）。

    A. 注射麻黄碱　　　　　　　　　　B. 增加药物浓度

    C. 增加药物溶液用量　　　　　　　D. 加入少量的肾上腺素

    E. 调节药物溶液 pH 至微碱性

22. 硝酸甘油不扩张（　　）。

    A. 小动脉　　　　　　　　　　　　B. 小静脉

    C. 冠状动脉的输送血管　　　　　　D. 冠状动脉的侧支血管

    E. 冠状动脉的小阻力血管

23. 解热镇痛抗炎药的解热作用机制是（　　）。

    A. 使中枢 PG 合成减少　　　　　　B. 使外周 PG 合成减少

    C. 抑制缓激肽的生成　　　　　　　D. 抑制内热原的释放

    E. 增加散热过程

24. 选择性低的药物（　　）。

    A. 容易成瘾　　　　　　　　　　　B. 毒性较大

    C. 副作用较多　　　　　　　　　　D. 过敏反应较剧烈

    E. 出现特异质反应

二、B 型题（配伍选择题。共 48 题。每题 0.5 分。备选答案在前，试题在后。每组若干题。每组题均对应同一组备选答案。每题只有一个正确答案。每个备选答案可重复选用，也可不选用）

A. 利多卡因   B. 苯妥英钠
C. 奎尼丁   D. 维拉帕米
E. 普萘洛尔

25. 治疗强心苷中毒引起的室性心律失常最好选用（ ）。
26. 促进复极 4 相 K^+ 外流，相对延长有效不应期的药物是（ ）。
27. 有抗胆碱作用和阻断 α 受体抗心律失常药物是（ ）。

A. 减少吸收   B. 竞争性拮抗
C. 产生协同作用   D. 与其竞争结合血浆蛋白
E. 诱导肝药酶加速灭活，作用减弱
双香豆素与下列药物合用会产生怎样的相互作用

28. 肝素（ ）。
29. 保泰松（ ）。
30. 维生素 K（ ）。
31. 阿司匹林（ ）。
32. 苯巴比妥（ ）。

A. 水合氯醛   B. 三唑仑
C. 氟西泮   D. 地西泮
E. 苯巴比妥

33. 催眠作用快但作用时间短，可引起遗忘效应的药物是（ ）。
34. 催眠作用强，用于各型失眠症，尤其适用于其他催眠药不能耐受的病人（ ）。
35. 不缩短快动眼睡眠，醒后无明显不适感的是（ ）。
36. 长期使用除自身代谢加快外还会加速其他某些药物代谢的药物是（ ）。

A. 哌唑嗪   B. 肼屈嗪
C. 氢氯噻嗪   D. 普萘洛尔
E. 利舍平

37. 高血压合并冠心病不宜选用的是（ ）。
38. 高血压合并支气管哮喘不宜选用的是（ ）。
39. 高血压合并痛风不宜选用的是（ ）。

A. 色谱法   B. 荧光法
C. 直接比色法   D. 高效液相色谱法

E. 紫外分光光度法

下列药物含量测定方法采用

40. 诺氟沙星软膏（　　　）。
41. 诺氟沙星（　　　）。

　　A. 苯海拉明　　　　　　　　　B. 西咪替丁
　　C. 组胺　　　　　　　　　　　D. 阿司咪唑
　　E. 昂丹司琼

42. 镇吐作用不是通过阻断 H_1 受体实现的（　　　）。
43. 引起乳房肿大的药物是（　　　）。
44. 镇静作用明显的 H_1 受体阻断药（　　　）。

　　A. 刚能引起药理效应的剂量　　　B. 引起等效反应的相对剂量
　　C. 安全用药的最大剂量　　　　　D. 临床常用的有效剂量
　　E. 引起 50% 最大效应的剂量

45. 阈剂量是指（　　　）。
46. 效价强度是指（　　　）。
47. 极量是指（　　　）。
48. 常用量是指（　　　）。

　　A. 哌替啶　　　　　　　　　　B. 芬太尼
　　C. 可待因　　　　　　　　　　D. 喷他佐辛
　　E. 纳洛酮

49. 属于阿片受体部分激动剂（　　　）。
50. 能组合成冬眠合剂的是（　　　）。
51. 属于阿片受体拮抗剂（　　　）。

　　A. 抑制胃壁细胞 H^+ 泵　　　　B. 阻断 H_2 受体
　　C. 阻断 M_1 胆碱受体　　　　　D. 抗幽门螺旋杆菌
　　E. 中和胃酸

52. 哌仑西平治疗消化性溃疡病的机制是（　　　）。
53. 奥美拉唑治疗消化性溃疡病的机制是（　　　）。
54. 氢氧化铝治疗消化性溃疡病的机制是（　　　）。
55. 西咪替丁治疗消化性溃疡病的机制是（　　　）。

　　A. 甲硝唑　　　　　　　　　　B. 二氯尼特
　　C. 喹碘仿　　　　　　　　　　D. 氯喹
　　E. 乙酰胂胺

56. 目前最好的杀包囊药物是（　　）。

57. 口服吸收较少可用于肠内阿米巴病的药物是（　　）。

58. 治疗贾第鞭毛虫病最有效的药物是（　　）。

59. 对肠阿米巴病无效，但是对阿米巴病肝脓肿有效的药物是（　　）。

A. 阿司匹林　　　　　　　　　　B. 消炎痛

C. 布洛芬　　　　　　　　　　　D. 保泰松

E. 对乙酰氨基酚

60. 几乎无抗炎作用的药物是（　　）。

61. 胃肠道反应轻的药物是（　　）。

62. 能导致瑞夷综合征的药物是（　　）。

A. 还原五价砷为三价砷　　　　　B. 检验 AsH_3

C. 消除 H_2S 干扰　　　　　　　D. 使生成 AsH_3 并逸出

E. 还原催化加速

古蔡法中试剂的作用

63. 氯化亚锡（　　）。

64. 碘化钾（　　）。

65. 溴化汞试纸（　　）。

66. 醋酸铅棉花（　　）。

67. 锌和盐酸（　　）。

A. 硝酸甘油　　　　　　　　　　B. 维拉帕米

C. 普萘洛尔　　　　　　　　　　D. 地尔硫䓬

E. 硝苯地平

68. 临床常用于舌下给药的药物是（　　）。

69. 口服后生物利用度较低的药物是（　　）。

A. 碘量法　　　　　　　　　　　B. 溴量法

C. 气相色谱法　　　　　　　　　D. 非水溶液滴定法

E. Kober 反应比色法

下列药物可采用的含量测定方法为

70. 维生素 C（　　）。

71. 维生素 E（　　）。

72. 维生素 B_1（　　）。

三、X 型题（多项选择题。共 12 题，每题 1 分。每题的备选答案中有 2 个或 2 个以上正确，少选或多选均不得分）

73. 胰岛素的不良反应有（　　）。
    A. 高钾血症
    B. 过敏性休克
    C. 脂肪萎缩与肥厚
    D. 抑制生长发育
    E. 粒细胞减少

74. 下列选项中，属于雄激素的临床用途的是（　　）。
    A. 前列腺癌
    B. 子宫肌瘤
    C. 痤疮（粉刺）
    D. 再生障碍性贫血
    E. 功能性子宫出血

75. 能防止和逆转心肌肥厚，降低病死率的抗心力衰竭药有（　　）。
    A. 卡托普利
    B. 依那普利
    C. 地高辛
    D. 卡维地洛
    E. 米力农

76. 下列选项中，不属于阿司匹林的水杨酸反应的有（　　）。
    A. 心律失常
    B. 恶心、呕吐
    C. 直立性低血压
    D. 头痛、眩晕
    E. 听力减退、视力减退

77. 下列药物联合应用合理的有（　　）。
    A. 异烟肼和对氨基水杨酸
    B. 普鲁卡因和磺胺嘧啶
    C. 青霉素和庆大霉素
    D. 青霉素和四环素
    E. 青霉素和丙磺舒

78. 大环内酯类抗生素的共同特点为（　　）。
    A. 有机弱碱性化合物
    B. 易通过血脑屏障
    C. 抗菌谱略广于青霉素
    D. 碱性环境下，抗菌活性较强
    E. 大部分以原形从尿中排泄，无肝肠循环

79. 第三代头孢菌素与其第一代、第二代相比其主要特点有（　　）。
    A. 抗菌谱扩大，对铜绿假单胞菌及厌氧菌有不同程度抗菌作用
    B. 对革兰阴性菌及阳性菌抗菌作用均强
    C. 对革兰阴性菌产生的 β - 内酰胺酶比较稳定
    D. 几无肾毒性
    E. 宜选用于重症耐药性革兰阴性菌感染

80. 衡量一个抗菌药毒性大小应考虑（　　）。
    A. 化疗指数
    B. 对机体功能的干扰
    C. 过敏反应
    D. 对病原体毒害大小
    E. 疗效高低

81. 下列选项中，能增强中枢 GABA 作用的药物有（　　）。

A. 地西泮   B. 氯硝西泮
C. 苯巴比妥   D. 苯妥英钠
E. 丙戊酸钠

82. 阻止微管解聚的抗癌药有（   ）。
    A. 紫杉醇   B. 长春碱
    C. 紫杉特尔   D. L-门冬酰胺酶
    E. 喜树碱

83. 下列选项中，有中枢作用的抗胆碱药是（   ）。
    A. 阿托品   B. 山莨菪碱
    C. 苯海索   D. 丙胺太林
    E. 胃复康

84. 红霉素的新型半合成衍生物的特点是（   ）。
    A. 对酸稳定性增加   B. 口服吸收更好
    C. 细胞内浓度较高   D. 不良反应明显减少
    E. 扩大了抗菌谱

药物分析部分

一、**A 型题**（最佳选择题。共 16 题。每题 1 分。每题的备选答案中只有一个最佳答案）

85. 《中国药典》中，检查维生素 E 的生育酚杂质所采用的检查方法是（   ）。
    A. 薄层色谱法   B. 纸色谱法
    C. 铈量法   D. 碘量法
    E. 紫外分光光度法

86. 《中国药典》中"极易溶解"是指溶质 1g 在溶剂（   ）中溶解。
    A. 不到 0.1ml   B. 不到 0.5ml
    C. 不到 1ml   D. 不到 10ml
    E. 不到 100ml

87. 药物的杂质检查中的重金属是指（   ）。
    A. 稀有金属
    B. 在弱酸条件下能与 H_2S 作用显色的金属杂质
    C. 在实验条件下能与 S^{2-} 作用显色的金属杂质
    D. 对人体有害的铅
    E. 密度比铜大的金属

88. 重金属检查法中，若以硫代乙酰胺作显色剂，溶液最适的 pH 值是（   ）。
    A. 3～3.5   B. 4～4.5

C. 5~5.5 D. 6~6.5

E. 7~7.5

89. 对于仪器分析方法，在确定进样量时通常的信噪比（S/N）为（　　）。

A. 10:1 B. 10:2

C. 10:3 D. 10:4

E. 10:5

90. 具有硫色素反应的药物为（　　）。

A. 维生素 K_1 B. 维生素 E

C. 维生素 B_1 D. 维生素 C

E. 青霉素钾

91. 与硫酸庆大霉素的其他制剂相比，硫酸庆大霉素缓释片按要求需检查（　　）。

A. 溶出度 B. 释放度

C. pH 值 D. 颜色

E. 无菌

92. 下列选项中，在酸性条件下不具有紫外吸收的药物是（　　）。

A. 奋乃静 B. 地西泮

C. 硫喷妥钠 D. 盐酸氯丙嗪

E. 司可巴比妥

93. 片剂中药物的含量通常以相当于标示量百分含量表示，即（　　）。

A. 片剂中药物百分含量与规格量的比值

B. 片剂中药物实际含量

C. 平均每片中药物实际含量与生产时处方量的比值

D. 各片药物的实际含量与规格量的比值

E. 片剂中药物百分含量

94. 罗红霉素原料药和制剂的含量测定方法分别是（　　）。

A. 均为高效液相色谱法 B. 高效液相色谱法和微生物检定法

C. 高效液相色谱法和紫外分光光度法 D. 紫外分光光度法和微生物检定法

E. 均为微生物检定法

95. 《中国药典》规定，称取"2.00g"是指（　　）。

A. 称取重量可为1.95~2.05g B. 称取重量可为1.5~2.5g

C. 称取重量可为1~3g D. 称取重量可为1.9995~2.0005g

E. 称取重量可为1.995~2.005g

96. 药物的紫外光谱图或参数的作用是（　　）。

A. 确认是何种药物 B. 确认药物的分子量大小

C. 药物的定性鉴别和含量测定 D. 确认药物分子中是否含有杂原子

E. 确认药物分子中 H 原子的个数

97. 某药物与硝酸银试液反应，该药物分子中的二烯醇基具有较强的还原性，可被 Ag^+ 氧化为去氢抗坏血酸，同时产生黑色的单质银沉淀，该药物是（　　）。

A. 维生素 A
B. 维生素 B_1

C. 维生素 E
D. 维生素 C

E. 青霉素钾

98. 红外分光光度法在药物的杂质检查中主要用来检查（　　　）。

A. 合成反应中间体
B. 无紫外吸收的杂质

C. 具有挥发性的杂质
D. 金属的氧化物或盐

E. 无效或低效的品型

99. 片重的差异是指（　　　）。

A. 每片的重量与平均片重之间的差异程度

B. 各片重量之间的差异程度

C. 每片中药物实际含量与平均值的差异程度

D. 按规定抽取的各片重量的精密度

E. 每片中药物实际含量与理论值的差异程度

100. 庆大霉素 C 组分的检查采用的检测器是（　　　）。

A. 蒸发光散射检测器
B. FID

C. 二极管阵列检测器
D. MS

E. 荧光检测器

二、B 型题（配伍选择题。共 32 题，每题 0.5 分。备选答案在前，试题在后。每组若干题。每组题均对应同一组备选答案。每题只有一个正确答案。每个备选答案可重复选用，也可不选用）

A. 丙酮
B. 乙醚

C. 冰醋酸
D. N，N - 二甲基甲酰胺

E. 甲醇

101. 硝酸士的宁含量测定所用的溶剂为（　　　）。

102. 奋乃静含量测定所用的溶剂为（　　　）。

103. 苯巴比妥含量测定所用的溶剂为（　　　）。

A. 1
B. 4

C. 2/3
D. 2

E. 1/2

下列滴定中 1mol 被测物相当于几摩尔滴定液

104. 非水滴定法测定盐酸氯丙嗪（　　　）。

105. 溴酸钾法测定异烟肼（　　　）。

106. 溴量法测定司可巴比妥（　　　）。

A. 拉平效应
B. 区分效应

C. 非水酸量法
D. 非水碱量法

E. 须加醋酸汞

107. 高氯酸作滴定液（　　　）。

108. 用 DMF 作溶剂（　　　）。

109. 能使不同酸的强度相等（　　　）。

110. 消除有机碱的氢卤酸盐的干扰（　　　）。

A. 加 $Ba(Ac)_2$

B. 加 $Hg(Ac)_2$

C. 直接滴定

D. 加 $HgCl_2$ 处理

E. 电位法指示终点

111. 非水碱量法测定重酒石酸去甲肾上腺素（　　　）。

112. 非水碱量法测定氢溴酸东莨菪碱（　　　）。

113. 非水碱量法测定硝酸毛果芸香碱（　　　）。

114. 非水碱量法测定盐酸氯丙嗪（　　　）。

A. 比移值

B. 保留时间

C. 分配系数

D. 吸收系数

E. 分离度

115. 表明物质对某一特定波长光的吸收能力（　　　）。

116. 组分的迁移距离与展开剂的迁移距离之比（　　　）。

117. 评价两个组分间被分开的程度（　　　）。

A. 重铬酸钾、硫酸铜、氯化钴混合溶液

B. 亚硝酸钠、硫酸铜、氯化钴混合溶液

C. 澄清度标准液

D. 浊度标准液

E. 稀焦糖溶液

118. 澄清度检查采用的标准液是（　　　）。

119. 溶液颜色检查采用的标准液是（　　　）。

120. 重金属检查中若供试品有色可采用什么溶液调色（　　　）。

121. 易炭化物检查中采用的标准比色液是（　　　）。

A. 25.24

B. 25.23

C. 25.21

D. 25.22

E. 25.20

以下数字修约后要求小数点后保留 2 位

122. 25.2050（　　　）。

123. 25.2245（　　　）。

A. 硫酸铈滴定液   B. 原子吸收分光光度法

C. 高效液湘色谱法   D. 硫醇汞盐法

E. 气相色谱法

124. 维生素 C 中检查铁盐和铜盐采用（   ）。

125. 维生素 E 中检查生育酚采用（   ）。

126. 注射用青霉素钠的含量测定采用（   ）。

127. 头孢羟氨苄中测定有关杂质采用（   ）。

A. 永停法   B. 非水溶液滴定法

C. 亚硝酸钠滴定法   D. 气相色谱法

E. 高效液相色谱法

下列药物的含量测定方法为

128. 盐酸普鲁卡因（   ）。

129. 对乙酰氨基酚片剂（   ）。

130. 盐酸肾上腺素注射液（   ）。

A. 重氮偶合反应   B. 紫外吸收光谱法

C. 羟肟酸铁反应   D. 高效液相色谱法

E. 薄层色谱法

《中国药典》2005 年版规定

131. 阿莫西林的鉴别采用（   ）。

132. 阿莫西林的含量测定采用（   ）。

三、X 型题（多项选择题。共 8 题，每题 1 分。每题的备选答案中有 2 个或 2 个以上正确，少选或多选均不得分）

133. 黄体酮的鉴别方法有（   ）。

     A. 与亚硝酸钠的反应   B. 与三氯化铁的反应

     C. 与亚硝基铁氰化钠的反应   D. 与异烟肼的反应

     E. 红外分光光度法

134. 配位滴定法中 EDTA 与金属离子配位反应的特点是（   ）。

     A. 形成的配位化合物大多是无色的，只有少数例外

     B. 形成的配位化合物大多是有色的，只有少数无色

     C. 形成的配位化合物很多不稳定

     D. 形成的配位化合物都是简单的 1:1 的关系

     E. 形成的配位化合物大多数难溶于水，故只能采用非水溶液滴定

135. 《中国药典》收载的测定溶出度的方法有（   ）。

     A. 桨法   B. 小杯法

     C. 大杯法   D. 转篮法

E. 循环法

136. 下列误差中，哪些是系统误差（　　　）。

A. 砝码受蚀
B. 天平两臂不等长
C. 样品在称量过程中吸湿
D. 操作人员对滴定终点颜色变化不敏感
E. 温度变化对测量结果有较大影响

137. 四环素类抗生素中存在的"有关物质"主要指（　　　）。

A. 差向异构体
B. 易氧化物
C. 脱水物
D. 氯化物
E. 差向脱水物

138. 已出版的《中国药典》有（　　　）。

A. 1963 年版
B. 1977 年版
C. 1990 年版
D. 2000 年版
E. 2005 年版

139. 下列选项中，关于 pH 测定正确的是（　　　）。

A. 以玻璃电极为指示电极，甘汞电极为参比电极
B. 配制缓冲液与供试品的水应是新沸放冷的蒸馏水
C. 需进行温度补偿
D. 用标准缓冲液对仪器进行校正
E. 属电位测定法

140. 下列选项中，需要用新沸过的冷蒸馏水为溶剂的是（　　　）。

A. 碘量法测定维生素 E 含量
B. 折光率测定
C. pH 测定
D. 氢氧化钠滴定液的配制
E. 硫代硫酸钠滴定液的配制

药理学部分参考答案及解析

一、A 型题（最佳选择题）

1.【试题答案】　C

【试题解析】本题考查要点是"多巴胺的药理作用"。多巴胺激动 α 及多巴胺受体，产生的效应正好相反，小剂量激动多巴胺受体，产生血管舒张效应，大剂量也激动 α 受体使血管收缩。因此，本题的正确答案为 C。

2.【试题答案】　D

【试题解析】本题考查要点是"水合氯醛的临床应用"。水合氯醛用于小儿高热惊厥、破伤风病人惊厥、顽固性失眠及子痫病人的烦躁惊厥；对胃肠道有刺激性，消化性溃疡患者禁用。因此，本题的正确答案为 D。

3.【试题答案】　B

【试题解析】本题考查要点是"炔雌醇的临床应用"。用作复方口服避孕药成分主要有

炔雌醇、炔诺酮和甲地孕酮。因此，本题的正确答案为 B。

4. 【试题答案】　　C

【试题解析】本题考查要点是"麻黄碱的药理作用"。肾上腺素对血压的影响与用药剂量和给药速度有关。麻黄碱使心脏兴奋，加强心肌收缩力，增加心输出量，麻黄碱的升压作用缓和，持续时间较长，有中枢神经兴奋作用。因此，本题的正确答案为 C。

5. 【试题答案】　　D

【试题解析】本题考查要点是"主要由肝脏代谢的药物种类"。强心苷药物中洋地黄毒苷极性最小，主要由肝代谢，地高辛、毛花苷 C、毒毛花苷 K、去乙酰毛花苷丙的极性均大于洋地黄毒苷，较难进入肝脏，其中毒毛花苷 K 极性最大，难以进入肝，几乎以原形经肾排泄。因此，本题的正确答案为 D。

6. 【试题答案】　　E

【试题解析】本题考查要点是"H_2 受体阻断药的临床应用"。H_2 受体阻断剂主要用于治疗消化性溃疡，临床广泛应用的有西咪替丁、雷尼替丁、法莫替丁等。H_2 受体阻断剂有止吐和防晕动作用，如氯苯丁嗪、地芬尼多。因此，本题的正确答案为 E。

7. 【试题答案】　　E

【试题解析】本题考查要点是"环磷酰胺抗肿瘤作用的特点"。环磷酰胺在体外无活性，吸收后在肝脏经微粒体混合功能氧化酶裂环生成中间产物醛磷酰胺，后者在细胞内分解出具有强大烷化作用的磷酰胺氮芥与 DNA 发生烷化，形成交叉联结，破坏其结构，可杀伤各期细胞，抑制肿瘤细胞的生长繁殖，属周期非特异性药物。因此，本题的正确答案为 E。

8. 【试题答案】　　D

【试题解析】本题考查要点是"地高辛的作用机制"。

地高辛系强心苷类抗慢性心功能不全药，服药后对心肌电生理有以下影响：

①传导性。小剂量增强迷走神经的作用，使 Ca^{2+} 内流，房室结除极减慢，房室传导速度减慢；大剂量时，抑制 Na^+, K^+ - ATP 酶，使心肌细胞内失 K^+，最大舒张电位减小，而减慢房室传导。

②自律性。治疗量时，间接地通过加强迷走神经活性，使自律性降低；中毒剂量时直接抑制浦肯野纤维细胞膜 Na^+, K^+ - ATP 酶，使细胞内失 K^+，自律性增加。

③有效不应期。药物加速 K^+ 外流，使心房肌复极化加速，因而有效不应期缩短；对心室肌及浦肯野纤维，由于抑制 Na^+, K^+ - ATP 酶，使最大舒张电位减小，有效不应期缩短；房室结主要受迷走神经兴奋的影响，有效不应期延长。

因此，本题的正确答案为 D。

9. 【试题答案】　　D

【试题解析】本题考查要点是"避孕药的不良反应"。抑制排卵的避孕药常见不良反应有：少数妇女在经期有类早孕反应，如恶心、呕吐、择食等，坚持用药 2～3 个月，可减轻或消失；用药最初几个周期中，可出现子宫不规则出血，1%～2% 的妇女会发生闭经，如连续 2 个月闭经应停止用药，少数哺乳期妇女可见乳汁减少。因此，本题的正确答案为 D。

10. 【试题答案】 B

【试题解析】本题考查要点是"阿司匹林的作用机制"。

阿司匹林由于使用量的不同，有不同的药理作用：

①小剂量抑制血小板环加氧酶→TXA_2↓→抑制血小板聚集→预防脑血栓形成；

②中剂量时抑制 PG 合成酶（环加氧酶）→解热镇痛→用于感冒发热、慢性钝痛；

③大剂量时 PG 合成↓，保护溶酶体膜→抗炎、抗风湿→用于急性风湿热关节炎，首选用于类风湿性关节炎。

因此，本题的正确答案为 B。

11. 【试题答案】 D

【试题解析】本题考查要点是"药物副作用的概念"。药物副作用系指药物在治疗剂量时，机体出现的与治疗目的无关的不适反应。停药后药物浓度已降至阈浓度以下时产生的不适反应为后遗效应。极少数人对某些药物特别敏感，反应性质也可能与常人不同，但药理性质基本一致，反应严重程度与剂量成比例，这一反应为特异质反应。药物由于剂量过大或蓄积较多时发生的危害机体的反应为毒性反应。因此，本题的正确答案为 D。

12. 【试题答案】 A

【试题解析】本题考查要点是"药动力学的相关知识"。按一级动力学消除的药物，达到稳定血药浓度的时间长短取决于药物半衰期而与其他因素无关。因此，本题的正确答案为 A。

13. 【试题答案】 E

【试题解析】本题考查要点是"镇痛药物按作用机制的分类"。喷他佐辛为阿片受体的激动－拮抗剂或称部分激动剂，主要激动 κ、δ 受体，拮抗 μ 受体；美沙酮、安那度和芬太尼是阿片受体激动剂；纳洛酮是阿片受体拮抗剂。因此，本题的正确答案为 E。

14. 【试题答案】 C

【试题解析】本题考查要点是"地塞米松的药理作用特点"。地塞米松为糖皮质激素类药物，有强大的抗炎作用，对糖代谢影响较弱，几乎无水盐代谢。因此，本题的正确答案为 C。

15. 【试题答案】 A

【试题解析】本题考查要点是"抗高血压药物的作用特点"。可乐定为中枢降压药，静注可产生短时间的升压，随后是长时间的降压；胍乙啶和利舍平都属于影响肾上腺素能神经末梢递质的降压药物；胍乙啶口服 24 小时开始降压，1~2 周作用达高峰；利舍平口服 1 周后才产生降压作用，2~3 周达高峰，静注或肌注后 30~60 分钟才开始降压；血管扩张药硝普钠需连续静脉滴注给药，30 秒内即可发生作用；钙拮抗药硝苯地平为口服降压药。因此，本题的正确答案为 A。

16. 【试题答案】 D

【试题解析】本题考查要点是"药动力学的研究内容"。药动力学（也称药物的体内过程）是研究机体对药物的处置，即药物在体内的吸收、分布、代谢及排泄过程的动态变化。

因此，本题的正确答案为 D。

17.【试题答案】 E

【试题解析】本题考查要点是"半数有效量的概念"。半数有效量系指能引起 50% 阳性反应（质反应）或 50% 最大效应（量反应）的浓度或剂量，分别用半数有效浓度（EC_{50}）或半数有效剂量（ED_{50}）表示。因此，本题的正确答案为 E。

18.【试题答案】 A

【试题解析】本题考查要点是"抗心律失常药的作用机制"。五种药物均为抗心律失常药。其中奎尼丁为ⅠA类抗心律失常药，能够降低自律性，减慢传导，延长 ERP 及 APD，具有阻断 α 受体和抗胆碱作用，还可阻滞 Ca^{2+} 内流，降低心肌的收缩力；恩卡尼是ⅠC类抗心律失常药，主要抑制钠通道，降低心房、心室及浦氏纤维动作电位 0 相除极速度及幅度，抑制传导，心肌抑制作用较弱；美西律、苯妥英钠及利多卡因均为ⅠB类抗心律失常药，能够降低自律性，缩短 APD，相对延长 ERP，改变病变区传导速度。因此，本题的正确答案为 A。

19.【试题答案】 C

【试题解析】本题考查要点是"β 受体激动剂的效应"。β 受体激动剂的效应是兴奋心脏，松弛支气管平滑肌及扩张骨骼肌，促进糖原分解及游离脂肪酸释放，升高血糖，扩大瞳孔。因此，本题的正确答案为 C。

20.【试题答案】 C

【试题解析】本题考查要点是"抗疟药物的临床应用"。伯氨喹对间日疟红细胞外期（或休眠子）和各型疟原虫的配子体都有较强的杀灭作用，是有效控制良性疟复发和中断各型疟疾传播的药物。奎宁、氯喹、青蒿素是急性发作期抗疟药。乙胺嘧啶用于临床性预防。因此，本题的正确答案为 C。

21.【试题答案】 D

【试题解析】本题考查要点是"肾上腺素的临床应用"。肾上腺素加入局麻药注射液中，可延缓局麻药的吸收，减少吸收中毒的可能性，同时又可延长局麻药的麻醉时间。一般局麻药中肾上腺素的浓度为 1:250000，一次用量不超过 0.3mg。因此，本题的正确答案为 D。

22.【试题答案】 E

【试题解析】本题考查要点是"硝酸甘油的药理作用"。硝酸甘油能舒张全身小静脉和小动脉，舒张全身小静脉远较舒张小动脉的作用强。对较大的冠状动脉及供应缺血区的侧支血管也有明显舒张作用，舒张较大的心外膜血管和狭窄的冠状动脉及侧支血管，对毛细血管括约肌作用较弱。因此，本题的正确答案为 E。

23.【试题答案】 A

【试题解析】本题考查要点是"解热镇痛抗炎药的解热作用机制"。解热镇痛药对内热原引起的发热有解热作用，但对直接注射 PG 引起的发热则无效。它们是通过抑制中枢 PG 合成而发挥解热作用的。因此，本题的正确答案为 A。

24.【试题答案】　C

【试题解析】本题考查要点是"药物选择性对其作用的影响"。药物作用的选择性是指药物对某些组织器官有作用或作用强，而对另外一些组织器官无作用或作用弱，选择性高是由于药物与组织的亲和力大，且组织细胞对药物的反应性高。但选择性是相对的，而不是绝对的。选择性高的药物，大多数药理活性也较高，使用时针对性强。选择性低的药物，作用范围广，应用时针对性不强，不良反应较多。因此，本题的正确答案为 C。

二、B 型题（配伍选择题）

25 ~ 27.【试题答案】　B、A、C

【试题解析】本组题考查要点是"抗心律失常药的药理作用"。苯妥英钠治疗强心苷中毒引起的室性心律失常，不仅可以直接抑制洋地黄中毒所引起的触发活动，还可以与洋地黄竞争 Na^+,K^+ – ATP 酶，迅速改善中毒，对强心苷中毒者更有效；利多卡因能轻度抑制 0 相钠内流，促进复极过程及 4 相 K^+ 外流，相对延长有效不应期，改善传导，消除单向阻滞和折返；奎尼丁有明显的阻断 α 受体和抗胆碱作用，此外还阻滞 Ca^{2+} 内流，抑制心肌收缩力，使外周血管舒张，血压下降而反射性兴奋交感神经

28 ~ 31.【试题答案】　A、B、D、A、C

【试题解析】本组题考查要点是"双香豆素与其他药物的联合应用"。肝素不论体内还是体外，均有迅速的抗凝血作用，与双香豆素合用可产生协同作用；保泰松与血浆蛋白的亲合力高（98%），可将双香豆素从蛋白质结合部位置换出来，抗凝血作用增加；维生素 K 治疗双香豆素抗凝药和水杨酸过量引起的出血，因为这些药物过量出血是竞争性拮抗维生素 K 的缘故；阿司匹林一般剂量即能抑制血小板凝集，长期使用还能竞争性对抗维生素 K，抑制肝脏凝血酶的形成，引起出血，而双香豆素类药物阻止了维生素 K 环氧化物转变成氢醌型而产生抗凝作用；苯巴比妥连续用药可使抗凝药双香豆素破坏加速，使凝血酶原激活时间缩短，这是由于苯巴比妥有很强的酶诱导作用。

33 ~ 36.【试题答案】　B、C、A、E

【试题解析】本组题考查要点是"镇静催眠药的作用特点"。三唑仑催眠作用快但作用时间短，可引起遗忘效应，$t_{1/2}$ 为 2 ~ 4 小时；氟西泮催眠作用强，用于各型失眠症，尤其适用于其他催眠药不能耐受的病人；水合氯醛不缩短快动眼睡眠，醒后无明显不适感；苯巴比妥为肝药酶诱导剂，长期使用除自身代谢加快外还会加速其他某些药物代谢。

37 ~ 39.【试题答案】　B、D、C

【试题解析】本组题考查要点是"合并症选用抗高血压药的相关知识"。高血压合并冠心病或心力衰竭，不宜选用肼屈嗪；合并肾功能不全，不宜选用胍乙啶和可乐定；合并消化道溃疡，不宜选用利舍平；合并脑血管功能不全，不宜用胍乙啶；合并支气管哮喘、慢性阻塞性肺疾病，不宜选用 β 受体阻断药，如普萘洛尔；合并痛风，不宜选用的是噻嗪类利尿药，如氢氯噻嗪。

40~41.【试题答案】　　E、D

【试题解析】本组题考查要点是"诺氟沙星及其制剂的含量测定"。《中国药典》2010年版规定，诺氟沙星及其软膏剂的含量测定采用高效液相色谱法；乳膏剂的含量测定则采用紫外分光光度法。

42~44.【试题答案】　　E、B、A

【试题解析】本组题考查要点是"药物的相关知识"。昂丹司琼能选择性阻断中枢及迷走神经传入纤维 5－HT_3 受体，产生强大止吐作用；长期服用西咪替丁的男性，可引起阴茎勃起障碍、性欲消失及乳房发育，可能与其抑制二氢睾酮与雄性激素受体相结合及抑制肝药酶对雌二醇水解，增加血液雌二醇浓度有关；治疗量 H_1 受体阻断药有镇静与嗜睡作用，以苯海拉明、异丙嗪作用最强。

45~48.【试题答案】　　A、B、C、D

【试题解析】本组题考查要点是"药效学的相关概念"。阈剂量是刚能引起药理效应的剂量；效价强度是引起等效反应的相对剂量；极量是安全用药的最大剂量；常用量是临床常用的有效剂量；引起 50% 最大效应的剂量为半数有效量。

49~51.【试题答案】　　D、A、E

【试题解析】本组题考查要点是"镇痛药的分类及临床应用"。喷他佐辛是苯并吗啡烷类衍生物阿片受体部分激动剂，不易产生依赖性，主要用于慢性剧痛；哌替啶是阿片受体激动剂，可作为吗啡的代用品用于各种剧痛，与氯丙嗪和异丙嗪等组成冬眠合剂，用于人工冬眠疗法，还可治疗心源性哮喘和肺水肿；阿片受体拮抗剂有纳洛酮和纳曲酮。

52~55.【试题答案】　　C、A、E、B

【试题解析】本组题考查要点是"抗消化性溃疡药物的作用机制"。哌仑西平能阻断 M－胆碱受体，减少胃酸分泌，治疗消化性溃疡病；奥美拉唑抑制胃壁细胞 H^+ 泵，减少胃酸分泌治疗消化性溃疡病；西咪替丁阻断 H_2 受体，减少胃酸分泌，治疗消化性溃疡病；氢氧化铝能中和胃酸；四环素、阿莫西林等能抗幽门螺旋杆菌。

56~59.【试题答案】　　B、C、A、D

【试题解析】本组题考查要点是"抗阿米巴病药与抗滴虫药的相关知识"。二氯尼特通常用其糠酸酯，是目前最有效的杀包囊药；喹碘仿有直接杀阿米巴作用，口服吸收较少，曾广泛用作肠腔内抗阿米巴病；甲硝唑是目前治疗贾第鞭毛虫病最有效的药物；氯喹为抗疟药，也有杀灭阿米巴滋养体的作用，对肠阿米巴无效，仅用于甲硝唑无效或禁忌的阿米巴肝炎或肝脓肿病人。

60~62.【试题答案】　　E、C、A

【试题解析】本组题考查要点是"非甾体抗炎药的药理作用"。对乙酰氨基酚镇痛作用缓和持久，但抗炎、抗风湿作用几乎没有；布洛芬具有抗炎解热镇痛作用，其优点是胃肠道不良反应较轻，用于风湿性关节炎和类风湿性关节炎及一般的解热镇痛；阿司匹林小剂量或短期应用不良反应较少，长期大量应用治疗风湿病则不良反应较多，如胃肠道反应、凝血障碍、过敏反应、水杨酸反应、瑞夷综合征；吲哚美辛有显著的抗炎、解热和镇痛作用，用于急慢性风湿性关节炎等，常有恶心、呕吐、腹腔痛、腹泻，加重或诱发溃疡甚至出血；保泰松抗炎抗风湿作用较强，解热镇痛作用弱，常见不良反应有胃肠道反应、水钠潴留、过敏反应。

63～67.【试题答案】　E、A、B、C、D

【试题解析】本组题考查要点是"古蔡法各试剂的作用"。古蔡法是《中国药典》检查药物中微量砷盐的方法之一。其原理为金属锌与酸作用产生新生态的氢，氢与药物中微量砷盐反应，生成具有挥发性的砷化氢，遇溴化汞试纸产生黄色至棕色的砷斑，与一定量标准砷溶液在同样条件下生成的砷斑比较，来判定药物中砷盐的含量。反应液加入氯化亚锡起催化加速作用，碘化钾的作用是还原五价砷为三价砷，氯化亚锡和碘化钾还可以抑制锑化氢的生成。锌粒与盐酸作用生成 H_2S，与溴化汞作用生成硫化汞色斑，干扰试验结果，用醋酸铅棉花吸收产生的硫化氢气体。

68～69.【试题答案】　A、A

【试题解析】本组题考查要点是"常用心血管药物的药理作用"。硝酸甘油在胃肠道易吸收，但肝脏首过效应强，生物利用度 <1%，不宜口服，舌下给药可迅速缓解急性发作；普萘洛尔是 β 受体阻断药，用于预防稳定型心绞痛；硝苯地平与地尔硫草是钙通道拮抗剂，适用于治疗心绞痛；维拉帕米也是钙通道拮抗剂，可用于心律失常及伴有冠心病的高血压患者。

70～72.【试题答案】　A、C、D

【试题解析】本组题考查要点是"维生素类药物的含量测定方法"。维生素 C 的含量测定采用碘量法；维生素 E 的含量测定采用气相色谱法；维生素 B_1（原料药）的含量测定采用非水溶液滴定法；维生素 B_1 片剂的测定方法为紫外分光光度法。

三、X 型题

73.【试题答案】　BC

【试题解析】本题考查要点是"胰岛素的不良反应"。
胰岛素的不良反应主要有：
①低血糖反应：最常见，多数因剂量过大或进食太少或运动过多所致。
②过敏反应：多数因使用动物来源的胰岛素所致。
③胰岛素抵抗。
④脂肪萎缩与肥厚。
因此，本题的正确答案为 BC。

74.【试题答案】　BDE

【试题解析】本题考查要点是"雄激素的临床应用"。雄激素主要是睾丸素及其衍生物，如丙酸睾丸素、苯乙酸睾丸素、甲基睾丸素等。其临床用途主要有补充治疗，用于雄激素不足所致的无睾或类无睾症；抗雌激素作用，用于绝经期综合征、功能性子宫出血及子宫肌瘤；由于较大剂量可兴奋骨髓造血功能，特别是红细胞的生成，故可治疗贫血和再生障碍性贫血。因此，本题的正确答案为 BDE。

75. 【试题答案】　AB

【试题解析】本题考查要点是"抗心力衰竭药的相关知识"。卡托普利和依那普利属血管紧张素转化酶抑制药。临床试验证明此类药既能消除或缓解心力衰竭症状，改善生活质量，又能防止和逆转心肌肥厚，降低病死率。常与利尿药、地高辛合用，是治疗心力衰竭的基础药物；地高辛属强心苷类药；卡维地洛是 β 肾上腺素受体阻断药；米力农是磷酸二酯酶抑制剂，仅供短期静脉给药治疗急性心衰。因此，本题的正确答案为 AB。

76. 【试题答案】　AC

【试题解析】本题考查要点是"阿司匹林的不良反应"。阿司匹林剂量过大（5g/d）时，可出现头痛、眩晕、恶心、呕吐、耳鸣、视（听）力减退，总称为水杨酸反应，是水杨酸类中毒的表现，严重者可出现过度呼吸、酸碱平衡失调，甚至精神错乱。因此，本题的正确答案为 AC。

77. 【试题答案】　CE

【试题解析】本题考查要点是"药物的联合应用与配伍禁忌"。青霉素为细菌繁殖期杀菌药，庆大霉素为细菌静止期杀菌药，二者合用可增强疗效，青霉素可造成细菌细胞壁缺损而有利于庆大霉素进入细菌细胞内作用于靶点；四环素类为快速抑菌药，可快速抑制细菌细胞内的蛋白质合成，使细菌处于静止状态，致使作用于细菌繁殖期的青霉素杀菌作用减弱，而出现拮抗作用；异烟肼与对氨基水杨酸合用后，毒性增大；普鲁卡因在血浆中被酯酶水解，转变为对氨基苯甲酸和二乙氨基乙醇，前者能对抗磺胺类药物的抗菌作用；青霉素可与丙磺舒合用，丙磺舒虽无抗菌作用，但能与青霉素竞争肾小管分泌排泄，从而提高青霉素的血药浓度，延长其作用时间。因此，本题的正确答案为 CE。

78. 【试题答案】　ACD

【试题解析】本题考查要点是"大环内酯类抗生素的特点"。大环内酯类抗生素的共同特点：均为无色的有机弱碱性化合物，主要抗 G^+ 菌以及某些 G^- 球菌、厌氧菌和军团菌、胎儿弯曲菌、衣原体、支原体等，抗菌谱略广于青霉素，对耐青霉素的金葡菌有高效，本类抗生素间有不完全交叉耐药性，在碱性环境下抗菌活性较强，常碱化尿液治疗尿路感染。不易通过血脑屏障，主要经胆汁排泄，并有肝肠循环，毒性低，无不良反应。因此，本题的正确答案为 ACD。

79. 【试题答案】　ACDE

【试题解析】本题考查要点是"头孢菌素各代之间的药理作用特点"。第三代头孢菌素以头孢他定为代表，它们对革兰阳性菌的作用弱于第一、二代，但对铜绿假单胞菌及厌氧菌作用较强，对革兰阳性和阴性菌产生的 β - 内酰胺酶均有较高的稳定性。毒性小，几无肾毒性，重症耐药性革兰阴性菌感染宜选用之。因此，本题的正确答案为 ACDE。

80. 【试题答案】　ABCE

【试题解析】本题考查要点是"衡量抗菌药毒性大小应考虑的因素"。病原体对疾病的发生无疑起着重要的作用，但其并不能决定疾病的全过程。只有高度重视机体、病原体和药物三者相互关系，一方面合理使用化疗药物，充分发挥药物的抗病原体的作用，另一方面应尽力避免和减少对机体的不良反应及病原体耐药性的产生，达到合理的化疗效果。因此，本题的正确答案为 ABCE。

81. 【试题答案】　ABCDE

【试题解析】本题考查要点是"中枢神经系统药物作用特点"。地西泮、氯硝西泮均属于苯二氮䓬类镇静催眠药。苯二氮䓬类通过细胞膜超极化，增强 GABA 神经的效率，导致包括脊髓、丘脑下部、海马、黑质、小脑皮质及大脑皮质等部位神经元放电减少，部分神经元放电减少，部分增加 GABA 与 GABA 受体的亲和力；苯妥英钠能够抑制神经末梢对 GABA 的摄取，诱导 GABA 受体的增生，而间接增强 GABA 的作用；丙戊酸钠有阻断钠通道的作用，其次丙戊酸钠能在较高浓度下升高谷氨酸脱羧酶的活性，使 GABA 合成增加，并抑制 GABA 再摄取，使突触间隙 GABA 的浓度升高；苯巴比妥直接作用于 GABA 受体起作用。因此，本题的正确答案为 ABCDE。

82. 【试题答案】　AC

【试题解析】本题考查要点是"抗肿瘤药作用特点"。微管是真核细胞的一种组成成分，其由两条类似的多肽（α 和 β）亚单位构成的微管的二聚体形成。正常情况下，微管和微管蛋白二聚体之间存在动态平衡。紫杉醇可使两者之间失去动态平衡，防止解聚，稳定微管。这些作用导致细胞在有丝分裂时不能形成纺锤体和纺锤丝，抑制了细胞分裂和增殖，从而发挥抗肿瘤作用；紫杉特尔在体外抗若干癌细胞株强于紫杉醇，其对微管解聚的抑制亦比紫杉醇强 2 倍；而长春碱的作用机制是抑制有丝分裂；L－门冬酰胺可将血清门冬酰胺水解，肿瘤细胞缺乏门冬酰胺供应，使其蛋白质合成受阻，不能继续生长。因此，本题的正确答案为 AC。

83. 【试题答案】　ABCE

【试题解析】本题考查要点是"抗胆碱药的作用特点"。五个选项均为抗胆碱药，能作用于中枢系统的药物只有阿托品、山莨菪碱、苯海索、胃复康；丙胺太林不易透过血脑屏障，对中枢几乎无作用。因此，本题的正确答案为 ABCE。

84. 【试题答案】　ABCDE

【试题解析】本题考查要点是"新大环内酯类抗生素特点"。

新大环内酯类抗生素的药理学特征：

①抗菌谱扩大，抗菌活性增强，对一些难对付的病原体（分枝杆菌、包柔螺旋体等）有效；

②组织、细胞内浓度高，血药浓度也有所提高，体内分布广，半衰期延长，体内抗菌作用强；

③具有良好的 PAE；

④对酸的稳定性好，不需肠衣保护，口服吸收好，给药剂量及给药次数减少；

⑤不良反应轻，易于耐受。

因此，本题的正确答案为 ABCDE。

药物分析部分参考答案及解析

一、A 型题

85.【试题答案】 C

【试题解析】本题考查要点是"维生素 E 的杂质检查"。维生素 E 中生育酚的检查是利用生育酚的还原性，采用铈量法进行检查。因此，本题的正确答案为 C。

86.【试题答案】 C

【试题解析】本题考查要点是"质量标准中药物的近似溶解度概念"。质量标准中药物的近似溶解度可用"极易溶解"、"易溶"、"溶解"、"略溶"、"微溶"、"极微溶解"、"几乎不溶或不溶"等术语来表示。《中国药典》凡例对以上术语有明确的规定。如"极易溶解"，是指溶质 1g（ml）能在溶剂不到 1ml 中溶解；"几乎不溶或不溶"是指溶质 1g（ml）在溶剂 10000ml 中不能完全溶解。因此，本题的正确答案为 C。

87.【试题答案】 C

【试题解析】本题考查要点是"药品分析中重金属杂质的检查范畴"。重金属是指在实验条件下能与 S^{2-} 作用显色的金属杂质。如银、铅、汞、铜、镉、锡、锑、铋等。在药品生产过程中遇到铅的机会多，铅在体内又易蓄积中毒，故检查以铅为代表。因此，本题的正确答案为 C。

88.【试题答案】 A

【试题解析】本题考查要点是"重金属检查法的相关知识"。若以硫代乙酰胺作显色剂，溶液最适 pH 值为 3~3.5，使用醋酸盐缓冲液。因此，本题的正确答案为 A。

89.【试题答案】 A

【试题解析】本题考查要点是"信噪比的确定方法"。对仪器分析方法，通常按信噪比（S/N）为 10:1 时相应的浓度或进样量来确定。因此，本题的正确答案为 A。

90.【试题答案】 C

【试题解析】本题考查要点是"药物的鉴别反应"。硫色素反应是维生素 B_1 特有的，《中国药典》2010 年版以此进行鉴别。因此，本题的正确答案为 C。

91.【试题答案】 B

【试题解析】本题考查要点是"庆大霉素制剂的质量检查"。与硫酸庆大霉素的其他制剂相比，硫酸庆大霉素缓释片按要求需检查释放度。注射液则需要检查 pH 值、颜色、无菌。因此，本题的正确答案为 B。

92.【试题答案】 C

【试题解析】本题考查要点是"紫外吸收分光光度法的应用"。奋乃静、地西泮、盐酸氯丙嗪等具碱性，含有苯环等共轭双键，在酸性溶液中均有紫外吸收；巴比妥类药物具弱酸性，在不同碱性条件下可发生不同程度的电离，具有不同的紫外吸收特征，但在酸性条件下不电离，无紫外吸收，但含酸巴比妥例外，如司可巴比妥在酸性、碱性条件下均有紫外吸收。因此，本题的正确答案为 C。

93.【试题答案】　C

【试题解析】本题考查要点是"片剂药物含量的表示方法"。片剂含量测定是取一定量片剂，研细混匀称取部分片粉进行分析，因此测得结果为平均每片量，不是各片量。片剂相当于标示量百分含量是指每片测得的实际含量与理论投料量的相符程度，即当理论量 100时，实际量是多少。因此，本题的正确答案为 C。

94.【试题答案】　A

【试题解析】本题考查要点是"罗红霉素的含量测定"。罗红霉素原料药和制剂的含量测定方法相同，均为高效液相色谱法；阿莫西林口服制剂的溶出度测定方法为紫外分光光度法；硫酸庆大霉素及其制剂的含量测定均采用微生物检定法。因此，本题的正确答案为 A。

95.【试题答案】　E

【试题解析】本题考查要点是"有效数字修约在实际操作中的应用"。根据有效数字修约原则，1.995 和 2.005 的数值修约为三位有效数字时应该为"2.00"。因此，本题的正确答案为 E。

96.【试题答案】　C

【试题解析】本题考查要点是"紫外分光光度法的应用"。药物的紫外光谱图或参数可用于药物的定性鉴别和含量测定，定性鉴别的主要依据是多数有机化合物具有吸收光谱特征，如吸收光谱形状、吸收峰数目、各吸收峰的波长位置、强度和相应的吸收系数等。如果要初步确认是何种药物需要与该药物的标准色谱图进行对照；紫外光谱图不能确认药物的分子量大小以及分子中是否含有杂原子。因此，本题的正确答案为 C。

97.【试题答案】　D

【试题解析】本题考查要点是"维生素类药物的鉴别反应"。这是维生素 C 与硝酸银试液的反应，鉴别方法为：取供试品 0.2g，加水 10ml 溶解。取溶液 5ml，加硝酸银试液0.5ml，即生成银的黑色沉淀。因此，本题的正确答案为 D。

98.【试题答案】　E

【试题解析】本题考查要点是"红外分光光度法的应用"。在药物特殊杂质检查中，IR用来检查药物中无效或低效晶型；UV 用来检查与药物结构共轭体系部分有差异的物质；旋光度法则用来检查与药物旋光性质不同的物质；LC 用来检查反应的中间体、副产物、分解产物等和药物的性质近似的物质。因此，本题的正确答案为 E。

99.【试题答案】　A

【试题解析】本题考查要点是"片重差异的概念"。片重的差异是指按照规定称量方法测得片剂每片的重量与平均片重之间的差异程度，是片剂均匀性快速、简便的检查方法，为各国药典所收载。因此，本题的正确答案为 A。

100.【试题答案】　A

【试题解析】本题考查要点是"庆大霉素的质量检查"。庆大霉素是 C 组分的复合物，不同的 C 组分活性无明显差异，但其毒副作用不同，所以需控制 C 组分的相对含量。由于庆大霉素无紫外吸收，《中国药典》2010 年版用液相色谱法检测 C 组分，检测器为蒸发光散射检测器；FID 为氢火焰离子化检测器，一般为气相色谱的检测器。因此，本题的正确答案为 A。

二、B 型题

101～103.【试题答案】　C、C、E

【试题解析】本组题考查要点是"药物的含量测定"。硝酸士的宁有弱碱性，《中国药典》采用非水溶液滴定法测定含量，测定所用的溶剂为冰醋酸；奋乃静侧链哌嗪环上的氮原子有碱性，《中国药典》采用非水溶液滴定法测定其含量，测定所用的溶剂为冰醋酸；《中国药典》采用银量法测定苯巴比妥的含量，测定所用的溶剂为甲醇。

104～106.【试题答案】　A、C、D

【试题解析】本组题考查要点是"滴定法测定药品含量有关知识"。盐酸氯丙嗪结构的侧链上有 1 个氮原子，与 1 个分子高氯酸成盐；异烟肼的溴酸钾法为氧化还原滴定法，1 分子异烟肼失去 4 个电子，而 1 分子溴酸钾得到 6 个电子，故 3 摩尔异烟肼相当于 2 摩尔的溴酸钾；司可巴比妥的溴量法为双键的加成反应，1 个双键消耗 1 个 Br_2。

107～110.【试题答案】　D、C、A、E

【试题解析】本组题考查要点是"非水滴定法相关知识"。在非水溶液滴定法中，非水碱量法是以冰醋酸为溶剂，高氯酸作滴定液，结晶紫为指示剂滴定弱碱性物质及其盐类的分析方法；甲基甲酰胺（DMF）为溶剂的是非水酸量法。将不同强度的酸碱拉平到同一强度水平的效应称为拉平效应。能区分酸碱强度的效应为区分效应。为了消除非水酸量法中氢卤酸盐的干扰，必须添加醋酸汞。

111～114.【试题答案】　C、B、E、B

【试题解析】本组题考查要点是"非水碱量法的应用"。有机酸的酸性较弱，不影响滴定，可不经处理直接滴定。在冰醋酸中，氢卤酸的酸性较强，使滴定反应不完全，通常于滴定前，加入一定量的醋酸汞，使形成难电离的卤化汞而消除干扰，硝酸可氧化破坏指示剂，改用电位法指示终点可排除干扰。

115～117.【试题答案】　D、A、E

【试题解析】本组题考查要点是"色谱法与光谱法中的相关知识"。吸收系数的物理意义是吸光物质在单位浓度、单位液层厚度时的吸收度。在给定单色光、溶剂和温度等条件下，吸收系数是物质的特性常数，表明物质对某一特定波长光的吸收能力，物质的吸收系数越大表明该物质的吸光能力越强，所以吸收系数是定性和定量的依据。通常有两种表示方法：摩尔吸收系数和百分吸收系数。在薄层色谱法中，组分的迁移距离与展开剂的迁移距离之比称为比移值。在薄层色谱法中，分离度是指两相邻斑点中心距离与两斑点平均宽度

（直径）的比值，也可以采用比移值来计算。在气相和液相色谱法中通过两组分的色谱的保留时间和峰宽来计算。是用来评价两个组分彼此间被分开程度的参数。除另有规定外，分离度应大于1.5。

118～121.【试题答案】　D、A、E、A

【试题解析】本组题考查要点是"分析实验常用标准液"。用浊度标准作为澄清度的标准；溶液颜色检查《中国药典》收载有三种方法，第一法是用标准比色液进行比较的方法。标准比色液由比色用重铬酸钾、硫酸铜、氯化钴溶液按一定比例混合而成；重金属检查中，供试液若有色，可在硫代乙酰胺之前在对照管中滴加少量稀焦糖溶液或其他无干扰的有色溶液，使之与供试液管颜色一致；易炭化物检查是将供试品加到硫酸中，溶解后与一定标准液比色液比较。标准比色液由比色用重铬酸钾、硫酸铜、氯化钴溶液按一定比例混合而成。

122～123.【试题答案】　E、D

【试题解析】本组题考查要点是"数字的修约规则"。数字的修约规则为：四舍六入五成双，只允许对测量值进行一次修约，在修约标准差或其他表示不确定度时，修约的结果应使准确度的估计值更差一些。

124～127.【试题答案】　B、A、C、C

【试题解析】本组题考查要点是"有关药物的杂质及含量检查"。《中国药典》规定检查维生素C中的铁盐和铜盐采用原子吸收分光光度法；检查维生素E中的生育酚时采用铈量法，用二苯胺为指示剂；注射用青霉素钠采用高效液相色谱法，与青霉素钠的含量测定方法相同；头孢羟氨苄中测定有关杂质采用高效液相色谱法。

128～130.【试题答案】　C、A、E

【试题解析】本组题考查要点是"胺类药物的含量测定"。《中国药典》2010年版规定，盐酸普鲁卡因的含量测定方法为亚硝酸钠滴定法和永停法；对乙酰氨基酚片剂、注射剂、胶囊剂、栓剂的含量测定均采用与对乙酰氨基酚原料药一样的测定法——紫外－可见分光光度法；盐酸肾上腺素注射液的含量测定采用高效液相色谱法。

131～132.【试题答案】　D、D

【试题解析】本组题考查要点是"阿莫西林的鉴别和测定"。《中国药典》2010年版规定，阿莫西林的鉴别反应采用红外分光光度法和高效液相色谱法，含量测定采用高效液相色谱法。

三、X 型题

133.【试题答案】　CDE

【试题解析】本题考查要点是"黄体酮的鉴别"。黄体酮的鉴别主要有与亚硝基铁氰化钠的反应、与异烟肼的反应和红外光谱法。因此，本题的正确答案为CDE。

134.【试题答案】　AD

【试题解析】本题考查要点是"配位滴定法相关知识"。配位滴定法中EDTA与金属离子配位反应的特点是形成的配位化合物大多是无色的，只有少数例外；形成的大多数配位化合物都相当稳定；形成的配位化合物都是简单的 1:1 的关系，计算时都是 1:1 的关系；形成的配位化合物大多数易溶于水，故只能在水溶液中滴定。因此，本题的正确答案为 AD。

135.【试题答案】 ABD

【试题解析】本题考查要点是"《中国药典》收载的溶出度测定法"。《中国药典》溶出度测定法收载有三种方法：第一法为转篮法；第二法为桨法；第三法又称为小杯法，小杯法溶剂体积小，适用于药物含量较低的片剂溶出度测定。因此，本题的正确答案为 ABD。

136.【试题答案】 ABD

【试题解析】本题考查要点是"系统误差的类型"。系统误差包括方法误差、试剂误差、仪器误差和操作误差；实验室温度、湿度等改变引起的误差属于偶然误差。因此，本题的正确答案为 ABD。

137.【试题答案】 ACE

【试题解析】本题考查要点是"四环素类药物中的'有关物质'种类"。四环素类抗生素中存在的"有关物质"主要指差向异构体、脱水物、差向脱水物、金霉素等。因此，本题的正确答案为 ACE。

138.【试题答案】 ABCDE

【试题解析】本题考查要点是"《中国药典》的沿革"。《中国药典》共出版了九版，分别是 1953 年版、1963 年版、1977 年版、1985 年版、1990 年版、1995 年版、2000 年版、2005 年版、2010 年版。因此，本题的正确答案为 ABCDE。

139.【试题答案】 ABCD

【试题解析】本题考查要点是"pH 测定中的注意事项"。pH 值是溶液中氢离子活度的负对数，用来表示溶液的酸度。电位法包括直接电位法和电位滴定法，溶液的 pH 测定采用的是直接电位法。用于 pH 值测定的装置称为 pH 计或酸度计，由 pH 测量电池和 pH 指示器组成，以玻璃电极为指示电极，甘汞电极为参比电极，与被测溶液组成原电池，测定原电池的电动势求出氢离子活（浓）度。由于玻璃电极常数随不同电极、不同组成的溶液以及溶液的温度等因素有变动，为消除此影响，pH 测定时通常需要进行温度补偿以及采用两次测定法，即先用标准缓冲液校正仪器，进行定位，然后再测定样品的 pH。同时《中国药典》规定配制标准缓冲液和供试品溶液的水应是新沸过的冷蒸馏水。因此，本题的正确答案为 ABCD。

140.【试题答案】 ACDE

【试题解析】本题考查要点是"相关测定方法对溶剂水的要求"。碘量法测定维生素 E 含量时加新沸过的冷蒸馏水是为了减少水中溶解氧对测定的影响；pH 测定、氢氧化钠滴定液的配制、硫代硫酸钠滴定液的配制加新沸过的冷蒸馏水是为了减少水中溶解二氧化碳的影响。因此，本题的正确答案为 ACDE。

模拟试卷（二）

药理学部分

一、A型题（最佳选择题。共24题。每题1分。每题的备选答案中只有一个最佳答案）

1. 下列选项中，对药理学描述正确的是（　　）。
   A. 药理学是研究药物的学科
   B. 药理学是与药物有关的生理科学
   C. 药理学是研究药物代谢动力学的科学
   D. 药理学是研究药物效应动力学的科学
   E. 药理学是研究药物与机体相互作用规律及其原理的科学

2. 下列选项中，痛风者应慎用哪种药物（　　）。
   A. 螺内酯　　　　　　　　　B. 甘露醇
   C. 氨苯蝶啶　　　　　　　　D. 阿米洛利
   E. 氢氯噻嗪

3. 下列选项中，属于四环素禁用的人群有（　　）。
   A. 精神病人　　　　　　　　B. 月经期妇女
   C. 哺乳期妇女　　　　　　　D. 中、老年人
   E. 过敏体质的人

4. 下列选项中，哪种药物有止泻作用（　　）。
   A. 硫酸镁　　　　　　　　　B. 乳果糖
   C. 酚酞　　　　　　　　　　D. 地芬诺酯
   E. 液体石蜡

5. 临床主要用于鼠疫杆菌和结核杆菌感染的抗生素为（　　）。
   A. 链霉素　　　　　　　　　B. 卡那霉素
   C. 妥布霉素　　　　　　　　D. 阿米卡星
   E. 庆大霉素

6. 下列选项中，对治疗小儿遗尿症有效的药物是（　　）。
   A. 洛贝林　　　　　　　　　B. 咖啡因
   C. 尼可刹米　　　　　　　　D. 二甲弗林

E. 甲氯芬酯

7. 呋喃唑酮的主要临床应用是（　　）。

    A. 霍乱
               B. 胃溃疡

    C. 尿路感染
           D. 肠炎和菌痢

    E. 伤寒和副伤寒

8. 受体是（　　）。

    A. 酶
              B. 蛋白质

    C. 神经递质
           D. 第二信使

    E. 配体的一种

9. 下列选项中，哪种药物适用于催产和引产（　　）。

    A. 麦角胺
           B. 麦角毒

    C. 缩宫素
           D. 益母草

    E. 麦角新碱

10. 下列选项中，关于腺苷的说法不正确的是（　　）。

    A. 促进 K^+ 外流、降低自律性

    B. 治疗阵发性室上性心律失常

    C. 通过激活腺苷受体发挥作用

    D. 明显增加 cAMP 水平，缩短不应期，减慢传导

    E. 抑制交感神经兴奋或异丙肾上腺素所致的早后、晚后除极

11. 治疗晕动病可选用的药物是（　　）。

    A. 苯海拉明
         B. 特非那定

    C. 雷尼替丁
         D. 尼扎替丁

    E. 西咪替丁

12. 乙酰水杨酸的主要适应证不包括（　　）。

    A. 痛经
           B. 胃溃疡

    C. 神经痛
         D. 防止血栓形成

    E. 风湿性关节炎

13. 主要用于根治良性疟和阻断传播的药物是（　　）。

    A. 奎宁
           B. 氯喹

    C. 伯氨喹
         D. 青蒿素

    E. 乙胺丁醇

14. 雌激素的临床应用有（　　）。

    A. 痛经
           B. 先兆流产

    C. 消耗性疾病
        D. 子宫内膜异位症

    E. 功能性子宫出血

15. 利多卡因对哪种心律失常无效（　　）。

    A. 心室纤颤
        B. 心房纤颤

    C. 室性早搏
        D. 阵发性室性心动过速

E. 急性心肌梗死引起的室性心律失常

16. 肌注阿托品治疗肠绞痛，引起口干称为（　　　）。

  A. 副作用
  B. 毒性反应

  C. 治疗作用
  D. 变态反应

  E. 后遗效应

17. 抗着床避孕药的主要优点是（　　　）。

  A. 每月只需服用 1 次
  B. 不受月经周期限制

  C. 可替代抑制排卵的避孕药
  D. 同居 14 天以内服用 1 片即可

  E. 14 日以内连服 7 片

18. 下列选项中，影响胆固醇吸收的药物有（　　　）。

  A. 盐酸
  B. 考来烯胺

  C. 苯扎贝特
  D. 普伐他汀

  E. 普罗布考

19. 主要用于急性淋巴细胞白血病的抗生素是（　　　）。

  A. 阿霉素
  B. 博来霉素

  C. 柔红霉素
  D. 丝裂霉素

  E. 放线菌素 D

20. 下列镇痛药在治疗剂量不抑制呼吸的药物是（　　　）。

  A. 吗啡
  B. 美沙酮

  C. 曲马朵
  D. 安法罗定

  E. 喷他佐辛

21. 新斯的明过量可致（　　　）。

  A. 中枢抑制
  B. 中枢兴奋

  C. 胆碱能危象
  D. 青光眼加重

  E. 窦性心动过速

22. 幼儿甲状腺分泌不足易患（　　　）。

  A. 呆小病
  B. 侏儒病

  C. 肢端肥大症
  D. 黏液性水肿

  E. 单纯性甲状腺肿

23. 阿卡波糖属于（　　　）。

  A. 非口服类降糖药
  B. 磺酰脲类降糖药

  C. 双胍类口服降糖药
  D. 胰岛素的长效制剂

  E. α 葡萄糖苷酶抑制药

24. 阿糖胞苷的作用机制是（　　　）。

  A. DNA 多聚酶抑制药
  B. 核苷酸还原酶抑制药

  C. 胸苷酸合成酶抑制药
  D. 二氢叶酸还原酶抑制药

  E. 嘌呤核苷酸互变抑制药

二、B型题（配伍选择题。共48题，每题0.5分。备选答案在前，试题在后。每组若干题。每组题均对应同一组备选答案。每题只有一个正确答案。每个备选答案可重复选用，也可不选用）

A. 耐受性   B. 耐药性

C. 快速耐受性   D. 心理依赖性

E. 生理依赖性

25. 酒精和某些镇静催眠药常会产生（　　）。

26. 连续用药后机体对药物的反应性降低的是（　　）。

27. 病原微生物对抗菌药物的敏感性降低甚至消失的是（　　）。

28. 短时间内反复用药数次后即药效递减直至消失的是（　　）。

29. 长期反复用药后一旦中断用药即出现戒断症状的是（　　）。

A. 空腹内服   B. 定时内服

C. 睡前内服   D. 饭前内服

E. 饭后内服

30. 催眠药应（　　）。

31. 增进食欲的药物应（　　）。

32. 对胃有刺激性的药物应（　　）。

33. 需要维持有效血药浓度的药物应（　　）。

A. 副作用   B. 毒性反应

C. 后遗效应   D. 变态反应

E. 特异质反应

34. 博来霉素引起的严重肺纤维化是（　　）。

35. 阿司匹林引起的溶血性贫血是（　　）。

36. 阿司匹林引起的皮疹和神经血管性水肿是（　　）。

37. 阿托品治疗各种内脏绞痛时引起的口干、小便困难、心悸等是（　　）。

A. 抑制核苷酸还原酶   B. 抑制DNA多聚酶

C. 抑制二氢叶酸还原酶   D. 阻止嘌呤核苷酸形成

E. 抑制脱氧胸苷酸合成酶

38. 氟尿嘧啶影响核酸合成的机制是（　　）。

39. 巯嘌呤影响核酸合成的机制是（　　）。

40. 甲氨蝶呤影响核酸合成的机制是（　　）。

41. 阿糖胞苷影响核酸合成的机制是（　　）。

42. 羟基脲影响核酸合成的机制是（　　）。

A. 竞争性对抗 B. 抗凝作用基本不变

C. 减慢药物灭活，作用增强 D. 加速药物灭活，作用减弱

E. 竞争与血浆蛋白结合，使游离药物浓度升高

43. 双香豆素与苯巴比妥合用（　　）。

44. 双香豆素与维生素 K 合用（　　）。

45. 双香豆素与保泰松合用（　　）。

46. 双香豆素与青霉素合用（　　）。

47. 双香豆素与氯霉素合用（　　）。

A. 潜伏期 B. 有效期

C. 失效期 D. 残留期

E. 消除半衰期

48. 血药浓度维持在最低有效浓度之上的时间为（　　）。

49. 血药浓度降至最低有效浓度直至完全从体内消除的时间为（　　）。

50. 血药浓度下降一半所需的时间为（　　）。

51. 从开始给药至血药浓度达到最低有效浓度的时间为（　　）。

A. 叶酸 B. 肝素

C. 尿激酶 D. 维生素 K

E. 氨甲苯酸

52. 急性肺栓塞宜选用（　　）。

53. 纤溶亢进所致的出血宜选用（　　）。

54. 弥漫性血管内凝血早期可选用（　　）。

55. 巨幼红细胞性贫血可选用（　　）。

56. 早产儿、新生儿出血宜选用（　　）。

A. 肾小球 B. 集合管

C. 远曲小管近端 D. 髓襻升支粗段

E. 远曲小管远端和集合管

57. 呋塞米利尿作用部位在（　　）。

58. 氨苯蝶啶利尿作用部位在（　　）。

59. 螺内酯利尿作用部位在（　　）。

60. 布美他尼利尿作用部位在（　　）。

61. 氢氯噻嗪利尿作用部位在（　　）。

A. 睾丸癌 B. 绒毛膜上皮癌

C. 绝经后晚期乳腺癌 D. 急性粒细胞性白血病

E. 慢性粒细胞性白血病

62. 氨鲁米特可用于（　　）。

63. 三尖杉酯碱可用于（　　）。

64. 顺铂、长春碱和博来霉素联用可用于（　　）。

　　A. 螺内酯　　　　　　　　　　B. 呋塞米
　　C. 氨苯蝶啶　　　　　　　　　D. 氢氯噻嗪
　　E. 乙酰唑胺

65. 有性激素样副作用的是（　　）。

66. 具有耳毒性的是（　　）。

67. 可引起胃肠出血的是（　　）。

68. 抑制胰岛素释放和组织对葡萄糖的利用，升高血糖的是（　　）。

　　A. 氯喹　　　　　　　　　　　B. 甲硝唑
　　C. 乙胺嗪　　　　　　　　　　D. 吡喹酮
　　E. 甲苯咪唑

69. 治疗血吸虫病的首选药物是（　　）。

70. 治疗钩虫病和鞭虫病的首选药物是（　　）。

71. 治疗阴道滴虫病的常用药物是（　　）。

72. 治疗丝虫病的药物是（　　）。

三、X 型题（多项选择题。共 12 题，每题 1 分。每题的备选答案中有 2 个或 2 个以上正确，少选或多选均不得分）

73. 药物的作用机制包括（　　）。
　　A. 对酶的影响　　　　　　　　B. 影响核酸代谢
　　C. 影响生理物质转运　　　　　D. 参与或干扰细胞代谢
　　E. 作用于细胞膜的离子通道

74. 临床常用的脱水药是（　　）。
　　A. 尿素　　　　　　　　　　　B. 甘露醇
　　C. 山梨醇　　　　　　　　　　D. 0.9%氯化钠
　　E. 50%葡萄糖溶液

75. 下列选项中，禁用糖皮质激素的疾病是（　　）。
　　A. 骨折　　　　　　　　　　　B. 孕妇
　　C. 角膜溃疡　　　　　　　　　D. 过敏性紫癜
　　E. 肾病综合征

76. 治疗癫痫持续状态的有效药物是（　　）。
　　A. 地西泮　　　　　　　　　　B. 奋乃静
　　C. 苯巴比妥　　　　　　　　　D. 苯妥英钠
　　E. 氯硝西泮

77. 下列选项中，属于硫糖铝药理作用的有（　　　）。
    A. 形成胶状物质覆盖在溃疡表面
    B. 和胃蛋白酶结合抑制其活性
    C. 促进胃黏液和碳酸氢盐的分泌
    D. 刺激前列腺素的合成与释放
    E. 吸附表皮生长因子，促进黏膜上皮更新

78. 抗菌谱与利福平相同，抗菌效力大于利福平的药物有（　　　）。
    A. 异烟肼　　　　　　　　　　B. 利福定
    C. 利福喷丁　　　　　　　　　D. 氯法齐明
    E. 乙胺丁醇

79. 下列选项中，关于氨氯地平的说法不正确的是（　　　）。
    A. 明显抑制房室传导　　　　　B. 属苯烷胺类钙拮抗药
    C. 主要不良反应为外周水肿　　D. 可用于高血压和心绞痛治疗
    E. 可加快心率，加强心肌收缩力

80. 治疗蛔虫病的药物有（　　　）。
    A. 哌嗪　　　　　　　　　　　B. 噻嘧啶
    C. 左旋咪唑　　　　　　　　　D. 甲苯咪唑
    E. 恩波吡维铵

81. 氟喹诺酮类药物临床常用于治疗（　　　）。
    A. 淋病　　　　　　　　　　　B. 尿路感染
    C. 呼吸道感染　　　　　　　　D. 胃肠道感染
    E. 骨、关节感染

82. 制霉菌素的临床用途为（　　　）。
    A. 指甲癣　　　　　　　　　　B. 阴道滴虫病
    C. 隐球菌引起的脑膜炎　　　　D. 白色念珠菌引起的肠道感染
    E. 长期使用四环素导致的鹅口疮

83. 硫脲类抗甲状腺素药的临床适应证有（　　　）。
    A. 甲亢的内科治疗　　　　　　B. 甲状腺手术前准备
    C. 黏液性水肿的治疗　　　　　D. 甲状腺危象的辅助治疗
    E. 先天性甲状腺功能减退症（呆小症）的替代治疗

84. 丝裂霉素的不良反应包括（　　　）。
    A. 口腔炎　　　　　　　　　　B. 皮肤脱屑
    C. 胃肠道反应　　　　　　　　D. 溶血性尿毒综合征
    E. 迟发性和蓄积性的骨髓抑制

药物分析部分

一、A 型题（最佳选择题。共 16 题，每题 1 分。每题的备选答案中只有一个最佳答案）

85. 旋光计的检定，《中国药典》规定用（   ）。
    A. 水
    B. 旋光管
    C. 液体石蜡
    D. 真空热电偶
    E. 标准石英旋光管

86. 回收率是用来衡量方法的（   ）。
    A. 检测限
    B. 准确度
    C. 精密度
    D. 相对误差
    E. 标准偏差

87. 水的折光率在 20℃时为（   ）。
    A. 1.3320
    B. 1.3330
    C. 1.3340
    D. 1.3350
    E. 1.3360

88. 下列药物的碱性溶液，加入铁氰化钾后，再加正丁醇，显蓝色荧光的是（   ）。
    A. 维生素 A
    B. 维生素 B_1
    C. 维生素 C
    D. 维生素 D
    E. 维生素 E

89. 葡萄糖加 90% 乙醇，加热回流，溶液应澄清是用以检查其中的（   ）。
    A. 蔗糖
    B. 钙盐
    C. 糊精
    D. 蛋白质
    E. 有关物质

90. 醋酸地塞米松结构中含有的基团为（   ）。
    A. 乙炔基
    B. 吡啶环
    C. 二烯醇基
    D. α – 醇酮基
    E. β – 内酰胺环

91. 红外光谱图中指纹区的波段范围是（   ）。
    A. $1300 \sim 400 cm^{-1}$
    B. $1500 \sim 1300 cm^{-1}$
    C. $2400 \sim 2000 cm^{-1}$
    D. $3300 \sim 3000 cm^{-1}$
    E. $4000 \sim 1300 cm^{-1}$

92. 下列关于巴比妥类药物银盐溶解性的说法正确的是（   ）。
    A. 一银盐、二银盐均可溶于水
    B. 一银盐、二银盐均不溶于水
    C. 一银盐可溶于水，二银盐不溶
    D. 一银盐不溶于水，二银盐可溶

E. 不确定

93. pH 值测定法中，用两种标准缓冲溶液校正时误差应不大于（　　）。

　　A. 0.02pH 单位　　　　　　　B. 0.04pH 单位

　　C. 0.05pH 单位　　　　　　　D. 0.06pH 单位

　　E. 0.1pH 单位

94. 巴比妥类药物在吡啶溶液中与铜吡啶试液作用，生成配位化合物，显绿色的药物是（　　）。

　　A. 巴比妥　　　　　　　　　　B. 硫喷妥钠

　　C. 苯巴比妥　　　　　　　　　D. 司可巴比妥

　　E. 异戊巴比妥

95. 下列选项中，关于荧光的说法不正确的是（　　）。

　　A. 荧光的平均寿命很短　　　　B. 荧光的波长长于激发光

　　C. 除去激发光源，荧光立即熄灭　　D. 荧光的能量大于激发光的能量

　　E. 是某些物质受紫外光或可见光照射后发出的

96. 《中国药典》规定丙酸睾酮的含量测定方法为（　　）。

　　A. 旋光法　　　　　　　　　　B. 溴酸钾法

　　C. 非水溶液滴定法　　　　　　D. 高效液相色谱法

　　E. 紫外分光光度法

97. 药物中的重金属是指（　　）。

　　A. pb^{2+}

　　B. 原子量大的金属离子

　　C. 影响安全性和稳定性的金属离子

　　D. 在规定条件下经过灼烧残余的金属杂质

　　E. 在规定条件下与硫代乙酰胺或硫化钠作用显色的金属杂质

98. 黄体酮的专属反应为（　　）。

　　A. 斐林反应　　　　　　　　　B. 硝酸银反应

　　C. 异烟肼反应　　　　　　　　D. 与硫酸的反应

　　E. 与亚硝基铁氰化钠的反应

99. 用第一法测定药物粉末的熔点时，毛细管中装入供试品的高度为（　　）。

　　A. 1.0mm　　　　　　　　　　B. 1.5mm

　　C. 2.0mm　　　　　　　　　　D. 2.5mm

　　E. 3.0mm

100. 芳香第一胺反应又称（　　）。

　　A. 重氮化反应　　　　　　　　B. 与芳香醛的反应

　　C. 重氮化－偶合反应　　　　　D. 与亚硝酸钠的反应

　　E. 与 β－萘酚的偶合反应

二、B型题（配伍选择题。共32题，每题0.5分。备选答案在前，试题在后。每组若干题。每组题均对应同一组备选答案。每题只有一个正确答案。每个备选答案可重复选用，也可不选用）

A. 罂粟酸　　　　　　　　　B. 对氨基酚
C. 其他甾体　　　　　　　　D. 有关物质
E. 中性或碱性物质

101. 盐酸氯丙嗪中的特殊杂质为（　　）。
102. 对乙酰氨基酚中的特殊杂质为（　　）。
103. 盐酸吗啡中的特殊杂质为（　　）。
104. 苯巴比妥中特殊杂质为（　　）。
105. 醋酸地塞米松中的特殊杂质为（　　）。

A. 定量限　　　　　　　　　B. 检测限
C. 耐用性　　　　　　　　　D. 精密度
E. 准确度

106. 用回收率表示的效能指标为（　　）。
107. 用标准偏差（SD）、相对标准偏差（RSD）表示的效能指标为（　　）。
108. 以信噪比3∶1确定的效能指标为（　　）。
109. 以信噪比10∶1确定的效能指标为（　　）。
110. 测定条件有小变动时，测定结果不受影响的效能指标为（　　）。

A. 药物与杂质氧化还原性质的差异　B. 杂质与一定试剂反应产生沉淀
C. 药物与杂质溶解行为的差异　　　D. 药物与杂质对红外光吸收性质的差异
E. 药物与杂质对紫外光吸收性质的差异

111. 葡萄糖注射液中5-羟甲基糠醛检查的基本原理是（　　）。
112. 葡萄糖中糊精检查的基本原理是（　　）。
113. 甲苯咪唑中低效A晶型检查的基本原理是（　　）。
114. 盐酸吗啡中阿扑吗啡检查的基本原理是（　　）。
115. 洋地黄毒苷中检查洋地黄皂苷的基本原理是（　　）。

A. μm　　　　　　　　　B. kPa
C. cm^{-1}　　　　　　　　D. mm^2/s
E. Pa·s

116. 波数的单位符号为（　　）。
117. 压力的单位符号为（　　）。
118. 运动黏度的单位符号为（　　）。
119. 动力黏度的单位符号为（　　）。

A. 稀盐酸　　　　　　　　　　B. 稀硝酸

C. 锌粒与盐酸　　　　　　　　D. 酸碱指示剂

E. 醋酸铵缓冲液（pH3.5）

120. 砷盐的检查所用的试剂为（　　　）。

121. 重金属的检查所用的试剂为（　　　）。

122. 铁盐的检查所用的试剂为（　　　）。

123. 硫酸盐的检查所用的试剂为（　　　）。

124. 氯化物检查所用的试剂为（　　　）。

A. 铈量法　　　　　　　　　　B. 碘量法

C. 溴量法　　　　　　　　　　D. 酸碱滴定法

E. 亚硝酸钠滴定法

125. 硫酸亚铁片的含量测定方法为（　　　）。

126. 阿司匹林的含量测定方法为（　　　）。

127. 维生素 C 的含量测定方法为（　　　）。

A. 酚酞　　　　　　　　　　　B. 结晶紫

C. 荧光黄　　　　　　　　　　D. 邻二氮菲

E. 碘化钾 – 淀粉

128. 亚硝酸钠法中所用的指示液为（　　　）。

129. 非水碱量法中所用的指示液为（　　　）。

130. 铈量法中所用的指示液为（　　　）。

131. 吸附指示剂法中所用的指示液为（　　　）。

132. 酸碱滴定法中所用的指示液为（　　　）。

三、X 型题（多项选择题。共 8 题，每题 1 分。每题的备选答案中有 2 个或 2 个以上正确，少选或多选均不得分）

133. 药品质量标准制订的原则包括（　　　）。

A. 针对性　　　　　　　　　　B. 安全有效

C. 充分考虑使用要求　　　　　D. 原料药分析首先考虑专属性

E. 原料药分析首先考虑准确性

134. 干燥剂干燥法中常用的干燥剂有（　　　）。

A. 硫酸　　　　　　　　　　　B. 硅胶

C. 氯化钡　　　　　　　　　　D. 碳酸钠

E. 五氧化二磷

135. 紫外分光光度计应定期检查（　　　）。

A. 杂散光　　　　　　　　　　B. 波长精度

C. 溶剂吸收　　　　　　　　　D. 狭缝宽度

E. 吸光度准确性

136. 滴定分析法的形式一般有（　　　）。

　　A. 直接滴定　　　　　　　　　　B. 间接滴定

　　C. 剩余滴定　　　　　　　　　　D. 置换滴定

　　E. 空白滴定

137. 亚硝酸钠滴定法的重氮化反应受多种因素的影响，测定中的主要条件有（　　　）。

　　A. 加过量的盐酸加速反应　　　　B. 滴定中避免水分的进入

　　C. 滴定管尖端插入液面下滴定　　D. 室温（10℃ ~30℃）条件下滴定

　　E. 加入适当的溴化钾加快反应速度

138. 青霉素钠的最终降解产物为（　　　）。

　　A. 青霉素　　　　　　　　　　　B. 青霉胺

　　C. 青霉醛　　　　　　　　　　　D. 青霉烯酸

　　E. 青霉噻唑酸

139. 直接能与硫酸铜产生颜色或沉淀反应的药物有（　　　）。

　　A. 磺胺嘧啶　　　　　　　　　　B. 磺胺甲噁唑

　　C. 苯巴比妥钠　　　　　　　　　D. 盐酸利多卡因

　　E. 司可巴比妥钠

140. 与 $AgNO_3$ 试液反应，可生成 Ag 黑色沉淀的药物为（　　　）。

　　A. 炔雌醇　　　　　　　　　　　B. 异烟肼

　　C. 维生素 A　　　　　　　　　　D. 维生素 B_1

　　E. 维生素 C

药理学部分参考答案及解析

一、A 型题

1. 【试题答案】　E

【试题解析】本题考查要点是"药理学的概念"。药理学是研究药物的学科之一，主要研究药物与机体（包括病原体）相互作用的规律和机制。药理学一方面研究药物对机体的作用及其机制（称为药物效应动力学），另一方面研究机体对药物的作用（称为药物代谢动力学），选项 C、D 的说法片面。因此，本题的正确答案为 E。

2. 【试题答案】　E

【试题解析】本题考查要点是"氢氯噻嗪的不良反应"。螺内酯可致消化道功能紊乱，甚至出血，溃疡病人禁用，所以选项 A 不正确；甘露醇的不良反应少见，注射过快时可引起一过性头痛、眩晕、视力模糊和心悸等，慢性心功能不全、尿闭及活动性颅内出血者禁用，所以选项 B 不正确；氨苯蝶啶和阿米洛利常与噻嗪类合用，不良反应有高血钾和消化道症状如恶心、呕吐、腹泻等。氨苯蝶啶还抑制二氢叶酸还原酶，引起叶酸缺乏，肝硬化病人服用此药可发生巨幼红细胞性贫血，所以选项 C、D 不正确；氢氯噻嗪属噻嗪类药物，该类药物与尿酸竞争同一分泌机制，减少尿酸排出，引起高尿酸血症，痛风患者慎用。因此，本题的正确答案为 E。

3.【试题答案】　C

【试题解析】本题考查要点是"四环素的禁忌证"。四环素类抗生素能与新形成的骨骼和牙齿中的钙结合致牙齿有黄色结合物沉着，随时间延续，变成无荧光的棕色沉着，它还可抑制婴儿的骨骼生长。由于药物可从乳汁分泌，通过胎盘影响胎儿生长、骨发育，故妊娠 5 个月以上的孕妇、哺乳期妇女及 8 岁以下儿童禁用此类抗生素。因此，本题的正确答案为 C。

4.【试题答案】　D

【试题解析】本题考查要点是"止泻药物的种类"。硫酸镁属于渗透性泻药，口服不吸收，在肠腔内形成高渗状态，减少水分吸收，肠内容积增大，导致肠蠕动加快，引起泻下，所以 A 选项不正确；乳果糖也属于渗透性泻药，给药后不吸收，在肠道被细菌分解成乳酸，吸收水分，刺激肠道，促进排便，所以 B 选项不正确；酚酞属于接触性泻药，口服后在肠道与碱性肠液形成可溶性钠盐，能促进结肠蠕动，所以 C 选项不正确；地芬诺酯为人工合成的哌替啶衍生物，作用于阿片受体，但对中枢几无作用，它能提高肠张力，减少肠蠕动，用于急、慢性功能性腹泻，所以 D 选项正确；液体石蜡是从原油分馏所得到的无色无味的混合物，可用作软膏、搽剂和化妆品的基质，还被用于医疗器械的消毒和防锈，所以 E 选项不正确。因此，本题的正确答案为 D。

5.【试题答案】　A

【试题解析】本题考查要点是"链霉素的临床应用"。链霉素属于氨基糖苷类抗生素，主要用于鼠疫杆菌和结核杆菌；卡那霉素主要用于大肠杆菌、克雷白杆菌、肠杆菌属、变形杆菌、结合杆菌和金黄色葡萄球菌株；妥布霉素适用于铜绿假单胞菌；阿米卡星适用于绿脓杆菌及其他假单胞菌属、大肠杆菌、变形杆菌（吲哚阳性和吲哚阴性）、普鲁威登菌、克雷白菌、肠杆菌、沙雷菌属、不动杆菌属与葡萄球菌属等；庆大霉素主要用于革兰阴性杆菌、铜绿假单胞菌和革兰阳性菌中的金黄色葡萄球菌等。因此，本题的正确答案为 A。

6.【试题答案】　E

【试题解析】本题考查要点是"药物的临床应用"。洛贝林临床主要用于新生儿窒息、一氧化碳中毒引起的窒息、吸入麻醉药及其他中枢抑制剂（如阿片、巴比妥类）的中毒，以及肺炎、白喉等传染病引起的呼吸衰竭；适度使用咖啡因有祛除疲劳、兴奋神经的作用，临床上用于治疗神经衰弱和昏迷复苏；尼可刹米临床主要用于疾病或中枢抑制药中毒引起的呼吸及循环衰竭；二甲弗林一般适用于各种原因引起的中枢性呼吸衰竭，麻醉药、催眠药所致的呼吸抑制，以及外伤手术等引起的虚脱和休克；甲氯芬酯临床多用于外伤性昏迷、新生儿缺氧症、小儿遗尿症、意识障碍、老年性精神病及酒精中毒、一氧化碳中毒等。因此，本题的正确答案为 E。

7.【试题答案】　D

【试题解析】本题考查要点是"呋喃唑酮的主要临床应用"。呋喃唑酮对沙门菌、志贺菌、大肠杆菌、变形杆菌、链球菌及葡萄球菌等均有抗菌作用。细菌对本品不易产生耐药性，与磺胺及抗生素也无交叉耐药性。呋喃唑酮临床上主要用于菌痢、肠炎、伤寒、副伤寒及外用治疗阴道滴虫病。因此，本题的正确答案为 D。

8. 【试题答案】 B

【试题解析】本题考查要点是"受体的概念"。受体的概念是 Ehrlich 和 Langley 于 19 世纪末和 20 世纪初在实验室研究的基础上提出的，即受体是一类介导细胞信号转导的功能蛋白质，能识别周围环境中的某些微量化学物质，首先与之结合，并通过中介的信息放大系统并触发后续的药理效应或生理反应。因此，本题的正确答案为 B。

9. 【试题答案】 C

【试题解析】本题考查要点是"缩宫素的临床应用"。麦角胺、麦角毒以及麦角新碱都属于麦角生物碱，临床主要主用于子宫出血、产后子宫复旧、偏头痛以及中枢抑制，所以选项 A、B、E 不正确；缩宫素属子宫收缩药，临床主要用于催生、引产以及产后止血，所以选项 C 正确；益母草具有活血、祛瘀、调经、消水的功效，主要用于治疗月经不调、浮肿下水、尿血、泻血、痢疾、痔疾，所以选项 D 不正确。因此，本题的正确答案为 C。

10. 【试题答案】 D

【试题解析】本题考查要点是"腺苷的作用机制"。腺苷为内源性嘌呤核苷，作用于 G 蛋白偶联的腺苷受体。在心房、窦房结，腺苷通过与腺苷受体结合而激活与 G 蛋白偶联的钾通道，使 K^+ 外流增加，细胞膜超极化而降低自律性。它还能明显增加 cGMP 水平，延长房室结的不应期和减慢传导，抑制交感神经的兴奋或异丙肾上腺素所致的早后、晚后除极而发挥抗心律失常作用。此外，腺苷在脑起着抑制性递质的作用，可抑制某些神经递质如谷氨酸的释放，并具有神经保护功能。腺苷临床上用于治疗折返性阵发性室上性心律失常。因此，本题的正确答案为 D。

11. 【试题答案】 A

【试题解析】本题考查要点是"晕动病的药物治疗"。晕动病、放射病等引起的恶心呕吐，常用药物为苯海拉明、异丙嗪、茶苯海明等，所以 A 选项正确；特非那定用于季节性和非季节性过敏性鼻炎、荨麻疹及枯草热的治疗；雷尼替丁临床用于良性胃溃疡、十二指肠溃疡、术后溃疡、返流性食道炎及胃泌素瘤、卓－艾综合征等；尼扎替丁主要用于胃溃疡、十二指肠溃疡的治疗和愈合后复发；西咪替丁用于治疗十二指肠溃疡、胃溃疡、上消化道出血等症。因此，本题的正确答案为 A。

12. 【试题答案】 B

【试题解析】本题考查要点是"阿司匹林的适应证"。乙酰水杨酸，即阿司匹林，临床主要用于解热镇痛，抗炎，抗风湿，抑制血栓形成等，其最常见的不良反应为胃肠道反应，它会刺激胃黏膜，引起上腹不适，胃灼痛，甚至诱发或加重溃疡和出血，所以，患有胃溃疡的患者应禁用此药。因此，本题的正确答案为 B。

13. 【试题答案】 C

【试题解析】本题考查要点是"良性疟的药物治疗"。奎宁临床主要用于耐氯喹及耐多药的恶性疟，尤其是脑型恶性疟；氯喹用于控制疟疾的急性发作和根治恶性疟；伯氨喹对恶性疟红细胞内期无效，临床作为控制复发和阻止疟疾传播的首选药；青蒿素临床用于控制间日疟和恶性疟的症状以及耐氯喹虫株的治疗，也用于治疗凶险型恶性疟如脑型疟疾和黄胆型疟疾；乙胺丁醇临床与其他抗结核病药合用，治疗各种结核病和重症患者。因此，本题的正确答案为C。

14.【试题答案】　E

【试题解析】本题考查要点是"雌激素的临床应用"。雌激素的临床应用包括：绝经期综合征、功能性子宫出血、替代治疗、乳房胀痛、晚期乳腺癌、前列腺癌、痤疮（粉刺）、骨质疏松等。因此，本题的正确答案为E。

15.【试题答案】　B

【试题解析】本题考查要点是"利多卡因的临床应用"。利多卡因临床用于预防和治疗室性心律失常，对各种原因引起的室性期前收缩、阵发性室性心动过速及心室颤动等均有效，特别是对急性心肌梗死引起的室性心律失常为首选药，由于其对心房作用甚弱，所以对心房纤颤引起的心律失常无效。因此，本题的正确答案为B。

16.【试题答案】　A

【试题解析】本题考查要点是"药物的不良反应"。阿托品用于解除胃肠痉挛时，会引起口干、心悸、便秘等副作用。副作用是指在药物治疗剂量时，出现的与治疗目的无关的不适反应，是由于药物的选择性低、作用广泛引起的，一般反应较轻微，多数可以恢复；毒性反应是指在药物剂量过大或体内蓄积过多时发生的危害机体的反应，一般较为严重；治疗作用是指患者用药后所引起的符合用药目的的作用，有利于改变病人的生理、生化功能或病理过程，使患病的机体恢复正常；变态反应是指机体受药物刺激所发生的异常免疫反应，可引起机体生理功能障碍或组织损伤，又称为过敏反应；后遗效应是指在停药后血药浓度已降低至最低有效浓度以下时仍残存的药理效应。因此，本题的正确答案为A。

17.【试题答案】　B

【试题解析】本题考查要点是"抗着床避孕药的主要优点"。抗着床避孕药主要使子宫内膜发生各种形态和功能变化，干扰孕卵着床。本类药物的优点是不受月经周期的限制，无论在排卵前、排卵期或排卵后服用，都可影响孕卵着床而避孕。一般于同居当晚或房事后服用。14日以内必须连服14片，如超过14日，应接服Ⅰ号或Ⅱ号口服避孕药。因此，本题的正确答案为B。

18.【试题答案】　B

【试题解析】本题考查要点是"血脂调节药和抗动脉粥样硬化药的分类"。

血脂调节药：

①主要降低总胆固醇和低密度脂蛋白的药物：他汀类（苯扎贝特）、胆汁酸螯合剂（考来烯胺、考来替泊）；

②主要降低三酰甘油及极低密度脂蛋白的药物：贝特类（苯扎贝特）、盐酸类。

抗动脉粥样硬化药：

①抗氧化剂：普罗布考、维生素 E；

②多烯脂肪酸类：n-3 型多烯脂肪酸、n-6 型多烯脂肪酸；

③黏多糖和多糖类：肝素。

影响胆固醇吸收的一定是血脂调节药，所以选项 D 可排除；在血脂调节药中选用第一类降低总胆固醇和低密度脂蛋白的药物，所以选项 A、C 排除；而他汀类和胆汁螯合剂中，胆汁螯合剂可以抑制胆固醇的吸收，从而降低胆固醇的血药浓度。因此，本题的正确答案为 B。

19.【试题答案】　C

【试题解析】本题考查要点是"急性淋巴细胞白血病的抗生素治疗"。阿霉素即多柔比星对急性白血病和恶性淋巴瘤有效；博来霉素对睾丸或卵巢的生殖细胞肿瘤效果良好；柔红霉素治疗急性淋巴细胞性白血病和急性髓性白血病效果良好，与阿糖胞苷合用是治疗成人急性髓性白血病的首选方案之一；丝裂霉素主要用于治疗各种实体瘤，与氟尿嘧啶、阿霉素、顺铂等联合应用，治疗胃癌、肺癌、头颈部肿瘤、乳腺癌、宫颈癌和膀胱癌等；放线菌素 D 临床最主要的用途是放疗、手术后，与长春新碱、环磷酰胺等合用治疗间充质细胞瘤。因此，本题的正确答案为 C。

20.【试题答案】　C

【试题解析】本题考查要点是"曲马朵的作用机制"。曲马朵是一种人工合成的鸦片类药物，主要用作镇痛药，可缓解普通到严重的疼痛，该药属于非麻醉性中枢镇痛药，治疗剂量下不抑制呼吸。选项 A、B、D、E 均有呼吸抑制作用。因此，本题的正确答案为 C。

21.【试题答案】　C

【试题解析】本题考查要点是"新斯的明的不良反应"。新斯的明治疗量时副作用较小。过量时导致体内 Ach 累积过多，引起恶心、呕吐、出汗、心动过缓、肌肉震颤或肌麻痹。本品过量时可引起"胆碱能危象"，甚至导致病人呼吸衰竭而死亡。禁用于支气管哮喘、尿路梗塞等。因此，本题的正确答案为 C。

22.【试题答案】　A

【试题解析】本题考查要点是"甲状腺激素的作用机制"。甲状腺激素主要影响脑和长骨的生长发育。甲状腺功能不足时，躯体和智力发育均受影响，可致呆小病，表现为身体矮小，肢体粗短，智力迟钝。成人甲状腺功能不全时，则可引起黏液性水肿。因此，本题的正确答案为 A。

23.【试题答案】　E

【试题解析】本题考查要点是"阿卡波糖的相关知识"。α-葡萄糖苷酶抑制药被称为第三代口服降血糖药，临床常用阿卡波糖和伏格列波糖，其降血糖的机制是在小肠上皮刷状缘竞争性抑制 α-葡萄糖苷酶，减少碳水化合物如淀粉、糊精等的水解，延缓葡萄糖的吸收，降低正常人和糖尿病患者餐后的血糖值。α-葡萄糖苷酶抑制药临床用于各型糖尿病，主要不良反应为胃肠道反应。服药期间应增加碳水化合物的比例，并限制单糖的摄入量，以提高药物的疗效。因此，本题的正确答案为 E。

24.【试题答案】　A

【试题解析】本题考查要点是"阿糖胞苷的作用机制"。阿糖胞苷为 S 期细胞周期特异性药物，在体内经酶转化为二磷酸和三磷酸核苷酸（AraCDP 和 AraCTP），AraCTP 的积聚可强力抑制 DNA 多聚酶，抑制细胞的 DNA 合成，干扰 DNA 修复，最终导致细胞死亡。因此，本题的正确答案为 A。

二、B 型题

25～29.【试题答案】　D、A、B、C、E

【试题解析】本组题考查要点是"机体方面影响药物作用的因素"。耐受性是指连续多次应用某些药物后，机体反应性逐渐降低，需要不断加大剂量才能维持疗效的现象；耐药性是指长期应用化疗药物后，病原体或肿瘤细胞对药物的敏感性降低的现象，也称抗药性；多数药物的耐受性是逐渐产生的，但也有少数药物在短时间内应用数次后很快产生耐受，称之为快速耐受性；心理依赖性也称精神依赖性，用药目的是追求精神效应，追求欣快感，有强烈的渴求感，出现觅药行为，是一种心理反应，酒精和某些镇静催眠药常会产生这种反应；生理依赖性（也称身体依赖性）是药物的生理反应。长期使用具有依赖性的药物，停药会出现戒断症状，表现为流涕、流泪、哈欠、腹痛、腹泻、周身疼痛等。

30～33.【试题答案】　C、D、E、B

【试题解析】本组题考查要点是"药物的给药时间"。用药时间不同，对药物作用的发挥可产生明显影响。催眠药宜在睡前服用；滋补药、胃壁保护药、胃肠解痉药、利胆药等宜在饭前服；大部分药物特别是刺激性药物宜饭后服；由于人类的许多生理生化功能呈昼夜节律变化，使得药物的分布、消除也呈昼夜节律性改变，所以需要维持有效血药浓度的药物应定时服用。

34～37.【试题答案】　B、E、D、A

【试题解析】本组题考查要点是"药物的不良反应"。毒性反应是指在药物剂量过大或体内蓄积过多时发生的危害机体的反应，一般较为严重，博来霉素引起的严重肺纤维化属于毒性反应；特异质反应是指某些药物可使少数病人出现特异性的不良反应，反应性质可能与常人不同，如阿司匹林引起的溶血性贫血就属于这种反应；变态反应指机体受药物刺激所发生的异常免疫反应，可引起机体生理功能障碍或组织损伤，又称为过敏反应，如阿司匹林引起的皮疹和神经血管性水肿；副作用是指在药物治疗剂量时，出现的与治疗目的无关的不适反应，这种反应是由于药物的选择性低、作用广泛引起的，一般反应较轻微，多数可以恢复。阿托品治疗各种内脏绞痛时引起的口干、小便困难、心悸等反应属于副作用。

38～42.【试题答案】　E、D、C、B、A

【试题解析】本组题考查要点是"抗恶性肿瘤药的作用机制"。氟尿嘧啶在体内经活化生成氟尿嘧啶脱氧核苷酸后，与胸苷酸合成酶结合，抑制此酶的活性，使脱氧胸苷酸缺乏，DNA 复制障碍；巯嘌呤可抑制肌苷酸转变为腺苷酸和鸟苷酸，干扰嘌呤代谢，阻碍 DNA 的复制，也可影响 RNA 转录；甲氨蝶呤与二氢叶酸还原酶有高亲和力和抑制力，阻止二氢叶酸还原成四氢叶酸，使胸腺嘧啶核苷酸和嘌呤核苷酸的合成中止，主要干扰 DNA 复制，高浓度下也干扰 RNA 转录；阿糖胞苷在体内经酶转化为二磷酸和三磷酸核苷酸（AraCDP 和 AraCTP），AraCTP 的积聚可强力抑制 DNA 多聚酶，抑制细胞的 DNA 合成，干扰 DNA 修复，最终导致细胞死亡；羟基脲可破坏核苷二磷酸还原酶，抑制该酶活性，导致核糖核酸还原转化为脱氧核糖核酸受阻，DNA 生物合成受抑制。

43～47.【试题答案】 D、A、E、B、C

【试题解析】本组题考查要点是"香豆素类抗凝药的作用机制"。香豆素类抗凝药主要用于防治血栓性疾病：双香豆素与苯巴比妥合用加速药物灭活，作用减弱；双香豆素与维生素 K 合用产生竞争性对抗作用；双香豆素与保泰松合用产生竞争与血浆蛋白结合作用，使游离药物浓度升高；双香豆素与青霉素合用，抗凝作用基本不变；双香豆素与氯霉素合用可减慢药物灭活，作用增强。

48～51.【试题答案】 B、D、E、A

【试题解析】本组题考查要点是"药物的时量关系和时效关系"。药物维持在最低有效浓度之上的时间称为有效期，其长短主要取决于药物的吸收和消除速率；血药浓度已降到最低有效浓度以下，直至完全从体内消除的时间称为残留期，其长短主要取决于药物的消除速率；血药浓度下降一半所需的时间称为消除半衰期，表示药物在体内消除的快慢；从开始给药至血药浓度达到最低有效浓度的时间称为潜伏期，主要反映药物的吸收与分布，但也与药物的消除有关。

52～56.【试题答案】 C、E、B、A、D

【试题解析】本组题考查要点是"药物的临床应用"。尿激酶可直接促使无活性的纤溶酶原变为有活性的纤溶酶，临床主要用于急性心肌梗死和肺栓塞；氨甲苯酸临床主要用于纤溶亢进所致的出血，也可用于血友病的辅助治疗；弥漫性血管内凝血早期可选择肝素，肝素能防止凝血发展，也可防止纤维蛋白原和凝血因子耗竭而发生的继发性出血；肝素临床作为补充疗法用于各种原因所致的巨幼红细胞性贫血，与维生素 B_{12} 合用效果更好；维生素 K 用于各种原因引起的维生素 K 缺乏症，如胆汁分泌不足、早产儿及新生儿肝脏合成功能不足、广谱抗生素抑制肠道细菌合成维生素 K 等原因引起的维生素 K 缺乏。

57～61.【试题答案】 D、E、B、D、C

【试题解析】本组题考查要点是"常用利尿药的作用部位"。呋塞米主要作用于髓袢升支粗段的 $Na^+-K^+-2Cl^-$ 同向转运系统，减少氯化钠和水的重吸收；氨苯蝶啶主要作用于远曲小管远端和集合管，直接阻止管腔钠通道而减少 Na^+ 的重吸收；螺内酯作用部位在远曲小管和集合管，对肾小管其他各段无作用，故利尿作用较弱；布美他尼与呋塞米的作用部位相同；氢氯噻嗪的利尿作用主要作用于远曲小管。

62～64.【试题答案】 C、D、A

【试题解析】本组题考查要点是"抗肿瘤药物的临床应用"。氨鲁米特临床主要用于晚期及转移性乳腺癌的治疗，尤其是含有雌激素受体肿瘤，但目前逐渐被他莫昔芬取代；三尖杉酯碱用于急性粒细胞性白血病效果良好，对其他各型白血病、恶性淋巴瘤、真性红细胞增多症、肺癌、绒癌和恶性葡萄胎等也有较好疗效；博来霉素对睾丸或卵巢的生殖细胞肿瘤效果良好，治疗睾丸癌时与长春碱、顺铂合用可使部分患者获得完全缓解。

65～68.【试题答案】 A、B、B、D

【试题解析】 本组题考查要点是"药物的不良反应"。螺内酯有性激素样副作用，可引起男子乳房女性化和性功能障碍、妇女多毛症等，停药后可迅速恢复；呋塞米具有耳毒性，还会引起恶心、呕吐，停药后消失，重者可出现胃肠出血；长期使用氢氯噻嗪，会抑制胰岛素释放和组织对葡萄糖的利用，升高血糖。

69～72.【试题答案】 D、E、B、C

【试题解析】 本组题考查要点是"抗寄生虫药的临床应用"。吡喹酮是吡嗪异喹啉衍生物，是广谱的抗蠕虫药物，尤其对血吸虫具有很强杀灭作用；甲苯咪唑对多种肠道寄生虫如蛔虫、钩虫、蛲虫、鞭虫、绦虫以及肠道粪类圆线虫感染都有显著疗效，对成虫和幼虫都有杀灭作用，甚至对丝虫和囊虫也有一定疗效；甲硝唑对阴道滴虫有直接杀灭作用，是治疗滴虫病的首选药；乙胺嗪对丝虫成虫作用弱，需要较大剂量或较长疗程，临床主要用于抗丝虫病。

三、X 型题

73.【试题答案】 ABCDE

【试题解析】 本题考查要点是"药物的作用机制"。药物的作用机制包括：作用于受体、对酶的影响、作用于细胞膜离子通道、影响核酸代谢、参与或干扰细胞代谢、改变细胞周围环境的理化性质、改变细胞周围环境的理化性质、影响免疫功能及非特异性作用。因此，本题的正确答案为 ABCDE。

74.【试题答案】 BCE

【试题解析】 本题考查要点是"常用脱水药的种类"。脱水药又称渗透性利尿药，静脉注射给药后，可以提高血浆渗透压，产生组织脱水作用，临床常用甘露醇；山梨醇和50%的高渗葡萄糖也作渗透性利尿药使用，临床上主要用于脑水肿和急性肺水肿，效果不如甘露醇。因此，本题的正确答案为 BCE。

75.【试题答案】 ABC

【试题解析】 本题考查要点是"糖皮质激素的禁忌证"。糖皮质激素的禁忌证包括：活动性消化性溃疡、胃肠吻合术后、角膜溃疡、创伤修复期、骨折、肾上腺皮质功能亢进、严重高血压、糖尿病、孕妇、抗菌药不能控制的感染。有精神病或癫痫病史者禁用或慎用。因此，本题的正确答案为 ABC。

76.【试题答案】 ACDE

【试题解析】 本题考查要点是"抗癫痫药的临床应用"。地西泮是治疗癫痫持续状态的首选药，静脉注射显效快，且较其他药物安全；苯巴比妥有较强的抗惊厥作用及抗癫痫作用，临床用于癫痫大发作和癫痫持续状态的治疗；苯妥英钠是治疗癫痫大发作的首选药，亦可用静脉注射控制癫痫持续状态；氯硝西泮对癫痫小发作疗效较地西泮强，静脉注射也可以治疗癫痫持续状态。所以选项 A、C、D、E 均可用于治疗癫痫持续状态；奋乃静为吩噻嗪类的哌嗪衍生物，镇吐作用较强，镇静作用较弱，临床主要用于精神分裂症或其他精神病性障碍，所以选项 B 不正确。因此，本题的正确答案为 ACDE。

77.【试题答案】 ABCDE

【试题解析】本题考查要点是"硫糖铝的药理作用"。硫糖铝属于黏膜保护药，使用后黏附于上皮细胞和溃疡面，增加黏膜保护层的厚度，减轻胃酸和消化酶的侵蚀，减轻损伤。本药还能与胃蛋白酶络合，抑制该酶分解蛋白质；并能与胃黏膜的蛋白质（主要为白蛋白及纤维蛋白）络合形成保护膜，覆盖溃疡面，阻止胃酸、胃蛋白酶和胆汁酸的渗透、侵蚀，从而利于黏膜再生和溃疡愈合。临床主要用于胃和十二指肠溃疡。酸性环境中有效，不宜与碱性药物合用。因此，本题的正确答案为 ABCDE。

78.【试题答案】 BC

【试题解析】本题考查要点是"常用抗结核病药物的相关知识"。利福平为高效广谱抗生素，有强大的抑制或杀灭结核杆菌作用，抗结核作用仅次于异烟肼，强于链霉素；利福定与利福平体内过程、抗菌谱、临床应用相同，抗菌效力为其 3 倍以上；利福喷丁抗菌谱与利福平相似，抗菌作用较利福平强 2～10 倍；氯法齐明为抗麻风病药物；乙胺丁醇为人工合成的抗结核病一线药，单用耐药性较缓慢，主要与利福平或异烟肼等合用于重症的初治或复发性肺结核进展期及空洞型肺结核的治疗。因此，本题的正确答案为 BC。

79.【试题答案】 ABE

【试题解析】本题考查要点是"氨氯地平的相关知识"。氨氯地平为硝苯地平类钙拮抗药，具有抑制钙诱导的主动脉收缩作用，所以选项 A、B 说法不正确；氨氯地平是很强的外周和冠状血管扩张剂，对血管平滑肌具有高度选择性而对心肌收缩力或传导的影响很小，所以选项 E 说法不正确；氨氯地平的主要不良反应为外周水肿，该药常用于治疗心收缩功能紊乱引起的心衰、心绞痛，所以选项 C、D 说法正确。因此，本题的正确答案为 ABE。

80.【试题答案】 ABCD

【试题解析】本题考查要点是"蛔虫病的临床治疗药物"。哌嗪是一种抗蛔虫和蛲虫药，低毒、高效，但服药时间较长，治疗没有苯并咪唑类方便；噻嘧啶是广谱抗虫药，对蛔虫、钩虫、蛲虫感染均有较好疗效；左旋咪唑对蛔虫、钩虫、蛲虫均有明显驱虫作用；甲苯咪唑对多种肠道寄生虫如蛔虫、钩虫、蛲虫、鞭虫、绦虫以及肠道粪类圆线虫感染都有显著疗效；恩波吡维铵即恩波维铵，对蛲虫有强大驱杀作用，对钩虫、鞭虫作用弱，对蛔虫疗效差，临床主要用于蛲虫感染的治疗，是蛲虫单独感染的首选药。因此，本题的正确答案为 ABCD。

81.【试题答案】 ABCDE

【试题解析】本题考查要点是"氟喹诺酮类药物的临床应用"。目前临床主要应用抗菌活性强、毒性低的第三代氟喹诺酮类药物。氟喹诺酮类药物的临床应用包括：泌尿生殖系统感染、肠道感染、呼吸道感染、骨骼系统感染、皮肤软组织感染以及其他感染（败血症、细菌性脑膜炎、腹膜炎等严重感染）。因此，本题的正确答案为 ABCDE。

82.【试题答案】 BD

【试题解析】本题考查要点是"制霉菌素的临床应用"。制霉菌素可用于肠道念珠菌病，对皮肤、口腔、阴道念珠菌及阴道滴虫病局部用药有效，多用于预防长期使用广谱抗生素所引起的真菌性二重感染。因此，本题的正确答案为 BD。

83.【试题答案】 ABD

【试题解析】本题考查要点是"硫脲类抗甲状腺素药的临床适应证"。硫脲类抗甲状腺素药的临床适应证包括：甲亢的内科治疗、甲状腺手术前准备、甲状腺危象的辅助治疗。因此，本题的正确答案为 ABD。

84.【试题答案】 CDE

【试题解析】本题考查要点是"丝裂霉素的不良反应"。主要毒性为持久的骨髓抑制。恶心、呕吐、腹泻、胃炎、皮炎、发热和不适等亦有发生。本品的最危险的毒性表现为溶血性尿毒综合征，当总剂量高于 $70mg/m^2$ 时，肾衰的发生率高达 28%。因此，本题的正确答案为 CDE。

药物分析部分参考答案及解析

一、A 型题

85.【试题答案】 E

【试题解析】本题考查要点是"旋光计的检定方法"。《中国药典》规定，应使用读数至 0.01°并经过检定的旋光计，旋光计的检定可用标准石英旋光管进行校正，读数误差应符合规定。因此，本题的正确答案为 E。

86.【试题答案】 B

【试题解析】本题考查要点是"药品质量标准分析方法的验证内容"。药品质量标准分析方法的验证内容包括：准确度、精密度、专属性、检测限、定量限、线性、范围和耐用性等。准确度一般用回收率（%）来表示。因此，本题的正确答案为 B。

87.【试题答案】 B

【试题解析】本题考查要点是"水的折光率"。水的折光率 20℃时为 1.3330，25℃时为 1.3325，40℃时为 1.3305。因此，本题的正确答案为 B。

88.【试题答案】 B

【试题解析】本题考查要点是"维生素 B_1 的分析方法"。维生素 B_1 在碱性溶液中，可被铁氰化钾氧化生成硫色素。硫色素溶解于正丁醇（或异丁醇等）中，显蓝色荧光。因此，本题的正确答案为 B。

89.【试题答案】 C

【试题解析】本题考查要点是"葡萄糖中杂质的检查方法"。葡萄糖杂质检查方法中的乙醇溶液的澄清度检查用于控制葡萄糖中的糊精。葡萄糖可溶于热乙醇，而糊精在热乙醇中溶解度小，使澄清度变差。取样品 1.0g，加 90% 乙醇 30ml，置水浴上加热回流约 10 分钟，溶液应澄清。因此，本题的正确答案为 C。

90.【试题答案】 D

【试题解析】本题考查要点是"药物的结构分析"。醋酸地塞米松 A 环的 C_1、C_2 间，C_4、C_5 间各有一个双键，并与 C_3 上的酮基形成共轭体系，有紫外吸收，C_{17} 上为 α-醇酮基的醋酸酯，α-醇酮基有还原性，醋酸酯有水解性，C_{11} 上有羟基，C_{10}、C_{13} 有角甲基。因此，本题的正确答案为 D。

91.【试题答案】 A

【试题解析】本题考查要点是"红外光谱图的分布"。一张红外光谱图按其特征可分为特征区（$4000\sim1300\,\mathrm{cm}^{-1}$）和指纹区（$1300\sim400\,\mathrm{cm}^{-1}$）。因此，本题的正确答案为 A。

92.【试题答案】 C

【试题解析】本题考查要点是"巴比妥类药物的银盐溶解性"。巴比妥类药物的一银盐可溶于水，而二银盐不溶。反应中第一次出现的白色沉淀是由于硝酸银局部过浓，产生少量巴比妥二银盐，振摇后，转换为可溶性的一银盐，继续滴加硝酸银至过量，则完全生成白色二银盐沉淀。因此，本题的正确答案为 C。

93.【试题答案】 A

【试题解析】本题考查要点是"pH 测定法"。测定 pH 值时，仪器定位后，用第二种标准缓冲液核对仪器示值，误差应不大于 $\pm0.02\mathrm{pH}$ 单位。若大于此偏差，则应小心调节斜率，使示值与第二标准缓冲液的数值相符。重复上述定位与斜率调节至符合要求。否则，需检查仪器或更换电极后，再行校正至符合要求。因此，本题的正确答案为 A。

94.【试题答案】 B

【试题解析】本题考查要点是"巴比妥类药物与铜盐的反应结果"。巴比妥类药物中的硫喷妥钠具有丙二酰硫脲结构，可以与铜盐反应，但反应速度稍慢，且沉淀物显绿色，借此可以区别硫喷妥钠与不含硫的巴比妥类药物。因此，本题的正确答案为 B。

95.【试题答案】 D

【试题解析】本题考查要点是"荧光分析法的相关知识"。某些物质受紫外光或可见光照射激发后，能发出比激发光波长更长的荧光，所以选项 E 说法正确；荧光的能量小于激发光能量，波长则长于激发光，所以选项 B 说法正确，选项 D 说法不正确；荧光的平均寿命很短，除去激发光源，荧光立即熄灭，所以选项 A、C 说法正确。因此，本题的正确答案为 D。

96.【试题答案】 D

【试题解析】本题考查要点是"丙酸睾酮的含量测定方法"。《中国药典》2010 年版使用高效液相色谱法测定丙酸睾酮含量，将对照品同法测定，按外标法以峰面积计算。因此，本题的正确答案为 D。

97.【试题答案】 E

【试题解析】本题考查要点是"药物中重金属的概念"。重金属系指在规定实验条件下能与硫代乙酰胺或硫化钠作用显色的金属杂质，如银、铅、汞、铜、镉、锡、锑、铋等。在药品生产过程中遇到铅的机会较多，铅在体内又易积蓄中毒，所以检查时以铅为代表。因此，本题的正确答案为 E。

98. 【试题答案】 E

【试题解析】本题考查要点是"黄体酮的专属反应"。黄体酮的鉴别方法包括：与亚硝基铁氰化钠的反应、与异烟肼的反应、红外光谱法。其中，与亚硝基铁氰化钠的反应是黄体酮专属、灵敏的鉴别方法。因此，本题的正确答案为 E。

99. 【试题答案】 E

【试题解析】本题考查要点是"熔点测定法"。毛细管熔点测定指用毛细管供放置供试品用。毛细管应由中性硬质玻璃制成，长 9cm 以上，内径 0.9 ~ 1.1mm，壁厚 0.10 ~ 0.15mm，一端熔封。装入供试品的高度应为 3mm。因此，本题的正确答案为 E。

100. 【试题答案】 C

【试题解析】本题考查要点是"盐酸鲁卡因的分析方法"。盐酸鲁卡因具有芳伯氨基，所以其可用芳香第一胺反应来鉴别。芳香第一胺反应又称重氮化 - 偶合反应，用于鉴别第一胺（即芳伯氨），收载于《中国药典》附录"一般鉴别试验"项下。因此，本题的正确答案为 C。

二、B 型题

101 ~ 105. 【试题答案】 D、B、A、E、C

【试题解析】本组题考查要点是"药物中特殊杂质的种类"。盐酸氯丙嗪中的特殊杂质为有关物质；对乙酰氨基酚中的特殊杂质为对氨基酚；盐酸吗啡中的特殊杂质为罂粟酸；苯巴比妥中特殊杂质为中性或碱性物质；醋酸地塞米松中的特殊杂质为其他甾体。

106 ~ 110. 【试题答案】 E、D、B、A、C

【试题解析】本组题考查要点是"药品质量标准分析方法的验证"。准确度一般用回收率（%）来表示；精密度一般用偏差、标准偏差（SD）或相对标准偏差（RSD）来表示；一般以信噪比为 3∶1 或 2∶1 时相应的浓度或注入仪器的量确定检测限；一般以信噪比为 10∶1 时相应的浓度或注入仪器的量来确定定量限；耐用性是指在测定条件有小的变动时，测定结果不受其影响的承受程度。

111 ~ 115. 【试题答案】 E、C、D、A、B

【试题解析】本组题考查要点是"药物中杂质检查的基本原理"。葡萄糖注射液中 5 - 羟甲基糠醛的检查系利用 5 - 羟甲基糠醛分子具共轭双烯结构，在 284nm 波长处有最大吸收，采用紫外分光光度法进行检查；葡萄糖中糊精检查的基本原理是，葡萄糖可溶于热乙醇，而糊精在热乙醇中溶解度小，使澄清度变差；甲苯咪唑中低效 A 晶型的检查依据是药物及其同质异晶杂质在特定波数处的吸收有显著差异；盐酸吗啡中阿扑吗啡的检查的基本原理是药物与杂质氧化还原性质的差异，吗啡在酸性溶液中加热生成阿扑吗啡，其水溶液在碳酸氢钠碱性条件下，经碘试液氧化，生成水溶性绿色化合物；洋地黄毒苷中检查洋地黄皂苷的基本原理是杂质与一定试剂反应产生沉淀。

116～119.【试题答案】　C、B、D、E

【试题解析】本组题考查要点是"《中国药典》采用的法定计量单位的名称和单位符号"。

法定计量单位的名称和单位符号

名　　称	单　　位
长　　度	米（m）　分米（dm）　厘米（cm）　毫米（mm）　微米（μm）　纳米（nm）
体　　积	升（L）　毫升（ml）　微升（μl）
质（重）量	千克（kg）　克（g）　毫克（mg）　微克（μg）　纳克（ng）
压　　力	兆帕（MPa）　千帕（kPa）　帕（Pa）
动力黏度	帕秒（Pa·s）
运动黏度	平方毫米每秒（mm^2/s）
波　　数	负一次方厘米（cm^{-1}）
密　　度	千克每立方米（kg/m^3）　克每立方厘米（g/cm^3）
放射性活度	吉贝可（GBq）　兆贝可（MBq）　千贝可（kBq）　贝可（Bq）

120～124.【试题答案】　C、E、A、A、B

【试题解析】本组题考查要点是"一般杂质的检查方法"。砷盐检查法常采用古蔡法，利用金属锌与酸作用；《中国药典》重金属检查法一共收载有三法，第一法用醋酸盐缓冲液（pH3.5）溶液的 pH 值；《中国药典》采用硫氰酸盐法检查药物中铁盐杂质，铁盐在盐酸酸性溶液中与硫氰酸铵生成红色可溶性硫氰酸铁配位离子；硫酸盐的检查是利用药物中的 SO_4^{2-} 与氯化钡在盐酸酸性溶液中生成硫酸钡的白色浑浊液，与一定量标准硫酸钾溶液与氯化钡在相同条件下生成的浑浊比较，以判断药物中硫酸盐是否超过了限量；《中国药典》的氯化物检查法是利用 Cl^- 在硝酸酸性溶液中与硝酸银试液作用，生成氯化银的白色浑浊液，与一定量标准氯化钠溶液在相同条件下生成的氯化银浑浊液比较，以判断供试品中的氯化物是否超过了限量。

125～127.【试题答案】　A、D、B

【试题解析】本组题考查要点是"药物的含量测定方法"。硫酸亚铁片的含量测定方法采用铈量法，铈量法由于不受制剂中淀粉、糖类的干扰，因此特别适合片剂、糖浆剂等制剂的测定。《中国药典》2010 年版采用铈量法测定的药物有：硫酸亚铁片及硫酸亚铁缓释片、葡萄糖酸亚铁及其制剂、富马酸亚铁及其制剂等；《中国药典》采用酸碱滴定法测定阿司匹林含量；维生素 C 具有还原性，《中国药典》采用碘量法测定维生素 C 的含量。

128～132.【试题答案】　E、B、D、C、A

【试题解析】本组题考查要点是"化学分析法中所用的指示液种类"。亚硝酸钠滴定法采用永停滴定法指示终点，还可以使用外指示剂法指示终点，如碘化钾－淀粉糊剂或试纸；非水碱量法可用指示剂或电位法指示终点，常用的指示剂是结晶紫；铈量法用邻二氮菲作为指示液；吸附指示剂法的吸附指示剂是一类有机染料，如荧光黄指示剂的阴离子；酸碱滴定法可选用酚酞、甲基红、甲基橙等作指示剂。

三、X 型题

133. 【试题答案】 ABCE

【试题解析】本题考查要点是"药品质量标准的制定原则"。

药品质量标准应遵循以下原则：

①必须坚持质量第一的原则。药品的质量标准必须能够有效地控制药品的质量，确保用药的安全和有效。

②制订质量标准要有针对性。要根据药品在生产、流通、使用等各个环节影响质量的因素，有针对性地规定检测的项目，加强对药品内在质量的控制。

③检验方法的选择，应根据"准确、灵敏、简便、快速"的原则，既要注意方法的适用性，又要注意采用先进的分析测试技术，不断提高检测的水平。

④质量标准中限度的规定，要在保证药品质量的前提下，根据生产所能达到的实际水平来制订。

因此，本题的正确答案为 ABCE。

134. 【试题答案】 ABE

【试题解析】本题考查要点是"干燥剂干燥法中常用的干燥剂种类"。干燥剂干燥法适用于受热易分解或挥发的药物，如氯化铵、苯佐卡因、硝酸异山梨酯、马来酸麦角新碱等。常用的干燥剂有硅胶、硫酸和五氧化二磷等。因此，本题的正确答案为 ABE。

135. 【试题答案】 ABE

【试题解析】本题考查要点是"紫外分光光度计的检查项目"。为保证测定结果的准确性，《中国药典》规定，除定期对仪器进行全面校正和检定外，还应于测定前对波长进行校正，检查吸光度的准确度以及注意杂散光的检查。因此，本题的正确答案为 ABE。

136. 【试题答案】 ABCD

【试题解析】本题考查要点是"滴定分析法的一般形式"。滴定分析法的形式一般包括：直接滴定法和间接滴定法，间接滴定法又包括剩余滴定法和置换滴定法等。因此，本题的正确答案为 ABCD。

137. 【试题答案】 ACDE

【试题解析】本题考查要点是"亚硝酸钠滴定法的影响因素"。

亚硝酸钠滴定法易受滴定条件的影响，主要影响因素有：

①酸的种类及浓度。重氮化反应的速度与酸的种类及浓度有关，在 HBr 中最快，HCl 中次之，因 HBr 较贵，所以多用盐酸，加入过量的盐酸可加快反应的速度，所以选项 A 正确。

②反应温度与滴定速度。《中国药典》规定在室温（10℃～30℃）条件下快速滴定。即在滴定时将滴定管尖端插入液面下约 2/3 处，一次将大部分亚硝酸钠滴定液在搅拌下迅速加入。在近终点时，将滴定管尖端提出液面，用少量水淋洗尖端，继续缓缓滴定至终点，所以选项 C、D 正确，选项 B 不正确。

③加入溴化钾的作用。滴定时向供试液中加入适量溴化钾，可加快重氮化反应速度，所以选项 E 正确。

④指示终点的方法。《中国药典》采用永停滴定法指示终点。

因此，本题的正确答案为 ACDE。

138.【试题答案】 BC

【试题解析】本题考查要点是"青霉素钠的最终降解产物种类"。青霉素类药物的结构由母核和侧链两部分组成。青霉素钠的侧链为苄基，母核上的羧基形成钠盐为青霉素钠。青霉素钠的侧链上有苯环，所以有紫外吸收；结构中的 β－内酰胺环不稳定，与酸、碱、青霉素酶及某些金属离子作用时，易水解开环，并发生分子重排，使药物的活性降低。青霉素类药物在碱性条件或在青霉素酶的作用下，β－内酰胺开环形成青霉噻唑酸，在 pH4 的酸性条件下可开环、重排成青霉烯酸，其降解的最终产物为青霉醛和青霉胺。因此，本题的正确答案为 BC。

139.【试题答案】 ABCDE

【试题解析】本题考查要点是"磺胺类药物以及巴比妥类药物的鉴别试验方法"。磺胺嘧啶与硫酸铜反应生成黄绿色沉淀，放置后变为紫色，所以选项 A 正确；磺胺甲噁唑与硫酸铜反应，生成草绿色沉淀，所以选项 B 正确；苯巴比妥钠可与铜盐反应，显紫色或生成紫色沉淀，所以选项 C 正确；盐酸利多卡因可在碳酸钠试液中与硫酸铜反应，生成蓝紫色配合物，所以选项 D 正确；司可巴比妥钠与铜盐反应也可显紫色或生成紫色沉淀，所以选项 E 正确。因此，本题的正确答案为 ABCDE。

140.【试题答案】 BE

【试题解析】本题考查要点是"药物的银镜反应"。异烟肼可与硝酸银发生银镜反应，产生黑色沉淀和气泡（N_2）；维生素 C 具有强还原性，可与硝酸银发生银镜反应，产生黑色沉淀。因此，本题的正确答案为 BE。